Mark Benecke

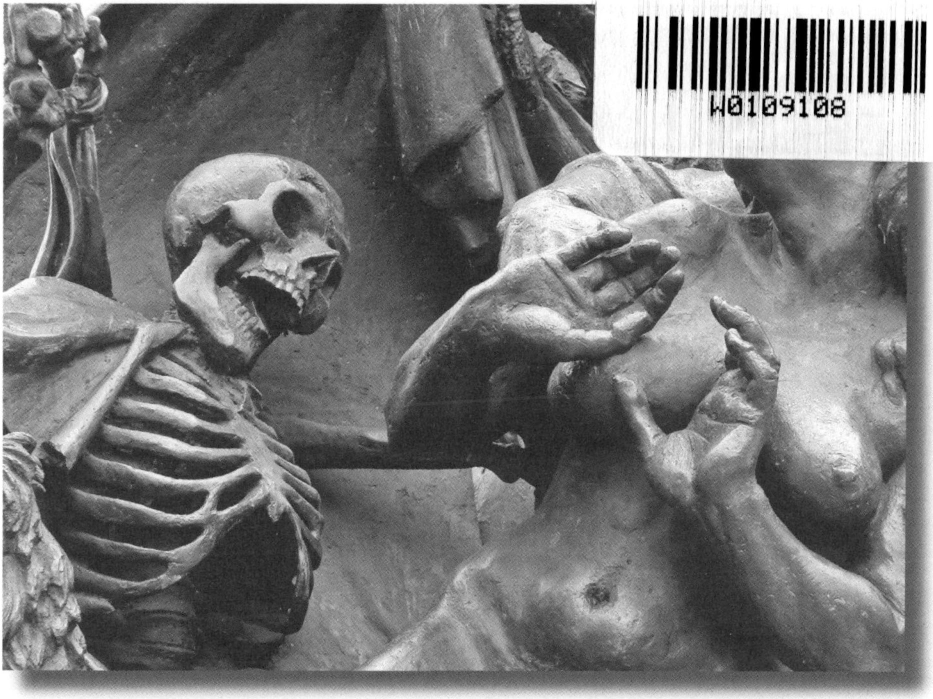

Memento Mori

Der Traum vom ewigen Leben

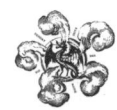

Mehr vom Autor unter
www.benecke.com

5. Auflage Dezember 2015.

Copyright © 2011, 2015 by Edition Roter Drache.
Edition Roter Drache, Holger Kliemannel, Haufeld 1,
07407 Remda-Teichel.
edition@roterdrache.org; www.roterdrache.org
Titelbild: Varitas-Stilleben, unbekannter deutscher Maler um 1700.
© Innenmotiv „Vielleicht schon Morgen" von Frank Daske.
© Autorenfoto auf Seite 250: Rocksau Pictures für benecke.com
Buchgestaltung: Edition Roter Drache.
Umschlaggestaltung: Lene Steinmann, Würzburg.
Textbearbeitung: Kristina Baumjohann.
Korrektorat: Sarah Bräunlich.
Gesamtherstellung: Jelgavas tipografia, Lettland.

ISBN 978-3-939459-39-2

INHALTSVERZEICHNIS

DRITTER TEIL
**Die Unsterblichkeit des Einzelnen –
Mögliches und (heute) Unmögliches**

VIERTER TEIL
Die Menschheit – unsterblich?

FÜNFTER TEIL
Der Sinn des Todes – biologisch betrachtet

ANHANG

VORWORT

Das Labor, in dem ich viele Jahre hindurch die Erbsubstanz lebender Menschen untersucht habe, ist nur durch wenige Türen vom Leichenkühlraum des Kölner Universitätsinstitutes für Rechtsmedizin getrennt. Das tägliche Nebeneinander des sichtbar gemachten Lebensbauplanes einerseits und des greifbaren Todes andererseits regte mich dazu an, dieses Buch zu schreiben. Schon während meines Biologiestudiums fragte ich mich: Warum müssen nahezu alle Wesen sterben trotz der langen Entwicklungszeit, die das irdische Leben in Anspruch genommen hat? Wäre Unsterblichkeit nicht ein praktisches und erstrebenswertes Ziel der Evolution?

Auf der Suche nach einer Antwort ging ich den seltsamen Berichten über eingefrorene Köpfe, die in Lagerhallen privater Firmen auf eine Wiedererweckung warten, ebenso nach wie den Forschungen, mit denen man die Alterungsgene ausschalten will. Ich traf Genetiker, die Lebensinformationen verändern, und Mediziner, die uralte Erbsubstanzstücke untersuchen. Ich arbeitete mit Entwicklungsbiologen, die die Entstehung jeder einzelnen Körperzelle eines Tieres durch das Mikroskop beobachtet haben, und fand Rechenmethoden, die scheinbar den Ablauf des Lebens erklären können. In staubigen Bücherbergen entdeckte ich Werke des Erfinders der Biorhythmen und die Lehren von Goethes Leibarzt.

Wie sich zeigte, ist der Wunsch nach ewigem Leben eine grundlegende und uralte Sehnsucht des Menschen. Seit jeher nutzen wir alle technischen Möglichkeiten, um Leben zu erhalten und zu verlängern.

Aber erst die biomedizinische Forschung der letzten Jahre hat uns dem alten Traum vom ewigen Leben ein Stück näher gebracht. Für Hunderte erblicher Krankheiten haben wir tatsächlich schon die auslösenden Gene und damit den möglichen Schlüssel für eine Heilung gefunden.

Seit vergangenem Jahr ist das Erbgut vieler Lebewesen entschlüsselt – zumindest so weit, dass wir damit sinnvoll arbeiten können. Weder die Anzahl der Gene des Menschen noch die Arbeitsweise der nicht kodierenden Erbsubstanzabschnitte ist aber bisher verstanden, und so bleibt es spannend im gerade beginnenden Jahrhundert der Bioforschung. Die Schönheit des Lebens, aber auch dessen zerbrechliche und zufällige Art bleiben dabei für viele Forscherinnen das befriedigendste Beschäftigungsfeld.

Vorwort

In der jetzt wirklichen Umwälzung des biologisch-medizinischen Denkens und Arbeitens geraten einige der im vorliegenden Buch beschriebenen Methoden wie das Tieffrieren menschlicher Körper, der Bau von Einmann-Überlebenswaben zur Besiedlung des Planeten Mars oder die massenhafte Lagerung aller Pflanzensamen zu scheinbaren Beinoten biotechnischen Wirkens. Vielleicht werden aber gerade unter gröberen Ansätzen einmal gedankliche Perlen sein, die uns helfen, Fortschritte zu machen. Zumindest in vielen der sich entwickelnden Ländern, in denen ich in den vergangenen Jahren als Wissenschaftler arbeiten durfte, bleibt der Blick aufs Ganze und Große wichtig.

Der biologische Sinn der Sterbens und die darin enthaltene Schönheit treten angesichts unserer zunehmenden Hinwendung zum Molekularen schärfer hervor als noch vor wenigen Jahren. Ich habe bei der Bearbeitung des deutschen Textes für die vorliegende Taschenbuchausgabe darauf Rücksicht genommen. Der Text wurde zudem gestrafft und aktualisiert.

Ich lade Sie hiermit zum unterhaltsamen und spannenden Blättern, Quer- und Wiederlesen in die Welt der Biologie, (Rechts-)Medizin, Kulturgeschichte und Zukunftsforschung ein. Bitte werfen Sie auch einen Blick in das Literaturverzeichnis. Es liefert Ihnen vielleicht den einen oder anderen Lesetipp.

Eine alte rechtsmedizinische Regel besagt, dass die Wirklichkeit stets einen Deut bunter ist als die Vorstellungskraft. Dieses Buch soll Ihnen zeigen, dass selbst eine Romanphantasie mit der Realität nicht mithalten kann.

Dennoch: Betrachten wir das biologische Wissen, das wir bis heute gesammelt haben, nüchtern, dann stellen wir fest, dass das Leben als Gesamtheit eine hartnäckige Zufälligkeit ist, eine Laune, die immer neue Geschöpfe hervorbringt, um sich selbst zu erhalten, und die eines Tages dort enden wird, wo sie begonnen hat: in der Gluthitze und Eiseskälte des Leblosen. Das Leben ist ein einziger Selbstzweck – aber der wundervollste und raffinierteste, den wir kennen. Sein Programm lautet Anpassung, Ausdehnung und Vervielfältigung. Dieses Buch schaut dem Lebensprogramm derart in die Karten, dass es die Frage nach dem Sinn des Lebens und des Todes derart beantwortet, wie es Wissenschaftler aus Erfahrung am liebsten tun: mit der einfachsten erkennbaren Erklärung.

Mark Benecke

Warum die Natur den Tod erfand

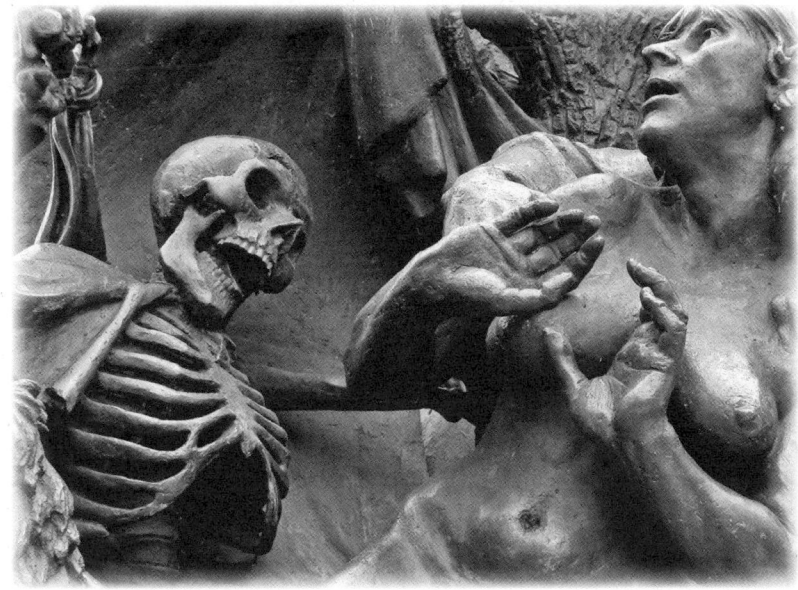

„Alles, was lebt, muss sterben. Der Mensch ist das einzige irdische Geschöpf, dem es bisweilen gelingt, Unsterblichkeit zu erlangen."

Publius Aelius Hadrian, um 100 n. Chr.
Vergiftete seine Frau Sabrina, seinen Schwager Servianius und seinen Enkel Dion, bevor er qualvoll an Wassersucht starb, weil sein Arzt ihm die Sterbehilfe verweigerte.

BLITZ UND DONNER MACHEN DEN ANFANG

Ein schwüler Abend im Sommer 1952. In einem Labor in Chicago zuckt ein Lichtblitz durch einen Glaskolben, der mit kochendem Wasser und giftigem Methan-, Wasserstoff- und Ammoniakgas gefüllt ist. Der junge Forscher Stanley Miller ahmt damit die Umwelt nach, wie sie nach Meinung seines Chefs, des Chemie-Nobelpreisträgers Harold Urey, kurz vor der Entstehung des Lebens auf der Erde ausgesehen haben könnte. Tatsächlich entsteht in Millers Hexenkessel nach einigen Tagen beinahe Leben. Genauer gesagt, es bilden sich ein paar chemische Bausteine, die auch in Lebewesen vorkommen, vor allem Aminosäuren. Sie sind die Bestandteile aller Proteine, der wichtigsten Aufbaustoffe lebender Körper.

Anfangs entstand in Millers Kolben allerdings vorwiegend rötlicher Teer. Nach einigen Änderungen des Versuchsaufbaus wurde das Ergebnis aber interessanter, und beinahe hätte der deutsche Biologe Ernst Haeckel Recht behalten, der einem Kollegen schon zu Beginn des 20. Jahrhunderts im Scherz geraten hatte: »Na, kondensieren Sie nur, eines Tages wird's schon krabbeln.«

Der Übergang von unbelebter Materie zu lebenden Gebilden ist auch heute noch eines der interessantesten und komplexesten Themen der Biologie und Chemie. Der deutsche Nobelpreisträger Manfred Eigen beschäftigte sich jahrelang ausführlich mit diesem Problem, und es war noch 1994 das Thema eines Leitartikels des einflussreichen Wissenschaftsmagazins *Nature*.

Mit ihren Versuchen konnten Miller, seine Mitarbeiter und andere Forscher nur den ersten Schritt zur Entstehung von Leben nachvollziehen; weitere wollen bis heute im Labor kaum gelingen. So bleibt gültig, was der amerikanische Wissenschaftler Harold Klein einmal sagte: »Selbst das einfachste Bakterium ist aus der Sicht eines Chemikers so verdammt kompliziert, dass man sich kaum vorstellen kann, wie es entstanden sein soll.«

Andererseits waren Bakterien aber sicher nicht die ersten lebensähnlichen Gebilde, die auf der Erde entstanden. Das macht es leichter, über die Anfänge des Lebens nachzudenken. Jüngere Versuche einer Arbeitsgruppe um J. P. Ferris vom Rensselear Polytechnic Institute in Troy zeigen, dass die Bausteine der Proteine (die Aminosäuren) und die Bausteine der Nukleinsäuren (Nukleotide) sich in der Gegenwart zweier Mineralien der so genannten Ursuppe (Illit und Montmorillonit) zu Bioketten verbinden können, wie sie auch in Lebewesen vorkommen. Solche Molekülketten kann man sich sehr gut als Ausgangsstoff für die Entwicklung des Lebens vorstellen.

Millers Versuche haben gezeigt, dass das Leben offenbar vor unendlich langer Zeit in schwärzester Nacht bei Sturm und Blitz geboren wurde.[1] Mit gewaltigem Aufwand ist seit damals ein bunter Strauß von Lebensformen erblüht: Adler, Krebse, Tannen, Pudel, Butterblumen – und Menschen. Sie alle haben eines gemeinsam: einen mehr oder weniger eindrucksvollen Auftritt auf der Bühne des Lebens und – den Tod.

---

[1] Erste Zellen sind vor etwa drei Milliarden Jahren entstanden, was deren versteinerte Abbilder belegen. In der Zeit davor, also in höchstens einer Milliarde von Jahren, entstanden Biobausteine. Wenn man die gesamte Zeit, seit es lebende Zellen gibt, einem Jahr gleichsetzt, sind menschenähnliche Wesen erst an Silvester um Viertel nach drei nachmittags auf der belebten Erde erschienen. Vor ihnen, im Oktober dieses einen Jahres, gab es bereits alle großen Gruppen wirbelloser Tiere, und um den 17. Dezember herum starben die Dinosaurier aus.

LEBENDE GESCHÖPFE WISSEN ZU VIEL

Höhere Pflanzen und Tiere bestehen aus unglaublich vielen Zellen. Manche dieser Lebensbausteine kann man mit bloßem Auge gerade noch erkennen, die meisten sind dazu jedoch zu klein. Sie sind so winzig, dass in einen einzigen Blutstropfen mehr als eine Million Zellen passen.

Die Zahl eine Million ist schwer vorstellbar. Ein Gedankenexperiment soll sie deutlich machen. Eine geöffnete Hand fasst etwa zweitausend Reiskörner; in beide Hände passen folglich viertausend Körner. Um eine Million Reiskörner halten zu können, sind demnach zweihundertfünfzig Menschen nötig, und wenn sie alle ihre Hand voll Reis in Kochtöpfe schütten, füllen sie deren fünfzehn. Fünfzehn Kochtöpfe voller Reiskörner: So viele Zellen enthält ein Tropfen Blut.

In einem Lebewesen wie dem Menschen arbeiten aber nicht nur Millionen, sondern Billionen Zellen geregelt zusammen. Gleichgültig, wie weit die Zellen eines Körpers voneinander entfernt sind: Sie stimmen ihre Tätigkeit aufeinander ab. Wäre das nicht der Fall, würde jeder Teil des Körpers tun und lassen, was er wollte. Eine Nervenzelle würde zum Beispiel das linke Augenlid dazu anregen, unablässig zu zucken. Oder ein kleiner Hautabschnitt, vielleicht am Kinn, würde trotz grimmiger Kälte plötzlich schwitzen, weil einige Schweißdrüsen ihre Arbeit aufgenommen haben. So könnte kein Körper funktionieren. Das Zusammenspiel der Zellen erfolgt durch chemische und elektrische Nachrichten.

In unserem Körper gibt es etwa zweihundert verschiedene Zelltypen, die jeweils ganz spezielle Aufgaben erfüllen. Zellen der gleichen Sorte haben die gleiche charakteristische Gestalt: Nervenzellen etwa sind oft lang gestreckt, und Schweißdrüsenzellen sind becherförmig. Der einheitlichen Form entsprechen gleiche Aufgaben – Nervenzellen leiten elektrische Signale weiter, Schweißdrüsenzellen produzieren Schweiß.

Jede Zelle enthält eine Arbeitsanweisung. In den Zellen der Schweißdrüse ist die genaue Anleitung zur Herstellung von Schweiß niedergeschrieben. Dieses Rezept befolgen die Zellen sehr genau. Auch Nervenzellen beachten eine innere Anleitung. Sie erzeugen elektrische Signale, die im Körper ganz bestimmte Vorgänge steuern, etwa den Schlag der Augenlider. Erreicht das Nervensignal sein Ziel (in unserem Beispiel das

Augenlid), zucken die Muskelzellen dort zusammen, weil genau das ihre vorgegebene Aufgabe ist; sie können nicht anders.

Sind Zellen also regelrechte Fachidioten, die nur jeweils eine einzige Aufgabe erfüllen können? Tun sie immer, was der innere Plan vorschreibt? Ja, aber das ist nicht alles. Fast alle Zellen tragen einen stillen Schatz in sich, den sie normalerweise niemals nutzen. Er besteht aus Information.

Jede Zelle besitzt nicht nur den Plan für ihre eigene Spezialaufgabe, sondern auch die Anleitungen und Rezepte aller anderen Zelltypen. Das heißt umgekehrt: Die meisten Pläne, die eine Zelle mit sich herumschleppt, braucht sie gar nicht. Wo eine Zelle im Körper liegt und wie sie auch aussieht, ihr Wissensschatz ist genauso groß wie der jeder anderen Zelle desselben Körpers. Eine menschliche Schweißdrüsenzelle trägt die Anleitungen für den Bau von Adern, Knochen und Gehirnmaterial in sich, obwohl sie diese Dinge niemals herstellt. Und wenn es nur um die Information ginge, könnte eine Nervenzelle genauso gut Fett produzieren wie die entsprechenden Zellkollegen im Gesäß. Nur – sie tut es nicht. Das hat zwei Gründe.

Erstens beauftragt niemand die Zellen damit, auf einmal eine andere Funktion auszuüben. Dazu gibt es auch keinen Grund. Warum sollte eine Nervenzelle im Gehirn die Aufgabe einer Gesäßzelle übernehmen müssen? Zweitens haben die Zellspezialisten oft schon eine Lage im Körper eingenommen, die ihnen eine neue Aufgabe unmöglich macht, selbst wenn sie zu einer solchen veranlasst würden. Eine in den Knochen eingemauerte Zelle kann keine Tränen nach außen entlassen, und eine Fettzelle kann nicht am Denken teilnehmen. Dazu müsste sie ins Gehirn wandern, sich dort sehr lang strecken, sich mit Isoliermaterial umhüllen und Anschlüsse zu Nerven bilden. Ein Ding der Unmöglichkeit. Warum also werfen die Zellen ihre überflüssigen Baupläne nicht fort?

Sie tun es nicht, weil die scheinbar überflüssigen Informationen sehr wertvoll sein können. Das ist ein Überbleibsel aus alten Tagen, als die unsterblichen Geschöpfe entstanden, die später in diesem Buch beschrieben werden. Diese Lebewesen bestanden aus einer einzigen Zelle und benötigten fast alle Arbeitsanleitungen, weil sie alles selbst tun mussten. Denn obwohl es nötig war, Nahrung aufzuspüren, zu erbeuten und zu verdauen, gab es noch keine speziellen Seh-, Kaumuskel- oder Darmzellen.

Manchmal ist es auch beim Menschen nützlich, dass jede Zelle noch alle Pläne in sich trägt: Einige Zelltypen können nicht nur eine spezielle Arbeitsvorschrift lesen, sondern je nach dem Zustand der Umgebung auch zuvor überflüssige Anleitungen. Wenn eine Wunde heilt und anschließend die passenden Gewebe – meist Haut und Muskeln – wieder eingebaut werden, sind solche Multitalente am Werk. Meistens schwimmen sie im Blut herum und warten nur darauf, dass ein Unfall passiert. Sobald das Notsignal kommt, werden sie im Blutstrom an Ort und Stelle transportiert. Dort verhalten sie sich wie ein Notarzt, der am Unfallort das jeweils geeignete Instrument aus seinem Rettungskoffer zieht. Blutverklumper, Stoffe, welche die Bildung neuer Haut und Muskeln fördern, sowie schmerzlindernde Substanzen sind nur einige der Hilfsmittel, über die solche Rettungszellen (Thrombozyten, Leukozyten und Fibroblasten) verfügen.

DIE GEHEIMSCHRIFT DES LEBENS KANN JEDER LESEN

Wie sehen nun all die Rezepte, Karten und Pläne aus, von denen die Rede ist? Woraus bestehen sie? Sie liegen in den langen Molekülfäden, auf denen sich auch die Anleitungen für das Altern und Sterben finden. Wenn man ewig leben möchte, muss man also den Informationsfaden verändern, und dazu muss man genau wissen, wie er aufgebaut ist und wo auf ihm die einzelnen Anleitungen stehen.

Manchmal nennt man den Informationsfaden auch Erbsubstanz. Die Eigenschaften des Körpers, zum Beispiel die Augenfarbe oder Form der Nase, können durch den Informationsfaden von den Eltern auf die Kinder übertragen, also vererbt werden. Der chemische Name der Säure ist kompliziert. Er lautet *deoxyribonucleic acid*, zu Deutsch: Desoxyribonukleinsäure. Weil Wissenschaftler ebenso bequem sind wie alle anderen Menschen, kürzen sie den englischen Namen mit DNA ab. Der ausgeschriebene chemische Name hört sich etwas exotisch an und erinnert ein wenig an malerische Indianerwörter. Übersetzt heißt er: »saurer Zucker aus dem Kern der Zelle, der zu wenig Sauerstoff hat«.

DNA ist tatsächlich eine Säure, ähnlich wie die in Zitronen oder Essig, aber sie ist viel komplizierter zusammengesetzt. Im Zitronensaft schwimmen Zitronensäurebausteine in Wasser herum. Entzieht man dem Saft das Wasser, zum Beispiel durch Erhitzen, lagern sich die Bausteine zu einem hübschen Kristall zusammen. Solche Kristalle mögen gut schmecken und in der Sonne glitzern, aber sie sind auch einfältig. In ihnen kann keine Information gespeichert oder verschlüsselt sein, weil sie aus lauter gleichen Untereinheiten bestehen. Es ist ähnlich wie beim Schreiben, einer menschlichen Art der Informationsübermittlung: Man kann so viele gleiche Buchstaben aneinander reihen, wie man möchte: Ein Wort oder ein Satz kommt dabei nie heraus.

Der DNA-Faden einer Zelle besteht aus vier verschiedenen Arten von Säurebausteinen. Mit ihnen lassen sich Informationen verschlüsseln und speichern, genauso wie wir es beim Schreiben durch Buchstabenkombinationen tun: Die vier Bausteine des Informationsfadens sind in Dreiergruppen hintereinander angeordnet, bilden also gewissermaßen lauter Wörter aus drei Buchstaben. Lesemoleküle der Zelle nehmen sich dann der Reihe nach jede Dreiergruppe vor und übersetzen sie in einen Zellbaustein. Es gibt vierundsechzig Dreiergruppen oder »Wörter«, von denen einige allerdings dieselbe Bedeutung haben. Mit ihnen sind alle Bau- und Arbeitspläne der Zellen geschrieben.

Ein bildhaftes Beispiel: Die vier Säurebausteine (»Buchstaben« oder Basen) heißen abgekürzt A (für Adenin). C (für Cytosin) , G (für Guanin) und T (für Thymin). Angenommen, ein Stückchen eines solchen Informationsfadens besteht aus der erfundenen Reihenfolge CCCGTTAAG. Sehr stark vereinfacht gesagt, erkennt der Leseapparat: CCC = Fett. GTT = am. AAG = Fuß. Heraus kommt also: Fett am Fuß. Es handelt sich um eine der Fettzellen, die am Anfang des Kapitels erwähnt wurden.

Die übersetzten Dreiergruppen ergeben in Wirklichkeit natürlich keine Worte oder Anweisungen. Die Zelle benutzt stattdessen Moleküle. Das macht aber eigentlich keinen Unterschied. Fett könnte wirklich entstehen, wenn auch nicht genau wie im angeführten Beispiel. Es sind einige molekulare Umwege nötig, und die Zelle braucht dazu eine Kette von mindestens zehntausend »Buchstaben« (das sind ungefähr dreißig Seiten dieses Buches). Die meisten Anleitungen in lebenden Zellen sind noch viel länger. Sie enthalten sogar Bereiche mit wirren Zeichenkombinationen, die der Leseapparat nicht versteht und durch Tricks »überspringen« muss.

Die Übersetzung der Anweisung in der DNA kann heutzutage schon jeder Schüler durchführen. Dazu nimmt man eine Zelle, bringt sie zum Platzen, zieht den Informationsfaden heraus, indem man Alkohol daraufgießt, und steckt den Faden in ein Plastikröhrchen mit einer Salzlösung. Das Röhrchen kommt in einen Apparat, der gerade halb so groß ist wie eine Waschmaschine. Das Gerät erkennt die »Buchstaben« A, C, G und T und druckt sie der Reihe nach aus. Steckt man das Röhrchen abends in diese Maschine, so ist am nächsten Morgen eine Seite mit einer Unmenge von C, G, A und T fertig gestellt. Wenn man Lust hat, kann man die Dreiergruppen nun selbst lesen. (Im Normalfall überlässt man diese Arbeit jedoch einem Computerprogramm. Es übersetzt oft genauer und stets schneller als ein Mensch.)

Obwohl die Geheimschrift der Zelle beeindruckend ist, sollte uns die dahinter steckende Idee vertraut sein: Auch Menschen verschlüsseln jeden Tag Dinge in einem Code aus Buchstaben. Dass es wirklich ein Code ist, merkt man daran, dass nicht jeder ihn versteht. Das Wort *líomóid* bedeutet Zitrone. Im Westen Irlands würde jeder wissen, was gemeint ist; der Sprachcode ist dort eben anders als hier.

Heute gibt es ein Wörterbuch für die Zellsprache. Man nennt es oft Codon-Sonne, weil die Dreiergruppen aus Säurebausteinen »Codons« genannt werden und das Schema mit etwas Phantasie wie die Sonne aussieht. Die Übersetzungsregeln der Codon-Sonne sind sehr einfach. Der Grundsatz »Je einfacher, desto besser« gilt in der Natur genauso wie im Alltag. Je einfacher und eleganter etwas aufgebaut ist, desto besser funktioniert es.

Wo auf dem Säurefaden liegt nun die Information für Altern und Sterben? Das erste Problem: Wenn ich die DNA aus einer einzelnen Zelle herausziehen möchte, um diese Anweisungen zu suchen, habe ich drei Probleme: Meine Finger sind zu dick, meine Arme zu kurz und meine Augen zu schwach.

Der Faden ist so dünn, dass ich ihn nicht mit den Fingern festhalten kann. Aus dem gleichen Grund kann ich ihn nicht sehen. Sogar das stärkste Vergrößerungsglas ist zu schwach dafür. Meine Arme sind zu kurz, weil der Faden einer einzigen Zelle zwei Meter lang ist − ich kann ihn nicht am Stück herausziehen. Eigentlich kommt noch ein vierter körperlicher Mangel hinzu. Mein Gehirn ist zu schwach. Ich kann mir nicht vorstellen, dass ein zwei Meter langer Säurefaden in einer Zelle liegt, die so klein ist, dass ich sie mit bloßem Auge nicht einmal sehen kann.

Eine weit ernstere Hürde besteht darin, dass die auf dem DNA-Molekül gesuchte Information so winzig ist. Strecken Sie zwei Meter Zwirn quer über den Tisch aus. Der Zwirn soll die DNA sein. Pieksen Sie mit einer Nähnadel in eine beliebige Stelle des Fadens. Wäre der Faden DNA, so hätten Sie mit einer Handbewegung bis zu fünfzehn Bauanweisungen für verschiedene Zellbestandteile aufgespießt. Diese »Bauanweisungen für Zellbestandteile« nennt man Gene. Manchmal ist ein Gen wirklich dasselbe wie exakt *eine* Anleitung, meist braucht der Körper aber viele Gene und zusätzlich DNA-Bereiche als Vorlage für ein einzelnes Endprodukt, beispielsweise ein Barthaar oder einen Knochen.

Gene, die zusammengehören oder sich ähnln, müssen nicht nebeneinander liegen. Es ist wie mit einem mehrbändigen Lexikon. Sie können alle Bände voneinander getrennt in der Wohnung aufstellen. Solange Sie die Standorte der Bücher im Gedächtnis behalten, können Sie auf jedes gewünschte Stichwort samt Querverweisen nachschlagen. Auch die Zelle weiß, wo auf der DNA die gewünschten zusammengehörigen Informationen liegen, und bringt sie zueinander.

Zurück zum Experiment mit der Zwirnfaden-DNA. Mit der Nadelspitze haben Sie soeben bis zu fünfzehn Gene aufgespießt. (Sie hatten dabei Glück, denn über 90 Prozent der DNA bestehen aus Nicht-Genen, deren Sinn uns bis heute verborgen ist.) Stellen Sie sich vor, jedes der getroffenen Gene habe eine Nummer, von 1 bis 15. Jede Nummer, also jedes Gen, ist eine Bauanleitung für eine Zutat in einem körpereigenen Rezept. Alle fünfzehn Zutaten ergeben gemeinsam ein nützliches Gesamtes, etwa das Rezept für Teile einer lichtempfindlichen Zelle im Auge oder für ein winziges Hohlkügelchen in der Zelle, das Moleküle transportiert.

Insgesamt enthält der Faden mehrere zehntausend verschiedene Rezeptteile. Stellen Sie sich vor, wie oft Sie in den Faden stechen können, ohne dieselben Zellrezepte ein zweites Mal zu berühren! Und wenn Sie oft genug zustechen, haben Sie auch das Rezept für »Altern ab dem fünfundzwanzigsten Lebensjahr« getroffen. Wie kann man ein solches Rezept im echten DNA-Faden finden?

Mit Elektronenmikroskopen gelingt es, einzelne zarte Säurefäden sichtbar zu machen. Leider sind sie durch die notwendige Vorbehandlung

WIE MAN AUS BANANEN DNA GEWINNT

Irgendwo in der Erbsubstanz sitzen die Anweisungen für das Altern und Sterben. Wenn man aus einem solchen DNA-Faden die unerwünschten Alterungsbefehle herausschneidet, sollte ein unsterbliches Lebewesen entstehen – möchte man meinen. Dazu muss man zunächst an den Erbfaden gelangen. Eine einfache Methode der DNA-Gewinnung hat der Autor selbst erdacht und erprobt. Man nehme:

    1/4 reife Banane
    2 1/2 EL Kochsalz
    ein dünner Schaschlikspieß (Holz)
    einen Esslöffel hochwertiges Vollwaschmittel
    Brennspiritus

Bananenviertel mit einer Gabel zerdrücken. Brei in ein Glas (0,3 Liter) geben, mit Leitungswasser auffüllen und einen Esslöffel hochwertiges Vollwaschmittel sowie 2 1/2 gehäufte EL Kochsalz zugeben. Kurz aufkochen umrühren, vom Herd nehmen. Abkühlen lassen und einen Schuss Brennspiritus zugeben. Mit dem Spieß (Spitze auf dem Boden des Glases) langsam rechtsherum rühren.

Um die Spitze wickelt sich nach kurzer Zeit eine geringe, aber gut sichtbare Menge einer gelatineartigen Substanz. Jetzt zieht man die Bleistiftspitze am Rand des Glases nach oben und zupft die Masse ab.

Man kann mehrmals in dem Banananen-Salz-Cocktail fischen. Immer wieder wickeln sich einige tausend Informationsfäden aus DNA und viele Proteine um die Bleistiftspitze. Würde man auf dieser DNA den Todescode finden, herausschneiden und den Rest des Informationsfadens wieder in eine Zelle einbauen, entstünde ein unsterblicher Bananenbaum.

(Der Versuch ist ungefährlich. Wenn Sie die DNA nicht herausgefischt hätten, hätten Sie diese zusammen mit der restlichen Banane verspeist.)

mit einer dicken Metallschicht zugeschüttet. In Wirklichkeit erkennt man also nur das Metall, das darüber geschichtet ist. Auch hier ist die Information für »Altern« noch nicht zu sehen. Was tun?

Eine alte Genetikerregel lautet: Du findest ein Gen am besten, wenn du dir eine lebende Zelle anschaust, *in der das gesuchte Gen nicht mehr arbeitet.* Das hört sich widersprüchlich an, es funktioniert aber: Eine Zelle, die anders ist als alle anderen, ist oft leicht zu erkennen. Um das Gen für Altern zu finden, warte ich, bis eine Zelle auftaucht, die nicht altert.

Solche Zellen gibt es. Meistens ist ihr Auftreten jedoch kein Anlass zur Freude. Im Gegenteil. Meistens sind unsterbliche Zellen nichts anderes als Krebszellen.

UNSTERBLICHE ZELLEN, DIE DEN TOD BEDEUTEN

In der DNA einer Familie mit erblicher Vierfingrigkeit ist gegenüber der DNA anderer Menschen eine Stelle verändert. Genauso verhält es sich mit der nicht alternden Zelle. Etwas in ihr ist verändert. Eine solche Änderung innerhalb des DNA-Informationsfadens nennt man Mutation. Jede Bauanleitung jeder Zelle kann mutieren. Das Rezept für Fünffingrigkeit kann sich ebenso verändern wie das für Altern oder jedes andere.

Eine DNA-Veränderung oder Mutation ist nicht von vornherein gut oder schlecht. Der erblich bedingte Verlust eines Fingers war beispielsweise die Voraussetzung dafür, dass sich die Hufe von Pferden, Milchkühen, Giraffen und Kamelen entwickeln konnten.

Niemand bezweifelt, dass Hufe für das Laufen auf vier Beinen vortrefflich geeignet sind. Der Verlust des Alterns hingegen ist nur für eine einzelne Zelle von Vorteil. Sie vervielfältigt sich rasch und erinnert vollkommen an die unsterblichen Urtiere, die noch vorgestellt werden. Das Krebsgeschwür ist eine Ansammlung praktisch gleicher, unsterblicher Zellen. Durch die ständige ungeregelte Teilung einer einzigen mutierten Zelle und ihrer Nachkommen kommt schließlich der ganze Körper aus dem Gleichgewicht: Das Krebsgeschwür drückt Leitungsbahnen zu, behindert die Funktion von Organen oder entstellt unter Umständen die Erkrankten.

Es gibt sehr viele Möglichkeiten, wie aus einer normalen Zelle eine Krebszelle werden kann. Entsprechend gibt es sehr viele verschiedene Arten von Krebs. Wegen der vielen Entstehungs- und Erscheinungsformen von Tumoren wird es wohl niemals *eine* Behandlungsmethode gegen alle Krebsarten geben. Es gibt auch kein vorbeugendes Mittel dagegen. Das Zusammenspiel der Zellen des Körpers kann jederzeit aus dem Gleichgewicht geraten. Der Traum vom Sieg über den Krebs wird sich vermutlich nicht erfüllen. Ein Gutes hat die Krebsforschung aber in jedem Fall: Sie bringt unser Wissen um den Aufbau und die Vorgänge in Zellen seit dreißig Jahren enorm voran. Ohne die Krebsforschung wären sehr viele biomedizinische Fortschritte nicht (oder nicht so rasch) möglich gewesen. Seit wir Zellen besser verstehen, können wir viele andere Krankheiten behandeln, die eigentlich nicht unter den Begriff Krebs fallen. Außerdem haben wir vieles über Zellen gelernt, das wir bislang noch nicht praktisch nutzen konnten. So ist es oft in der Forschung: Versuche, die einem bestimmten Zweck dienen sollen, bringen ein anderes Wissensgebiet voran. Und umgekehrt kommt die Lösung für ein teuer und lange untersuchtes Problem oft aus einem Bereich, von dem man es nie erwartet hätte. Der Aufbau der DNA, der Geheimschrift des Lebens, wurde zum Beispiel erst durch rein physikalische Versuche (Röntgenbeugungsmuster) endgültig aufgeklärt.

DIE VORPROGRAMMIERTE LEBENSDAUER

Um den Tod zu verstehen, muss man etwas über das Altern wissen. Lange glaubte man, dass Zellen einfach sterben, weil sie nach einiger Zeit zu viele Abfallstoffe in sich tragen. Zellabfallstoffe entstehen durch Atmung, Verdauung und Bewegung. Diese Vorgänge benötigen Energie, und Energieerzeugung verursacht Abfall. Was den Atomkraftwerken die alten Brennstäbe sind, sind den Zellen unverwertbare winzigste Nahrungs- und Zellbestandteile. Diese Reste werden − ganz ähnlich wie verbrauchte Brennstäbe − sicherheitshalber umhüllt. Die Zelle kann den giftigen Müll oft nicht ausstoßen, deshalb bleibt er in ihr liegen. Man kann sich durchaus vorstellen, dass die Zelle sich auf diese Weise langsam selbst vergiftet, bis sie stirbt. Diese Idee soll im 16. Jahrhundert schon der streitbare Arzt

Philippus Theophrastus Paracelsus vorgetragen haben. Ende des 19. Jahrhunderts wiederholte sie der Zellbiologe Elias Metschnikow. Als Biologe wundert man sich allerdings ein wenig über das (gewollte?) Vergiftungsmissgeschick der sonst so elegant gesteuerten Zellen.

Die berühmten Biologen Charles Darwin und August Weismann gingen Ende des 19. Jahrhunderts davon aus, dass eine Zelle sich ähnlich wie eine Maschine abnutzt. Dass dieser Vergleich hinkt, zeigt aber schon das Beispiel eines Muskels, der sich bei Nichtbenutzung, etwa im Gipsverband, zurückbildet. Eine Maschine würde so etwas nicht tun. Wenn eine Zelle sich schon wie eine Maschine verhalten soll, muss sie alle oder zumindest viele maschinenähnliche Eigenschaften zeigen und nicht bloß eine einzelne.

Eine wesentlich bessere Erklärung für den Tod der Zellen fanden die Forscher schließlich auf der Schwelle zum 20. Jahrhundert, als sie eine Blutzelle in einem Glasschälchen züchten wollten. Sie setzten eine junge, lebendige Zelle in einen Flüssigkeitstropfen, stellten eine für das Wachstum günstige Temperatur ein, gaben Nährstoffe zu und sorgten für Sauerstoff zum Atmen. Die Zelle starb. Daraufhin verbesserten die Wissenschaftler die Lebensbedingungen der Zelle. Sie füllten eine Glasschale mit einem Gelee aus gekochten Algenzutaten und setzten die Zelle darauf. Nichts geschah. Sie gaben recht wahllos weitere Nahrungsstoffe zu. Nun überlebte die Zelle. Sie entwickelte sich aber nicht weiter. Da kam einer der Forscher auf die Idee, dem Nährboden Blutserum zuzusetzen (das Serum ist der Teil des Blutes, der nach Wegnahme der roten Blutkörperchen übrig bleibt). Von da an gedieh die Zelle hervorragend, das heißt, sie vermehrte sich. Eine in Kultur gehaltene Mauszelle zum Beispiel teilte sich in geeigneter Umgebung bis zu zwanzigmal. Warum, konnte sich zunächst niemand erklären. Es fiel jedoch auf, dass die Zellen sich bei Zugabe von einem Prozent Serum nicht so oft teilten wie bei einem Serumanteil von zehn Prozent. Das Serum musste das entscheidende Geheimnis des Wachstums und der Zellteilung in sich bergen.

Zur gleichen Zeit hatte der Chirurg, Zellkulturspezialist und Nobelpreisträger Alexis Carrel zusammen mit seinem Kollegen Albert Ebeling vom Rockefeller-Institut für Medizinische Forschung in New York Bindegewebszellen (Fibroblasten) aus einem Hühnerherz in körperwarmer Nährlösung am Leben erhalten. (Hühnchen – vor allem sehr frühe, ungeschlüpfte Entwicklungsstadien – benutzt man immer noch gerne als Forschungsmaterial, unter anderem, weil man Hühnereier leicht bebrüten und die Embryonen im teils vorsichtig geöffneten Ei gut untersuchen kann.) Carrels Kultur hielt sich sehr lange. »Am 17. Januar 1921«, schrieb er stolz seinem Kollegen Raymond Pearl, »werden die Bindegewebszellen des Hühnerherzens neun Jahre alt.« Erst nach insgesamt vierunddreißig Jahren warfen die Forscher die Schalen mit der immer noch lebenden Zellkultur – freiwillig und ohne besonderen Grund – fort.

Ursprünglich hatte sich Carrel vor allem für die Lagerung von Geweben (und nicht für ihre Züchtung) interessiert. Als der Chirurg einem Hund ein »fingerlanges Stück« der Bauchschlagader durch ein ebenso langes Stück einer Katzenvene ersetzte, benutzte er erstmals Gewebe, das zwanzig Tage auf Eis gelegen hatte. Die Operation gelang, und die Ader heilte ein. Nun wurde Carrel mutiger. Er wusste, dass sein Kollege Wentscher schon 1894 Haut übertragen hatte, die fünfzig Tage auf Eis gelegen hatte. Auch einen Versuch des Mediziners Ljungren, der Haut einen Monat außerhalb des Körpers aufbewahrt hatte, bewunderte Carrel. Als schließlich die ersten Organübertragungen des Forschers Garrè bekannt wurden, gab es für Carrel kein Halten mehr. Was ihm mit Adern gelungen war, musste auch mit größeren, sogar *viel* größeren Gewebestücken gelingen. Zusammen mit seinem Kollegen Guthrie brachte er es schließlich so weit, dass er einem Tier beide Nieren mit der zuführenden Bauchschlagader, der abführenden Hohlvene, dem Harnleiter und der Harnblase entnehmen und einem anderen Tier erfolgreich und dauerhaft einsetzen konnte. Aber auch mit diesem Kunststück war Carrel noch nicht zufrieden. Er tat sich mit seinem Kollegen Burrows zusammen und verbesserte einen Versuchsaufbau des Amerikaners Ross Granville Harrison, der 1907 Gewebestückchen von Fröschen in eine Nährlösung getaucht und zur Weiterentwicklung gebracht hatte. Harrison, damals Forscher an der amerikanischen Universität Yale, war damit der Erfinder der Gewebezüchtung. Carrel übertraf ihn jedoch, vor allem wegen seiner unermüdlichen Ausdauer.

Hermann Dekker beschrieb 1913 das Zuchtverfahren von Carrel folgendermaßen:

Von dem Gewebe wird ein kleines Stückchen von $^1/_{10} - ^1/_2$ mm Durchmesser, sagen wir von Stecknadelkopfgröße, auf ein Deckgläschen gebracht und mit dem präparierten frischen Plasma [Blutflüssigkeit ohne Blutkörperchen] bedeckt. Sofort wird dieses Deckgläschen, die Kultur nach unten, mit Paraffin auf einen hohlgeschliffenen Objektträger gekittet (um die Kultur feucht zu erhalten) und in einen Brutschrank gebracht. In diesem ›hängenden Tropfen‹ geht das Wachstum vor sich. Die ganze Prozedur erfordert rasches Handeln, ist das Werk von Augenblicken, damit das Gewebe nicht geschädigt wird und um den Zutritt von Keimen zu verhindern. Carrel und Burrows haben seit dem Jahre 1910 auf diese Weise fast alle Gewebe von Erwachsenen, von Hund, Katze, Ratte, Kaninchen, Huhn, außerdem Krebszellen vom Menschen kultiviert.[2]

Innerhalb von zwei Jahren wurde weltweit in allen großen Zeitungen über Carrels Versuche berichtet. Meist wurden die Experimente jedoch übertrieben: Aus den stecknadelkopfgroßen Gewebestücken wurden lebende Arme und Beine, die angeblich in Kulturen schwammen. Den wirklichen Wert der Gewebezüchtung, die eines Tages die molekulare Zellforschung ermöglichen würde, konnte damals noch niemand erkennen.

> Die Forscher sind so närrische Käuze«, schrieb Hermann Dekker, »dass sie zunächst gar nicht nach dem praktischen Wert ihrer Forschungen fragen. Es genügt ihnen, wenn ihnen im stillen Laboratorium der Kopf heiß und das Herz warm wird in der großen Freude über die stillen Erfolge ihrer Arbeit.[3]

Ein sprachliches Missverständnis, wie beim etwas irreführenden Begriff »Gewebezüchtung«, liegt auch dem Bericht zugrunde, wonach der russische Forscher Krakow, ebenfalls zu Beginn des 20. Jahrhunderts, das Ohr eines Kaninchens und einen menschlichen Finger über die Zeit gerettet haben soll, indem er sie trocknete und später in Wasserdampf »zum

---

[2] Dekker, H. (1913) Alexis Carrel und die Züchtung von Geweben erwachsener Warmblüter außerhalb des Organismus, *Kosmos Handweiser für Naturfreunde* 10 (1), S. 57.

[3] Ebd., S. 61.

Leben« erweckte. Diese Versuche lösten damals große Begeisterung aus. Antoni Nemilow, Professor für Anatomie und Zellkunde der Haustiere, schrieb dazu 1927 im damaligen Leningrad:

> Der Versuch der Aufziehung einzelner Teile des Körpers außerhalb des Organismus bedeutet eigentlich schon einen Sieg über den Tod, denn er hat klar bewiesen, dass die Wissenschaft stärker ist als der Tod. Mag das Stückchen Rücken, das im Laboratorium von Carrel schon 15 Jahre lebt und wächst, auch sehr klein sein, es ist dem Tode, der bis dahin als unbesiegbar und allmächtig gegolten hat, entrissen. Dieses wachsende und lebende Stückchen Vogel widerlegt bedingungslos und ein für alle Mal den Aberglauben und alle Märchen von der höheren Gewalt des Todes, der über Willen und Vernunft des Menschen stehe.[4]

Obwohl es sich nicht um einen Hühnchenrücken handelte, sondern um einzelne Zellen aus einem Herz, kann man Nemilows Begeisterung verstehen. Tatsächlich bewunderten viele Wissenschaftler jener Zeit vor allem die Schönheit der Gewebekulturen, das heißt die Tatsache, dass es überhaupt möglich war, Zellen in Schalen zu züchten.

Zwischen 1940 und 1960 wurde die Gewebekultur von der Spielerei Einzelner zur Chefsache. Mittlerweile wusste man, dass die kleinsten Vorgänge in den Zellen die Grundlage des Lebens darstellen. Diese Stoffwechselabläufe wollte man nun enträtseln. Deshalb begannen sehr viele Labors damit, Zellkulturen als Ausgangsmaterial für ihre Forschungen zu züchten.

Anfang der Sechzigerjahre beobachtete Professor Leonard Hayflick, dass sich Bindegewebszellen in Schalen ungefähr fünfzigmal teilen (mindestens vierzig- und höchstens sechzigmal). Kurz vor Ende dieses Teilungsprozesses beginnt das so genannte »Phase-3-Phänomen«: Die Zellen teilen sich zuletzt, in Phase 3, immer langsamer (Alter) und sterben schließlich (Tod). In den Phasen 1 und 2 wachsen die Zellen mit gleich bleibender Geschwindigkeit heran, wenn man sie lässt. Sobald normale Zellen allerdings die Oberfläche ihrer Wachstumsschale mit einer einlagigen Schicht bedecken, beenden sie ihre Vermehrung vorläufig. Krebszellen teilen sich

---

[4] Nemilow, A. W. (1927) *Leben und Tod*, Leipzig, S. 99.

dagegen munter weiter. Solche unbegrenzt vermehrungsfähigen Zellen – zwei bekannte Typen tragen die Bezeichnungen »HeLa« und »L« – waren jahrzehntelang die Objekte, an denen die Krebsforschung stattfand. »Unsterbliche Zellen wie HeLa und L«, sagte Professor Hayflick schon in den Sechzigerjahren voraus, »haben eine oder mehrere anormale Eigenschaften.« Daraus ergab sich eine wichtige Erkenntnis: Kennt man erst einmal alle anormalen Eigenschaften, versteht man auch die Krebsentstehung. Vielleicht kann man dann vorbeugende Maßnahmen entwickeln, um Krebserkrankungen endgültig zu verhindern.

ZELLEN HABEN EIN GEDÄCHTNIS

Das war auch Leonard Hayflick von Anfang an klar. Um die Zellen möglichst lange benutzen zu können, züchtete er die sterbliche Linie WI-38 heran, deren Kulturen er in viele kleine Portionen teilte und seit 1962 in flüssigem Stickstoff bei minus 192 Grad Celsius aufbewahrte. Zugleich konnte Hayflick die Zellen auf diese Weise an seine Kolleginnen und Kollegen in der ganzen Welt versenden, wann immer sie dies wünschten. (Es ist unter Wissenschaftlern üblich, Proben stets kostenlos auszutauschen.) Während WI-38 in den Siebzigerjahren zur bestuntersuchten lebenden Zelleinheit der Erde wurde, fiel Hayflick etwas Erstaunliches auf. Trotz ihres Eisschlafes konnten die Zellen sich merken, wie oft sie sich vor dem Einfrieren geteilt hatten. Taute man die Zellen auf, so machten sie nur noch genau so viele Teilungen durch, wie sie es auch unter normalen Bedingungen getan hätten. Es gibt also einen Zähl- und Speichermechanismus, der die Zellteilungen festhält. Ein solches inneres Zählwerk hatte man zwar in den Zellen erwartet, aber dass die Zelluhr so lange funktioniert, war eine Überraschung. Hayflick bestätigte 1990 stolz: »Wir haben in den letzten achtundzwanzig Jahren aus hundertdreißig Gefäßen wieder Zellen aufgetaut. Ihr Gedächtnis ist noch genauso gut wie 1962.«

Dieses Zellgedächtnis funktioniert auch bei Zellen, die aus einem lebenden Körper stammen. Je älter ein Mensch zum Zeitpunkt der Zellentnahme ist, desto geringer ist die Zahl der Zellteilungen in der daraus hergestellten Kultur. Nun wissen wir aber, dass sich die vielen Zellen eines Menschen im Laufe seines Lebens mehrmals komplett erneuern. Die innere Uhr tickt also nicht nur in jeder einzelnen Zelle und zählt deren Teilungen. Jede Zelle muss schon bei ihrer Entstehung darüber informiert sein, wie alt der übrige Körper ist.[5]

Jede Zelle des Körpers geht aus einer anderen, meist gleichartigen Zelle hervor. Man kann also annehmen, dass die Information über den Zustand des Körpers, in dem die Zellen leben, beim zellulären Schichtwechsel weitergegeben wird. Wie das im Einzelnen passiert, ist noch unbekannt. Einige Zellzählwerke und -uhren sind mittlerweile entdeckt worden. Man weiß aber immer noch nicht, welche molekulare Uhr zu welchem Ereignis, zum Beispiel zur Zählung der Zellteilungen, gehört.

Je älter ein Mensch ist, desto seltener können sich seine Zellen in einer künstlichen Kultur teilen. Gilt diese Regel für alle Zellen? Soweit es Zellen aus einem gesunden Körper sind, lautet die Antwort ja. Wie steht es aber mit Zellen von Menschen, die zu früh altern? Zwei Krankheiten, bei denen eine stark verfrühte Vergreisung eintritt, sind die Progerie und das Werner-Syndrom. Kinder mit Progerie sehen bereits mit neun Jahren aus wie Siebzigjährige, bei Patienten mit dem Werner-Syndrom setzt der körperliche Verfall einschließlich Arterienverkalkung, brüchiger Knochen und eines Hangs zur Zuckerkrankheit etwas später ein. Man hatte ausgerechnet, dass die Zellen in Gewebeteilen eines mit dem Werner-Syndrom geborenen Menschen sich in Kultur höchstens noch etwa zwanzig bis vierzigmal teilen müssten. Hayflicks Kollege S. Goldstein fand diese Frage besonders spannend und machte, wie es in den Naturwissenschaften üblich ist, die Probe aufs Exempel. Die Werner-Zellen teilten sich in Wirklichkeit nur noch höchstens achtzehn mal. Auch in dieser Untersuchung zeigte sich, dass das Altern der Werner-Kinder schneller als erwartet vor-

---

[5] Die Beobachtung, dass Zellen das Alter des sie umgebenden Körpers kennen, hat man nicht nur an Fibroblasten, sondern auch bei Lungen-, Haut-, Leber-, Arterienwand-, Augenlinsen- und T-Zellen (einer bestimmten Zellsorte des Immunsystems) gemacht. Man benutzte sicherheitshalber Gewebe von abgetriebenen Föten bis hin zu Zellen neunzigjähriger Greise. Es bestätigte sich, dass alle Zellen – auch losgelöst von ihren ursprünglichen Nachbarzellen – ihr Zellalter kennen. Zellen aus jungen Körpern vollführten bis zu sechzig Teilungen, Gewebe von älteren Menschen teilte sich mit zunehmendem Lebensalter der Spender immer seltener.

EIN TÖDLICHER ÜBERLEBENSCOCKTAIL

Jeder Molekularbiologe oder -mediziner kann heute Wachstumsfaktoren herstellen. Er baut in den Informationsfaden von Bakterien die entsprechende Bauanleitung ein. In einer Flasche vermehren sich die kleinen Lebewesen samt der Zusatzbauanleitung und sondern dabei das gewünschte Lebenselixier ab.

Selbst wenn jeder Schluck dieses Getränks mehrere tausend Euro kostet – wer würde im Angesicht des Todes zögern zuzugreifen? Der Nervenwachstumsfaktor als Allheilmittel gegen den Abbau von Nerven bei der Alzheimerschen Krankheit wäre zweifellos ein Verkaufsschlager.

Leider ist der Cocktail – vorausgesetzt, er wirkt – giftig. Sterbende Zellen oder solche, die ihr Entwicklungsziel erreicht haben, würden sich weiterentwickeln, obwohl dies im Gesamtplan des Körpers nicht vorgesehen ist. Dadurch entstünden zum Beispiel unerwünschte Kontakte zwischen Nervenzellen, die normalerweise nicht zusammengehören. Eine Verbindung vom Sehnerv zum Hörbereich des Gehirns könnte etwa bewirken, dass man Farben hört. Andere falsch gewachsene Nerven können die Muskulatur unnötigerweise anregen. Dauernde Krämpfe wären die Folge. Wie neuere Forschungsergebnisse zeigen, führen falsch ausgeschüttete Wachstumsfaktoren beispielsweise auch zu Rheuma.

Der »Überlebenscocktail« aus Wachstumsfaktoren erfüllt seinen Zweck also nicht, weil die ausgewogenen Wechselwirkungen innerhalb des Körpers durch die willkürliche Zugabe der Überlebensproteine aus dem Gleichgewicht geraten würden.

anschritt. Mittlerweile weiß man mehr über die schlimme Erkrankung, und vielleicht gelingt es dadurch bald, die betroffenen Kinder von ihrem Leid zu erlösen.

Anfangs konnte man sich nur schwer vorstellen, dass die Entwicklung einer Zelle von einer so aberwitzig geringen Stoffmenge wie einigen Tropfen Blutserum abhängen sollte. Wie sich später zeigte, entscheiden noch nicht einmal alle Zutaten der Tropfen, sondern nur einzelne Bestandteile aus ihnen über Teilung oder Nichtteilung. Die guten Geister bei der

Weiterentwicklung von Gewebekulturen, so stellte sich heraus, waren so genannte Wachstumsfaktoren.

Ihre enge Verknüpfung mit der Zellteilung kommt dadurch zustande, dass sie das Okay für viele Abläufe geben, die vor der eigentlichen Verdoppelung ablaufen. Fehlt ein Wachstumsfaktor als Informationsempfänger und -übermittler, so stockt das Wachstum der Zelle. Dann nützt es auch nichts mehr, wenn die äußeren Bedingungen (etwa das Nahrungsangebot oder Befehle anderer Zellen) eine Zellteilung wünschenswert oder zwingend machen. Wenn die Information mangels Wachstumsfaktor versackt, erfahren die übrigen Zellbestandteile nicht, dass sie nun gefordert sind. So kommt es auch, dass man Zellen in wachstumsfaktorfreier Zellkultur wochenlang halten kann, ohne dass sie sich teilen. Die Zellen finden dann alle Nährstoffe vor und »fühlen sich wohl«, sie können aber nicht an ihre innere Schaltzentrale melden, dass die Gelegenheit für Wachstum und Teilung gekommen ist.

Proteine sind Wachstumsfaktoren; jeder dieser Faktoren wirkt nur auf bestimmte Zelltypen, und jede Zellart benötigt eine genau auf sie abgestimmte Zusammensetzung von Wachstumsfaktoren. Der Körper stellt an festgelegten Orten spezielle Wachstumsfaktoren zu bestimmten Zeiten her. Dort liegen Zelltypen, die für eine Sorte von Wachstumsfaktoren empfänglich sind und sich an dieser Stelle vermehren beziehungsweise verändern sollen. Wie gering der Bedarf an Wachstumsfaktoren tatsächlich ist, zeigt das Zuckerdosenbeispiel: Man wirft einen Zuckerwürfel ins Meer und nimmt an, dass sich der gelöste Zucker auf alle Ozeane der Erde verteilt. Man kann dann aus jedem Meer der Welt eine Tasse Wasser schöpfen und findet darin noch zwei Moleküle des Würfelchens. In dieser Größenordnung liegen auch die Mengen von Wachstumsfaktoren, die vom Körper genutzt werden.[6]

---

[6] Meine Rechnung: Ein Zuckerwürfel wiegt drei Gramm, das entspricht 10^{22} Zuckermolekülen (Zuckerteilchen). Die Meere enthalten insgesamt 10^{21} Liter Wasser. Das verrührte Würfelchen ergibt für jeden Liter Meerwasser zehn und damit pro Tasse zwei Zuckerteilchen.

Aus einem 1933 gehaltenen Vortrag des deutschen Chemikers Otto Hahn, des Mitentdeckers der Kernspaltung, stammt ein weiterer schöner Vergleich, der die Größenordnungen in der Botenstoff- und Teilchenwelt veranschaulicht: »Stellen

Eines Tages versuchte man, eine junge Nervenzelle in einem Glasschälchen dazu zu bringen, dass sie sich auf ein Röhrchen ausrichtete. In ihre Nähe tropfte man mit diesem Röhrchen eine winzige Menge eines Wachstumsfaktors für Nerven. Nach einiger Zeit bildete die Zelle einen Fortsatz und reckte sich zum Röhrchen. Zog man das Röhrchen etwas beiseite und tropfte wieder ein wenig Wachstumsfaktor hindurch, folgte der Nerv abermals.

Die Wachstumsfaktoren fördern also nicht nur die Fortentwicklung einer Zelle, sondern die Zelle sucht auch aktiv ihren Wachstumsfaktor auf. Sie folgt einem Weg, der durch einen Überlebensstoff gesteckt ist. Zellausläufer, die keinen Wachstumsfaktor vorfinden, verkümmern.

MULTIPLIZIERTE WURMLEBEN

Wenn jede Zelle zu einer festgesetzten Zeit stirbt, sollte auch ein ganzer Körper zu einem vorhersagbaren Zeitpunkt sterben. Bei Menschen ist der Tod einzelner Zellen jedoch schwer festzustellen. Außerdem sind menschliche Zellen während des Lebens zu vielen Einflüssen ausgesetzt, die einen genetisch vorprogrammierten Todestermin verändern können. Stress und Rauchen führen beispielsweise zu einem verfrühten Tod, ein geruhsameres Leben kann den Verschleiß des Körpers hinauszögern.

Es gibt jedoch Lebewesen, die der Beobachtung besser zugänglich sind. Sie erblicken nur für wenige Tage das Licht der Welt. Eines dieser Tiere ist der Fadenwurm *Caenorhabditis elegans*. Seine Todeszeit ist vorhersagbar.

Die kleinen Würmer kommen auf der ganzen Welt vor. In Blumenerde trifft man sie genauso an wie auf Äckern und Wiesen. Sie sind buchstäblich überall. Da sie nur einen halben Millimeter lang und zudem durchsichtig sind, fallen sie nicht auf. Biologen haben sich die Mühe

---

Sie sich eine gewöhnliche Glühbirne vor. In dieser herrscht ein Vakuum. Würde man ein so winziges Loch in die Glühbirne bohren, dass pro Sekunde eine Million Luftmoleküle in das Vakuum gesaugt würden, so würde es mehr als 100 Millionen Jahre dauern, bevor im Inneren der Glühbirne derselbe Luftdruck (und damit dieselbe Luftteilchenzahl) herrschte wie auf der übrigen Erde.«

gemacht, diese Tiere zu züchten und zu ermitteln, wie lange sie leben. Normalerweise sind es einundzwanzig Tage.

Spannend wurde es, als um 1990 *C.-elegans*-Würmer vollkommen gleichen Aussehens auftauchten, die im Schnitt einen halben Tag länger lebten. Die *C.-elegans*-Forscher in aller Welt entdeckten weitere Tiere, die nach 33, 25 oder 12,5 Tagen sterben. Der Forscherinstinkt war geweckt, und so suchte man nach der Ursache der veränderten Lebenszeit. Eine noch nicht ausgereifte Erklärungsmöglichkeit besagt, dass eine bestimmte Grundeinheit von Lebenstagen mit einer genetisch festgelegten Zahl, die größer oder kleiner als eins sein kann, multipliziert werden könnte. Woraus die Zellzeitmultiplikatoren bestehen, ist noch ungewiss. Vielleicht liegt das Geheimnis des verlängerten oder verkürzten Lebens in ausgewählten Bereichen der Erbsubstanz, die man »Todesgene« nennen könnte.

EINIGE TODESGENE SIND SCHON BEKANNT

In *Caenorhabditis elegans*, aber auch in der Taufliege *Drosophila melanogaster* konnten Genetiker bereits mehrere Gene finden, die gezielt Zellen des eigenen Körpers umbringen. Besonders berühmt sind zwei Selbstmordgene namens *ced-3* und *ced-4*, die in jeder Körperzelle des Fadenwurms stecken.

Während der junge Fadenwurm heranwächst, sterben in ihm bestimmte Zellen zu vorhersagbaren Zeitpunkten ab. Das ist wenig dramatisch – derselbe Vorgang findet statt, wenn sich Menschenfinger bilden: Ohne programmierten Zelltod würden sich zwischen unseren Fingern Schwimmhäute spannen.

Wenn man zwei der Selbstmordgene im Wurm ausschaltet (das ist problemlos möglich), dann überleben sämtliche Zellen, darunter auch solche, die bei der Normalentwicklung sterben, um Raum für neu entstehende Organe zu schaffen. Thomas Johnson gelang es schon Anfang der Neunzigerjahre an der Universität Colorado, ein Todesgen des Fadenwurms auszuschalten und die Lebenszeit der Tiere dadurch zu verdoppeln. Ganz ähnliche Gene gibt es in den Zellkernen der Säugetiere. Besonders erwähnenswert sind auch so genannte Überlebensgene wie das Gen *p53*. Sie *verhindern* den programmierten Zelltod, ohne dass Todesgene ausgeschaltet werden müssten.

Einige US-amerikanische Entwicklungsgenetiker denken schon heute laut darüber nach, Medikamente für Menschen zu entwickeln, die Todesgene beeinflussen. Dieser Vision sind zumindest Taufliegen- und Fadenwurmforscher schon recht nahe.

In der Taufliege wurde beispielsweise ein Gen namens *reaper* (Sensenmann) entdeckt. Es leitet den kontrollierten Zelltod ein, sobald eine bestimmte Menge von Todessignalen in die Zelle gelangt. Schaltet man das Sensenmanngen aus, können selbst beschädigte oder kranke Zellen weiterleben. Medizinisch (das heißt beim Menschen) wäre so etwas nicht von Nutzen, denn beschädigte Zellen müssen unbedingt aufgelöst werden.

Bessere Kandidaten im Hinblick auf eine medizinische Altersvorbeugung könnten andere Todesgene wie der DNA-Abschnitt *apo E* sein. Man hat das Gen zwar noch nicht ausgeschaltet, aber an der Universität Harvard fand Thomas Perls Arbeitsgruppe heraus, dass sehr alte Menschen, denen das *apo*-Gen *E4* von Natur aus fehlt, besonders gesund und lebensfroh sind. Natürlich kann man sich nicht ganz sicher sein, dass das Fehlen von *apo E4* und das Altersglück wirklich zusammengehören. Wenn man aber die Ergebnisse psychologischer Tests, die das Wohlbefinden prüfen, mit molekularen Tests für das Fehlen von *apo E4* vergleicht, gibt es Übereinstimmungen: Menschen ohne *apo E4* geht es oft besser.

Sicher ist jedenfalls, dass es einen engen Zusammenhang zwischen dem Altern, das streng genommen ab dem fünfundzwanzigsten Lebensjahr beginnt, und dem Programm unserer Gene gibt, die das Altern fest vorschreiben.

SELBSTMORD DER ZELLE

Die Zeiger der Lebensuhr bestehen aus DNA. Wie aber funktioniert das von Genen gesteuerte Altern in der einzelnen Zelle?

Am Altern sind viele Zellvorgänge beteiligt. Einer der bekannteren ist das »Kappentragen«. Auf beiden Enden der DNA-Moleküle der einzelnen Chromosomen sitzt jeweils eine Art Kappe aus Wiederholungen der Basenfolge TTAGGG, welche die DNA vor zersetzenden Stoffen schützt. Die Kappe ähnelt in ihrer Wirkung einem Ritterhelm, der Schwerthiebe abwehrt. Jedes Mal, wenn sich eine Zelle teilt und vermehrt, wird die Kappe vorübergehend abgenommen und nach vollendeter Teilung rasch wieder aufgesetzt. In alternden Zellen beobachtet man manchmal, dass die Schutzkappe von Teilung zu Teilung weniger haltbar zu werden scheint. In sehr alten Zellen ist sie bereits ziemlich brüchig oder verkürzt. Vielleicht wird sie von der Zelle absichtlich beschädigt. Das hat zur Folge, dass DNA-zerstörende Substanzen zuletzt ihren tödlichen Streich gegen die ungeschützte Erbsubstanz führen können.

So könnte sich auch erklären, warum sich alte Zellen nur noch schlecht züchten lassen und nach einer genau festgelegten Anzahl von Teilungen aufhören, sich zu vermehren: Die Schutzkappe der DNA ist zerstört. Selbst Sauerstoff und Wachstumsfaktoren nützen dann nichts mehr.

Doch warum weihen sich Zellen selbst dem Tod? Dafür gibt es drei Gründe. Der erste wurde bereits angesprochen. Beim Heranwachsen einer menschlichen Hand sind Selbstmordopfer notwendig, um die Finger herauszumodellieren. Es ist das gleiche Verfahren, mit dem auch ein Bildhauer aus einem Steinbrocken eine Figur entstehen lässt. Erst das Wegschlagen von Gestein führt zu den Formen des gewünschten Modells. Genauso ist es beim jungen menschlichen Embryo, der noch Schwimmhäute besitzt. Während die Finger und Zehen entstehen, sterben die dazwischenliegenden Hautbereiche ab. Das ist genetisch vorprogrammiert und sinnvoll.

Der zweite Grund für den absichtlichen Zelltod besteht darin, dass stark beanspruchte Zellen ersetzt werden müssen. Das gilt zum Beispiel für Hautzellen, die starkem Abrieb ausgesetzt sind. Aber auch die Zellen der Leber, die das Blut entgiften, können sich abnutzen. Früher oder später werden sie durch frische Leberzellen ersetzt. Alle Zellen des Körpers, die erschöpft sind und nicht mehr voll funktionieren, werden abgeschaltet und durch neue, frische Zellen ersetzt.

Auf diese Weise wird fast unser gesamter Körper mehrmals im Laufe unseres Lebens erneuert. Diese Generalüberholung geht in verschiedenen Organen allerdings verschieden schnell vonstatten. Besonders kurzlebig sind rote Blutzellen: 2,4 Millionen von ihnen sterben in jeder Sekunde in unserem Körper und werden sofort ersetzt. Leber- und Knochenzellen bleiben immerhin einige Jahre funktionstüchtig.

Nach etwa sieben Jahren sind wir im wahrsten Sinne des Wortes neue Menschen; nur Nerven und Muskeln werden praktisch nicht erneuert.

LEBENSDAUER EINIGER ZELLTYPEN

	Mittlere Lebensdauer
Magenzellen	1,8 Tage
Luftröhrenzellen	47,5 Tage
Lungenzellen	81,1 Tage
Rote Blutkörperchen	120,0 Tage
Haut des Ohres	34,5 Tag
Haut auf den Lippen	14,7 Tage

Während eines Jahres bilden sich rein rechnerisch neu:

228 Dünndarmwände

192 Magenausgänge

25 Hautbedeckungen der Lippen

18 Lebern

8 Luftröhren

6 Harnblasen

Dass wir dennoch nicht alle sieben Jahre zart wie Neugeborene aussehen, liegt daran, dass sich erstens nicht alle Zellen gleichzeitig und aufeinander abgestimmt erneuern und dass zweitens ein anderes »Programm« das »Erneuerungsprogramm« überlagert. Es heißt Altern und Sterben, und es führt dazu, dass die Erneuerungsrate und -güte abnimmt.

Gäbe es Letzteres nicht, so könnten sich menschliche Körper möglicherweise sehr lange oder gar ewig erneuern und zellulär verjüngen. Warum also muss der mühsam aufgebaute Organismus nach einigen Jahrzehnten sterben?

Die Antwort auf diese Frage ist der dritte Grund für das in der Erbsubstanz programmierte »freiwillige« Sterben der Lebewesen.

Auch wenn es einem lebenden Erwachsenen nicht einleuchtet, dass er zugunsten seiner Art sterben muss, ist das sozial notwendige Geschehen – eben Altern und Sterben – in seiner DNA vorherbestimmt. Der Grund dafür ist, dass sich während der Entwicklung des Lebens ein über dem Einzelnen stehendes Prinzip entwickelt hat: das der Anpassung an veränderte Umweltbedingungen. Unsterbliche Einzelmenschen könnten diese Anpassung nicht leisten, denn sie würden immer wieder nur sich selbst aus der immer gleichen Erbsubstanz herstellen.

Ändert sich die Umwelt, so können möglicherweise nur solche Nachkommen überleben, die wegen der Vermischung des Erbgutes der Eltern und vielleicht auch durch kleine Zufallsabwandlungen (Mutationen) des Erbgutes besser als ihre Ahnen in das neue Umgebungsgefüge passen. Da niemand vorhersagen kann, welche Art von Veränderung stattfindet – Hitze, Kälte, Wind, Umweltgifte oder vermehrte UV-Einstrahlung –, ist die natürlicherweise auf gut Glück betriebene Zeugung von Nachkommen mit verschiedenen Eigenschaften oft erfolgreich. Eltern, die vielgestaltige Nachkommen in die Welt gesetzt haben, sterben zwar, um ihren Nachkommen im wahrsten Sinne des Wortes Platz zu machen, aber ihre Gene, die sie zum (Groß-)Teil vererbt haben, überleben in den Kindern.

Diese treibende Kraft der Arterhaltung – das Erschaffen und Hegen leicht abgewandelter Nachkommen – steht weit über den privaten Interessen der Einzelnen. Deshalb tragen alle in der heutigen Welt lebenden mehrzelligen Wesen das übergeordnete Hauptprogramm in sich, das es ihnen ermöglicht, zu sterben und zuvor Kinder zu zeugen, die ihnen zwar ähneln, aber nicht völlig gleichen. Dieses Programm ist so fest in der Erbsubstanz verankert, dass es, allgemein gesprochen, nicht mehr rückgängig gemacht werden kann.

Wie mächtig diese Grundkraft ist, kann man auch daraus erahnen, dass viele Menschen, die keine leiblichen Kinder haben können, einen dringenden Kinderwunsch verspüren.

Es ist die »Stimme der Erbsubstanz«, die dieses Verlangen bewirkt, der oft so genannte biologische Imperativ. – Doch keine Regel ohne Ausnahme. In seltenen Fällen kann es vorkommen, dass Lebewesen eine Art Unsterblichkeit erlangen.

WESEN, DIE NICHT STERBEN

Je weiter Biologen und Erdgeschichtsforscher in die Vergangenheit blicken, umso mehr wundern sie sich. Einst wurde die Welt von seltsam aussehenden Tieren und Pflanzen bevölkert. In urzeitlichen Meeren schwamm beispielsweise ein Krebs mit Namen *Marrella splendens*, der hinter seinen Facettenaugen furchtbare Hörner, so groß wie sein ganzer Körper, trug. Sein Rücken wurde von einem Paar gezackter Gestänge überdeckt, und seine Kiemen ragten seitlich aus der Körpermitte hervor. Übergroße gebogene Antennen erforschten die unwirtliche Umwelt. Das Tier passt in kein gängiges Schema der Biologie. Dabei lebte es vor nur fünfundsechzig Millionen Jahren, im Vergleich zur gesamten Erdgeschichte also vor recht kurzer Zeit. Die Dinosaurier waren gerade ausgestorben, als dieser skurrile Meeresbewohner auf der Bildfläche erschien.

Ein nicht weniger verwunderliches Wesen, das weder Tier noch Pflanze war, lebte weit früher im heutigen Australien, China und England. Es maß über einen Meter im Durchmesser und war vollkommen platt, zehnmal dünner als eine flach auf den Tisch gelegte Hand.

Die Oberfläche dieser Kreatur war ein wenig gefurcht, und in der Mitte war eine Längsachse zu erahnen. Das war alles. Auf der glatten Oberseite waren weder Kopf noch Antennen, Augen, Mund oder Schwanz zu erkennen. Vielleicht hat sich dieses Geschöpf wie unser heutiger Regenwurm fortbewegt – als riesige platte, gerunzelte Scheibe, die sich zusammenzog und wieder streckte. Nach Regenwurmart liefen ihr dabei vielleicht Muskelwellen über den Körper.

Diese Wurmscheiben krochen vor über sechshundert Millionen Jahren unter Wasser auf dem Grund umher, Millionen von Jahren, bevor es Dinosaurier oder gehörnte Krebse gab. Noch nicht einmal Insekten hatten sich zu jener Zeit in die Luft erhoben, und von Fischen war erst recht noch nichts zu erahnen.

Marrella-Krebse und Wurmscheiben erscheinen uns in Gestalt und Lebensweise bereits absonderlich. Aber schauen wir noch weiter in die Geschichte des Lebens zurück: Zu Urzeiten lebten Wesen, die eine noch weitaus merkwürdigere Eigenschaft besaßen. Sie waren beinahe unsterblich.

Das ewige Leben dieser Tiere birgt allerdings einen Widerspruch. Einerseits sterben »ewige Tiere« tatsächlich nicht (wenn sie nicht gewaltsam getötet werden). Es gibt bei ihnen keine Leichen. Andererseits jedoch besteht das einzelne Lebewesen als solches nicht dauernd fort. Alle Nachkommen der unsterblichen Urtiere sind Kopien desselben gemeinsamen Muttertiers, das sich schlichtweg aufteilt. Die kopierten Nachkommen gleichen der Mutter in allem: Vom Körperumriss bis hin zu ihrer Reaktion auf einen bestimmten Reiz, zum Beispiel eine Erschütterung oder einen Lichtblitz. Sie sind perfekte Abbilder ihrer Vorgängerin. Weil man die Nachkommen durch nichts voneinander und von ihrer Mutter unterscheiden kann, nennt man solche Lebewesen Klone (siehe Box auf Seite 155).

Die unsterblichen Überlebenskünstler gibt es heute noch. Man begegnet ihnen tagtäglich, ohne es zu bemerken. In einem Tropfen aus einer Pfütze beispielsweise kann man eines dieser Urwesen auch ohne Vergrößerungsglas gerade noch erkennen: die Hydra. Das vielarmige Wesen kann nahezu jede Verletzung wieder ausgleichen, indem es die zerstörten Teile neu bildet.

Der Name der Hydra stammt aus der griechischen Sagenwelt. Dort gibt es ein Fabelungeheuer, dem für jeden ab geschlagenen Kopf mehrere neue wachsen. Auch in anderen Sagenkreisen taucht diese Idee auf, beispielsweise in den Heldengeschichten der Drachentöter. Diesen Sagen liegt eine Beobachtung zugrunde, die man offenbar schon vor einigen tausend Jahren machte. Auch wenn die antiken Berichterstatter mit der Größe des Monsters übertrieben, waren ihre Beschreibungen eine gute Vorlage für die Namensgebung des echten Tieres. In der Wirklichkeit ist es tatsächlich wie in der Sage: Den Hydren bereitet ein abgeschnittener Kopf keine Sorgen – er wächst einfach nach. Man kann eine Hydra sogar in fast beliebig viele Stücke zerschneiden oder durch ein feines Sieb drücken. Aus den kleinen Stückchen entstehen neue Hydren, oder die Stücke finden wieder zu einem gemeinsamen Körper zusammen.

Hydren vermehren sich, indem sie ab und zu kleine Ausstülpungen an ihrem Stiel bilden. Die Knospen wachsen zu neuen Tieren heran, lösen sich vom Elterntier und setzen sich irgendwo fest. Das Elterntier selbst überdauert die Jahrtausende nicht als einzelnes Wesen. Es überlebt in zahlreichen Teilen an verschiedenen Orten.

Eine andere Sorte unsterblicher Geschöpfe könnten so genannte Kugeltiere der Gattung *Volvox* sein.

Auch sie leben in Tümpeln und Pfützen. Da sie den Blattfarbstoff Chlorophyll in sich tragen, können sie sich mit Hilfe des Sonnenlichts ernähren. Manchmal vermehren sich die hohlen Kugeltiere in Massen und lassen dann ganze Gewässer grün erscheinen. 1981 entdeckten Jeffrey Pommerville und Gary Kochert, zwei Botaniker an der Universität von Georgia, dass jeder Einzelne der kugeligen Teichbewohner nach vier bis sieben Tagen eines natürlichen Todes stirbt.

Zuvor geben die hohlen Kreaturen in ihr Inneres Tochter-*Volvoxe* ab. Die Mutterkugel geht zugrunde und entlässt ihre Nachkommen, die dann heranwachsen und in sich wiederum Tochterkugeln bilden. So kann es vermutlich bis in alle Ewigkeit weitergehen, wenn keine Katastrophe dem Treiben Einhalt gebietet. (Hinzu kommt jedoch, dass auch *Volvox* eine innere Uhr zu haben scheint, die nach mehreren Generationen abläuft.) Der einzige offensichtliche Unterschied zwischen der Unsterblichkeit der Hydra und der des Kugeltieres ist, dass Hydra ihre Töchter nach außen abgibt, das Kugeltier dagegen nach innen. Alle Lebewesen, die in der Erdgeschichte vor den Kugeltieren entstanden sind, teilen sich bei ihrer Vermehrung in *zwei* neue Tiere auf. Vom Elterntier bleibt keine Spur. *Volvox* ist das erste Lebewesen, bei dem die Mutter zunächst erhalten bleibt und erst später stirbt. Deshalb sagt man, dass mit der Entstehung der *Volvox*-Hohlkugeln auch die ersten Leichen auf der Erde entstanden.

Die Teilungen ins ewige Leben – mit oder ohne Leiche – ähneln denjenigen von kopierten Menschen, die in diesem Buch an anderer Stelle vorgestellt werden (Seite 163ff.). Wenn es Wissenschaftlern oder Firmen demnächst gelingt, identische Menschen herzustellen, wiederholen sie im Grunde ein Experiment, das die Natur bereits in den Urtagen des Lebens vorgenommen hat. Der Unterschied: Die Natur hat diese Idee schon vor langer Zeit wieder aufgegeben. Und das aus gutem Grund.

EWIGES LEBEN HAT EINEN ENTSCHEIDENDEN NACHTEIL

Im Laufe der Jahrmillionen ging vielen Organismen die Vergänglichkeit verloren. Zwar leben auch heute noch zahlreiche solcher Wesen (vor allem Bakterien), aber je komplizierter die Lebewesen auf der Erde ausgetüftelt wurden, desto seltener kam das Unsterblichkeitsprogramm zum

Einsatz. Warum ist das so? Und: Kann man, wenn man dieses Rätsel löst, den Zustand des ewigen Lebens wiederherstellen? Um das zu beantworten, nahmen Forscher die offenbar dem Jungbrunnen entstiegenen Tiere genau unter die Lupe.

Seit diese Lupe, in Form des Mikroskops, stark genug war, beobachtete man zum Beispiel »dies höchst merkwürdige, dem bloßen Auge völlig unsichtbare Geschöpf, bei dem sich Wunder auf Wunder häufen. Keine strenge Kälte, keine sengende Hitze soll es töten, und ein Tropfen Wassers das längst vertrocknete Leben zurückrufen.« Diese Beschreibung stammt aus dem vorletzten Jahrhundert. Was der Autor gesehen hatte, waren so genannte Rädertiere. Man bewunderte ihre Fähigkeit, gleichsam aus dem Staube aufzuerstehen. Der Pionier der Mikroskopie, Antony van Leeuwenhoeck, verfasste darüber 1673 in einfachen Worten einen berühmten Bericht für die Londoner *Royal Society*. Leeuwenhoeck hatte ein wenig Schmutz aus seiner Regenrinne in Wasser gelöst und darin die »Entstehung« winzigster Lebewesen direkt beobachtet. Weit über hundert Jahre lang konnte sich niemand erklären, woher die Tiere kamen. Viele Forscher wiederholten den Versuch mit Staub, den sie über mehrere Jahre in absolut dicht verschlossenen Gefäßen knochentrocken aufbewahrt hatten. Alle Forscher kamen zum gleichen Ergebnis. Aus der toten Materie »entstand«, wenn man sie anfeuchtete, innerhalb kürzester Zeit Leben.

Heutzutage erfreut sich jedes Schulkind daran, Heu oder Schmutz mit Wasser zu übergießen und nach einigen Tagen die nicht entstandenen, sondern auferstehenden Wesen zu beobachten. Es wundert niemanden, dass Tiere aus dem Heu zum Leben erwachen. Die winzigen Wesen verharren dort getrocknet und eingekapselt in ihrem Ruhestadium und warten nur darauf, dass ein Tropfen Wasser sie aus ihrem Dornröschenschlaf, dem latenten Leben, erweckt. Kaum ist das geschehen, beginnen sie zu fressen und sich fortzupflanzen. Damit haben sie es sehr eilig, denn eine erneute Trockenperiode könnte sie ja schon im nächsten Moment überraschen.

Wir wissen also, dass die einzelligen Tiere aus ihren Ruhekapseln hervorkriechen und nicht aus Wasser und Luft entstehen. Mit einiger Wahrscheinlichkeit sind sie direkte Nachkommen von Tieren, die vor vielen hundert Millionen Jahren lebten: Eine Mutterzelle ist gewachsen und hat sich zweigeteilt. Die beiden Töchter haben gefressen, sind groß geworden und haben sich ebenfalls geteilt. Aus den so entstandenen vier Zellen wurden acht und so weiter. Dazwischen gab es durch Trockenheit erzwungene Ruhepausen und echte Katastrophen, die fast alle Nachkommen der Mutterzelle zerstörten. Doch einige Zellen überlebten und vermehrten sich umso schneller.

Diese Vermehrung durch direkte Teilung geht erstaunlich schnell vonstatten. Wenn eine Mutterzelle sich wohl fühlt, bringt sie innerhalb eines Tages mehr Nachkommen hervor, als es Menschen auf der ganzen Erde gibt.

Das ist ein Zustand ewigen Lebens. Obwohl die Mutterzelle als solche nicht mehr existiert, leben Bestandteile von ihr in allen Tochterzellen weiter. Bei *Volvox* und Hydra verhält es sich ebenso. Warum also pflanzen sich die meisten heutigen Lebewesen nicht mehr auf diese schnelle und praktische Art fort?

Schnelligkeit ist eben nicht der einzige Maßstab bei der Fortpflanzung. Je nach Lebensform beziehungsweise Lebensraum kann es wichtig sein, dass die Nachkommen in der Umwelt, in die sie entlassen werden, *gut zurechtkommen*. Die Schwierigkeit: Eltern können nicht wissen, wie die Umwelt ihrer Nachkommen aussehen wird. Wesen, die Kopien ihrer selbst herstellen, leben in ihren identischen Nachkommen zwar ewig weiter, es könnte aber sein, dass die gleichförmigen Zelltöchter sich in einer veränderten Umwelt nicht mehr wohl fühlen und krank werden. Schon eine kleine Änderung der Umgebungstemperatur kann den Stoffwechsel der Tiere gründlich durcheinander bringen. (Andererseits überleben kopierte Tiere viele kleinere Umweltschwankungen oft durch extrem hohe Nachkommenzahlen.)

ARTENSTERBEN UND UMWELTVERÄNDERUNG

Viele Menschen sind besorgt über das Aussterben von Tierarten als Folge von Umweltveränderungen, wie sie oben beschrieben wurden. Das Artensterben an sich ist jedoch für Biologen nichts Ungewöhnliches. Seit es Leben gibt, verschwinden manche Arten unwiderruflich, während andere neu entstehen. Von allen jemals entstandenen Arten (insgesamt fünf bis fünfzig Milliarden) lebt heute nur noch jede tausendste. Zurzeit nimmt

EWIGER SCHLUMMER

Nicht nur Tiere, auch Pflanzen können in Ruhestadien leben oder schlummern. Pflanzen verkapseln jedoch nur ihre Samen, während einfach gebaute Tiere als Ganzes ins Ruhestadium übergehen können (zum Beispiel Amöben als »Zysten« oder Moostierchen als »Tönnchen«). Die Höchstlebensdauer von Pflanzensamen ist dabei nicht minder erstaunlich als die Überlebensleistungen verkapselter Tiere. So können Nachtkerzensamen länger leben als manche Menschen – sie werden bis zu achtzig Jahre alt. Auch Mais, Zwiebeln, Sellerie und Tabak bringen Samen hervor, die immerhin ein halbes menschliches Leben begleiten können. Die bislang bekannten »Bestleistungen« von Pflanzen, die nach überstandenen Samenruhen wieder erblühten:

Wiesenklee	100 Jahre
Kartoffel	200 Jahre
Indische Lotosblume	250 Jahre
Kriechender Hahnenfuß	600 Jahre
Feldspark[7]	1700 Jahre

Nun übertreffen allerdings die lebenden Pflanzen – in krassem Gegensatz zu lebenden Tieren – ihr eigenes Ruhestadium bei weitem. 400 Jahre alte Kirschbäume, 900 Jahre alte Rotbuchen, 1900 Jahre alte Linden und 4600 Jahre alte Borstenkiefern gibt es wirklich. Die Eiche, deutscher Inbegriff für Knorrigkeit und Beständigkeit, bringt es auf 1300 Jahre. Diese Höchstalter sind natürlich die Ausnahme. Eine »normale« Eiche wird nicht viel älter als 200 bis 300 Jahre und eine gewöhnliche Rotbuche nicht älter als 140 Jahre.[8] Pflanzen leben also oft länger als ihre Ruhekapseln. Außerdem kann die lebende Pflanze zahlreiche weitere Keimzellen herstellen, das Ruhestadium nicht. Auch ein Tier, das sich in sein Ruhegehäuse zurückzieht oder sich komplett in ein solches umbildet, bringt in dieser Zeit keine Nachkommen hervor.

---

[7] Sparke sind Adler-Blumenpflanzen (*Spergulaceen*), eher kleine, oft krautförmige, zweikeimblättrige Pflanzen. Die Samen sind kreisrund und ringsum geflügelt.

[8] Die vermutlich älteste lebende Pflanze ist laut dpa eine Huon-Kiefer im tasmanischen Bergland, die möglicherweise dreißigtausend Jahre alt ist.

die Geschwindigkeit, mit der Arten aussterben, jedoch vermutlich stark zu: Die derzeit aussterbenden Arten sind an die neuen, oft von Menschen geschaffenen Umweltverhältnisse nicht mehr angepasst.

Auch vor unserer Zeit gab es Perioden großer Umweltveränderungen, in deren Folge im Schnitt 65 Prozent aller Arten starben. Eine dieser Katastrophen trat kurz vor der »Kambrischen Explosion« ein. Eine unbekannte Ursache hat damals, auf der Grenze vom Präkambrium (vor sechshundert Millionen Jahren) zum Kambrium (vor etwa fünfhundertsechzig Millionen Jahren), fast das gesamte Leben der Erde ausradiert und eine komplette Lebenswelt, die Biophyten, vernichtet. Die Biophyten, vermutlich weder Pilze noch Pflanzen, noch Tiere, kennen wir nur noch aus präkambrischen Gesteinsabdrücken. Wir sehen in den Fossilien dieser fernen Zeit »Seefedern« oder »scheibenförmige Wurmtiere«, wissen aber nichts über die Biologie dieser Lebensformen.

Mit dem Kambrium verbreiteten sich die Vorläufer der heutigen Lebewesen sehr rasch. Daher die Bezeichnung »Kambrische Explosion«. Ob es zuvor eine wirkliche Explosion auf der Erde gab, die das Massensterben bewirkte, wissen wir nicht. Weitere Massensterben gab es beispielsweise im Mesozoikum vor etwa zweihundertsechzig Millionen Jahren, nach dem Trias vor etwa zweihundertacht Millionen Jahren und während des Übergangs von der Kreidezeit zum Tertiär vor etwa fünfundsechzig Millionen Jahren.

David Raup, Professor für Geophysik an der Universität Chicago, vermutet, dass Meteoriteneinschläge der Grund für diese Katastrophen waren. Im Abstand von etwa sechsundzwanzig Millionen Jahren, so glauben Raup und viele andere Forscher, können erdgeschichtliche Massensterben belegt werden. Als der Physiker Luis Alvarez aus Berkeley im Jahre 1980 erstmals die Idee des Massensterbens durch Meteoriteneinschläge veröffentlichte, glaubte ihm niemand. »Es war«, berichtet Raup, »als hätte jemand behauptet, die Dinosaurier seien von kleinen grünen Männchen aus einem Raumschiff erschossen worden.« Der verblüfften Ablehnung folgte aber rasch eine ernsthafte Diskussion. Es gibt sogar Hinweise darauf, dass riesige, bis zu hundert Kilometer weite Krater genau aus der Zeit dreier der fünf großen erdgeschichtlichen Massensterben stammen. Vielleicht erweisen sie sich eines Tages als Zeugen der vermuteten Meteoriteneinschläge.

Das Massensterben ist aber nicht nur eine Katastrophe, sondern es hat auch einen biologischen Nutzen. So verficht David Raup in seinem Buch *Extinction. Bad Genes or Bad Luck* (1991) die Idee, dass die treibende Kraft der Evolution durch stufenweise Anpassung neuer Arten an die Umwelt (adaptive Radiation) nur deswegen möglich war und ist, weil nach Massensterben regelmäßig Platz für die neuen, besser angepassten Arten entsteht. Ohne Massensterben, ist sich Raup sicher, wäre die enorme Artenvielfalt auf der Erde nicht zu verstehen.

Für manche Lebewesen sind extreme Umweltveränderungen also Krisen oder Katastrophen, für andere gerade das Gegenteil. Besonders stark betroffen von katastrophalen Umweltveränderungen sind aber immer die von uns so genannten *unsterblichen Tierarten*, weil sie vollkommen gleichartige, nicht angepasste Nachkommen haben. Andere Lebewesen überleben Umweltveränderungen, weil sie ein Leben mit Sex führen.

SEX WIRD ERFUNDEN

Die geschlechtliche Fortpflanzung ist nicht nur wegen der damit verbundenen sinnlichen Erfahrungen von Vorteil. Eigentlich sind diese auch nur ein biologischer Trick, um Lebewesen dazu zu bringen, sich der biologisch vorteilhaften Arterhaltungsmethode zu bedienen.

Der eigentliche Witz der sexuellen Fortpflanzung besteht darin, dass die durch sie entstehenden Nachkommen nicht mit einem Elternteil identisch sind, sondern sich sowohl untereinander als auch von den Eltern unterscheiden. Bei Menschen ist das äußerlich gut zu erkennen. Bei anderen Lebewesen, deren Aussehen uns nicht vertraut ist, fällt es oft nicht auf. Wenn wir solche Tiere, zum Beispiel Fische, einem Test unterziehen, können wir deren Unterschiede aber trotzdem feststellen, zum Beispiel mit einem »genetischen Fingerabdruck«.

Betrachten wir eine einbrechende Eiszeit: Sinkt die Wassertemperatur eines Meeres dabei zum Beispiel um zehn Grad Celsius, so droht den meisten darin lebenden Fischen der Erfrierungstod. Einige Fische jedoch überleben den andauernden Kälteeinfluss. Sie tragen eine Eigenschaft in sich, die mit bloßem Auge nicht sichtbar ist: die Fähigkeit, ein Gefrierschutzmittel herzustellen. Die Frostschutzflüssigkeit ist anders zusammengesetzt als die Mittel, die im Winter dem Kühlwasser von Autos zugesetzt werden. Solche technischen Flüssigkeiten enthalten Verbindungen, die Alkohol ähneln, während der tierische Frostschutz durch ein Eiweiß (Protein) funktioniert. Man nennt es einfach Frostschutzprotein, abgekürzt FSP. Die Natur hat tatsächlich gefriergeschützte Fische hervorgebracht. Sie leben in den Eismeeren der Welt und zeugen Nachkommen, die sich immer noch voneinander unterscheiden. Es findet aber eine begünstigende Auswahl der Gefrierschutzeigenschaft statt. Kältefeste Fischeltern vererben das Gen für das Gefrierschutzmittel (meist) an ihre Kinder. Die Kinder sind deshalb besonders kältefest.

Gelegentlich besitzen aber einige Abkömmlinge der »Frostschutzeltern« keinen oder einen anders zusammengesetzten Frostschutz. Wäre es in diesem Moment nicht praktisch, wenn alle Nachkommen völlig gleich wären, so wie die Nachkommen der unsterblichen Räder- und Kugeltiere? So würde doch sichergestellt, dass der erwünschte Schutz nicht verloren ginge.

Nein, es wäre nicht praktisch. Eine Zeit lang könnten sich die gefriergeschützten Tiere auf diese Art zwar schnell vermehren. Aber die nächste Umweltveränderung kommt bestimmt, und an sie könnten sich die identischen Tiere ohne Sex nicht mehr anpassen. Deshalb ist es wichtig, dass stets einige Nachkommen genetisch ein wenig abgewandelt sind. Nur so können *Erbeigenschaften auf Probe* entstehen, die vielleicht − irgendwann einmal nützlich sein werden. Das gilt auch für Menschen.

Als Erste erkannten Charles Darwin und Alfred Russel Wallace diese Zusammenhänge. Am 1. Juli 1858 ließ Darwin vor der Königlichen *Linne-Gesellschaft* in London (*Linnean Society of London*) die Grundzüge der Evolutionstheorie vorlesen, die auf zwei Erkenntnissen beruht. Erstens: Alle Arten neigen zur Bildung leicht abgewandelter Einzeltiere, das heißt Mutanten (entweder durch Sex oder, bei unsterblichen Tiere in viel geringerem Maß, durch die in allen Lebewesen auftretenden, plötzlichen, kleinsten chemischen Veränderungen der Erbsubstanz). Zweitens: Auf Mutanten wirken im Laufe vieler Generationen auslesende Umwelteinwirkungen. Dadurch passen sich Arten der Umwelt an. Jedes neue Lebewesen einer Art kann dieser biologischen Fortentwicklung etwas Neues hinzufügen und ist damit die kleinste Einheit der natürlichen Auslese. Nur weil sich manche Mitglieder einer Art von anderen unterscheiden, kann sich das Leben fortentwickeln, an veränderte Umweltverhältnisse anpassen und neue Lebensräume für sich erschließen.

Sexuelle Tätigkeit ist dazu im Grunde nicht zwingend notwendig: Mutanten können auch, wie beschrieben, bei nichtsexuellen Zellteilungen durch plötzliche Mutationen entstehen. Der große Vorteil der Sexualität liegt aber darin, dass ständig und häufig neue Zusammenstellungen verschiedener Erbeigenschaften erprobt werden. So bleibt die Umweltanpassung auch bei Wesen erhalten, die nur wenige Nachkommen haben. Aber auch Tiere mit nach wie vor hoher Nachkommenzahl nutzen den Vorteil sexueller Vermehrung: Wasserflöhe etwa schalten bei für sie schlechten Umweltbedingungen von der Jungfernzeugung (nichtsexuell, identische Nachkommen) zeitweise auf die sexuelle Fortpflanzung um. Hier wird die Idee des Sex besonders klar: Umweltanpassung.

Sogar manche Bakterien bedienen sich der aktiven Vermischung von Erbgut als geeigneten Mittels zur genetischen Zukunftsvorsorge. Die scheinbar einfache Form des Bakteriensex besteht darin, über kurzerhand gebildete Zell-zu-Zell-Brücken kleine DNA-Stücke mit einem anderen Bakterium derselben Art auszutauschen und sich später mit der so veränderten Erbinformation zu vermehren.

Mehrzellige Lebewesen haben es da schwerer. Sie können einzelne ihrer Zellen nicht mit denen anderer Mitglieder ihrer Art durch Brücken verbinden. Daher setzen Mehrzeller auf ihre Nachkommen und kombinieren die Erbsubstanz von Spermien und Eizellen.

Um die Art mit genügender genetischer Vielfalt auszustatten, werden manche mehrzelligen Organismen, beispielsweise manche Fadenwürmer und Schnecken, sogar zu Zwittern, die sowohl Eizellen als auch Spermien in sich bilden. Diese nutzen sie zur gegenseitigen Befruchtung (und damit vorbeugender Neukombination von DNA), in Notfällen aber manchmal auch zur Selbstbefruchtung.

ZWEITER TEIL

Niemand will sterben

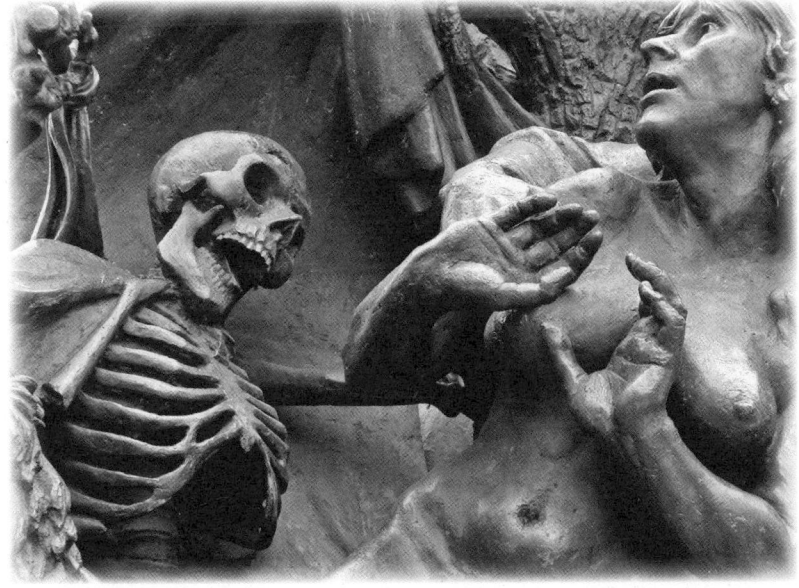

„Wir sind alle sterblich und werden es bleiben. Was die medizinische Forschung erreicht, ist nichts weiter als eine Veränderung in der Statistik der Todesursachen."

Max Delbrück

AM ENDE DES TUNNELS SAH ICH EIN LICHT

Viele Menschen sind davon überzeugt, dass es nach dem Tod weitergeht. Dafür scheint es Beweise zu geben. Menschen, die dem Tod knapp entkommen sind, berichten von Bildern, die deutlich zu zeigen scheinen, dass der Tod nur eine Pforte in eine unbekannte Zukunft ist. Meistens ist von einem »dunklen Tunnel« die Rede, an dessen Ende ein Licht aufscheint. Die Berichte ähneln sich in verblüffender Weise:

> Ich fühlte mich leicht und glücklich. Als ich auf das verheißungsvolle Licht zuging, war ich zeit- und schwerelos. Ich sah verschwommen die Umrisse einer Person. Kurz bevor ich an meinem Ziel ankam, hörte ich meinen Namen. Als ich wieder zu mir kam, lag ich in einem Krankenbett und schaute in die Gesichter meiner Angehörigen. Ich konnte und wollte noch nicht sprechen. Den Keim des Glückes und Friedens, den ich in den Minuten auf dem Weg ins Jenseits erlebte, trage ich noch immer in mir. Mein Leben hat sich verändert. Ich habe keine Angst mehr zu sterben.

Solche Schilderungen sind nicht neu. Schon der römische Rechtsanwalt Apuleius (geb. um 125 n. ehr.) beschrieb in seinem Roman *Der goldene Esel* ein ähnliches Erlebnis: »Ich ging bis zur Grenze des Todes. Um Mitternacht sah ich die Sonne mit hellweißen Lichtstrahlen, vor die unteren und oberen Götter trat ich hin, von Angesicht zu Angesicht, und betete sie aus nächster Nähe an.«

Ein weiteres, häufig wiedergegebenes Szenario ist dieses:

Ich spürte, wie ich mich von meinem Körper löste. Langsam stieg mein Geist in die Höhe, und ich konnte auf meinen eigenen Körper herabschauen. Ich sah alles wie durch einen Schleier; sogar meine Angehörigen konnte ich erkennen, die um mich herumstanden. Ich war nicht verwundert, sondern seltsam entfremdet. Alles war verändert, aber dennoch wirklich.

Erlebnisse dieser Art scheinen mit der heutigen naturwissenschaftlich geprägten Sicht der Welt nicht zusammenzupassen. Doch Naturwissenschaftler und Mediziner erklären solche Erfahrungen ohne den Glauben an Übersinnliches. Sie vertrauen einer Deutung, die ihnen wissenschaftlich schlüssiger, das heißt belegbarer erscheint. (Das tun sie stets so lange, bis jemand eine überzeugendere Erklärung anbietet.)

Es ist natürlich kaum möglich, dass vollkommen unterschiedliche Menschen unter ganz verschiedenen Umständen und in verschiedenen Kulturen das gleiche merkwürdige Erlebnis haben. Ob sie nun gottesfürchtig, atheistisch, wichtigtuerisch, phantasiebegabt, schüchtern oder nichts von alledem sind, immer berichten sie von mindestens einem der beiden Todesmotive, dem Tunnel oder dem Über-dem-Körper-Schweben. Dass es sich um erfundene Geschichten handelt, ist also nicht wahrscheinlich. Es sollte einen Vorgang geben, der in allen Menschen gleich oder zumindest ähnlich abläuft, wenn der Tod naht. Wir wissen, dass der Körper bei jeder erdenklichen Gelegenheit Substanzen bildet, die gerade gebraucht werden. Wenn Sie Ihre Nase berühren, schütten die Nervenenden Stoffe aus, welche das Gehirn befähigen, die Nachricht »Nase berührt Finger« und »Finger berührt Nase« zusammenzusetzen. Erblicken Sie einen sexuell anziehenden Menschen, gibt eine Drüse Moleküle ab, die bewirken, dass Ihr Herz schneller schlägt und Ihre Gedanken sich verändern. Verlieren Sie etwas, das Ihnen teuer ist, führt das Zusammenspiel vieler ausgeschütteter Substanzen dazu, dass Sie sich ärgern und sich auf die Suche nach dem Verlorengegangenen begeben. Viele dieser Substanzen, etwa Hormone, sind bekannt und genau untersucht. Manche werden auch als Medikamente verwendet. Andere sind körpereigene Rauschgifte, die dem Morphium ähneln. Möglicherweise schüttet der Körper in Momenten größter Todesnähe eine Substanz aus, welche die beschriebenen Bilder hervorruft. Diese Todesmotive, so stellt man sich vor, sind den Menschen als eine Art Denkschablone von vornherein mitgegeben. Sie müssen nur noch abgerufen, das heißt erzwungen werden.

Offenbar ist dieser Mechanismus erblich und wird von Generation zu Generation weitergegeben. Zwei Gründe sprechen dafür, dass es ihn tatsächlich gibt. Der erste: Etwas Ähnliches wie Denkschablonen kennen wir aus einem anderen Zusammenhang, dem der Wahrnehmung von Dingen. Der entwicklungsgeschichtlich bedingte Aufbau unseres Gehirns erzwingt ständig bestimmte Bilder in unserem Kopf, die der Wirklichkeit so nicht entsprechen. Dies betrifft etwa die Farb-, Helligkeits-, Form- und Größenwahrnehmung. Durch eine getönte Sonnenbrille nehmen wir eine Buchseite immer noch als weiße Seite wahr, und im Abendlicht unterscheiden wir die Farben so wie am Tage, weil unser Hirn aus den »verfälschten« Daten die reine Information gewinnt.[1] Und unser Hirn nimmt die mit einem Zeichenstift flüchtig angedeuteten Umrisse eines menschlichen Körpers als solchen wahr. Die Nerven des Gehirns flicken fehlende Stückchen Linie von selbst hinzu. Das Gehirn informiert uns bewertend, sozusagen parteiisch, über unsere Außenwelt. Vieles sehen wir gar nicht, anderes wird hinzugefügt.

Augenfällig bewiesen wurde das von den beiden Forschern David Hubel und Torsten Wiesel. In zwanzigjähriger enger Zusammenarbeit an der Harvard Medical School hatten die Wissenschaftler festgelegte Wahrnehmungen bei Affen und Katzen beschrieben. Hubel und Wiesel zeigten durch Experimente an fein aufgebohrten Schädeln lebender Tiere, dass die Sehrinde ihrer Versuchstiere auf bestimmte Formen, Umrisse und Farben mit festgelegten, das heißt vorhersagbaren Signalen antwortete. Diese Signale werden an Zellen weitergeleitet, die nicht mehr nur nach einem vorgegebenen Schema antworten, sondern auch zusätzliche Informationen benachbarter Gehirnbereiche verwerten.

Weil der grundlegende Aufbau der Gehirne von Katzen und noch mehr der von Affen sich nur geringfügig vom menschlichen Hirn unterscheidet, schließt man daraus, dass auch der Mensch zumindest auf der unteren Verarbeitungsebene des Denkens wie ein Automat funktioniert.

---

[1] Riedl, R. (2. Aufl. 1980) *Biologie der Erkenntnis. Die stammesgeschichtlichen Grundlagen der Vernunft*, Berlin u. Hamburg, S. 91 f.

Mit seinen Versuchen drängte das Forscherteam aus Harvard das mögliche Vorhandensein der Seele weit zurück. Im Einklang damit sagte Hubel, nachdem er 1981 erfahren hatte, dass er und sein Kollege Wiesel den Nobelpreis für Medizin bekommen sollten:

> Man hat bisher immer gesagt: Ein Gehirn kann sich selbst beziehungsweise das [im Hirn gelegene, M. B.] Bewusstsein nicht verstehen, weil das dasselbe wäre, als zöge man sich am eigenen Schopf aus dem Wasser. Wir halten das für Unsinn. Man kann ein Gehirn genauso gut untersuchen wie eine Niere.[2]

Das Erstaunen über die Entdeckung der beiden Forscher war groß und hielt viele Jahre an. Danach war der Weg gebahnt für die Vorstellung, dass der Mensch nicht völlig frei denkt, sondern zumindest in manchen Situationen von Denkschablonen gelenkt werden kann.

Der zweite Grund, der für den beschriebenen Mechanismus spricht: Es gibt tatsächlich Stoffe, die der Körper beim Eintreffen oder beim Nahen des Todes herstellt. Sie führen zu einer vollständigen Entspannung der Muskeln. Deshalb hängen beispielsweise Mäuse, die von einer Katze ergriffen werden, schlaff in deren Maul.

Das angenehme, schwebende Gefühl, das manche dem Tode entronnenen Menschen beschreiben, rührt also von einer Lockerung der Muskulatur durch körpereigene Entspannungsstoffe her.

Auch das Glücks- und Friedensgefühl, das viele »Zurückgekehrten« empfinden, mag auf die Wirkung körpereigener Substanzen zurückgehen. Es ist bekannt, dass der Organismus sich selbst gelegentlich mit drogenähnlichen Stoffen versorgt. Sie können Schmerzen unterdrücken oder angenehme, lustvolle Gefühle hervorrufen. Wir versuchen oft, bewusst oder unbewusst, in Situationen zu gelangen, in denen unser Körper Glücksstoffe herstellt. Er produziert sie nicht nur bei Sonnenschein, Ruhe oder Sex, sondern unter Umständen auch bei übermäßiger Arbeit. Nicht umsonst bezeichnen wir Arbeitswütige als Workaholics.

---

[2] McLaughlin, L. 2 At Harvard Share Nobel in Medicine, *Boston Globe*, 10. Oktober 1981.

Wenn der Körper in Todesnähe solche Drogen ausschüttet, um Schmerzen zu unterdrücken, die Muskulatur und den Geist zu entspannen, findet ein letztes Mal das Zusammenspiel von Körper und Geist in höchster Vollendung statt. Ein solcher Tod ist friedvoll und mild.

Warum der Mensch dieses Programm in sich trägt, ist allerdings unklar. Vielleicht ist der Tod für den Körper nur einer von vielen Alarmzuständen, die er alle mit einer ähnlichen Reaktion beantwortet.

»WAS IST DAS JETZT FÜR EIN SCHLAF, DER DICH GEPACKT?«

Die Menschen früherer Kulturen verstanden nicht, was »Tod« bedeutet. Erst unsere naturwissenschaftliche Sicht liefert die Erklärung: Der Körper und / oder das Gehirn arbeiten nicht mehr.

Vermutlich lag es aber nicht an fehlendem Wissen, dass unsere Vorfahren den Tod nicht als biologisches Ereignis begreifen konnten. Vielleicht war auch die Kultur dieser Menschen insgesamt noch nicht so weit entwickelt, dass sie eine Betrachtung des eigenen Todes erlaubte. Das leitet man aus einem Text ab, der vor etwa hundert Jahren bei Ausgrabungen in der ehemaligen Stadt Ninive am Fluss Tigris zum Vorschein kam. In der Bibliothek des Assyrerkönigs Assurbanipal, der etwa 650 v. Chr. lebte, fanden sich Steintafeln, die in Keilschrift die Geschichte von Gilgamesch erzählen – das Gilgamesch-Epos. Der Inhalt dieser Geschichte ist derart überraschend und lässt so weitreichende Rückschlüsse auf die Entwicklung der Menschheit zu, dass ich etwas ausführlicher darauf eingehen möchte.

Lassen wir Kurt Aram, der sich zu Beginn dieses Jahrhunderts mit sehr alten Überlieferungen beschäftigte, vom Gilgamesch-Epos[3] berichten:

> In der Hauptsache dreht sich der Mythos um die Erschütterung des Gilgamesch, als er zum ersten Mal an seinem Freund Engidu den Tod kennenlernt und verzweifelte Anstrengungen macht, diesem ihm ganz

---

[3] Aram, K. (1929) *Magie und Mystik in Vergangenheit und Gegenwart*, zitiert nach der unveränd. Neuaufl. 1993, Berlin, S. 47f.

unverständlichen Schicksal zu entgehen. Das Erlebnis ist so neu und unbegreiflich, daß es ganz im Mittelpunkt des Mythos steht, der bis zum Schluß nicht davon loskommt.

Fassungslos steht Gilgamesch vor dem toten Freund:
»Was ist das jetzt für ein Schlaf, der dich gepackt?
Finster siehst du aus und hörst nicht auf mich.«
Doch der erhebt nicht mehr sein Auge.
Gilgamesch berührt sein Herz, doch es schlägt nicht mehr. Da deckt er den Freund zu wie eine Braut.
Einem Löwen gleich brüllt er laut,
Einer Löwin gleich, die ihrer Jungen beraubt ist.
Er wendet sich hin dem Toten zu,
Er rauft sich die Haare.

Engidu, der Freund, ist jünger als Gilgamesch, er hatte schon Träume mit Todesahnungen, die Gilgamesch einfach nicht versteht. Gilgamesch scheut keine Mühe, keine Gefahr, kein Hindernis, um zu seinem Ahnen Ut-napischti zu gelangen, der nicht hat sterben müssen. Vielleicht kann er ihm gegen den Tod helfen. Als der Ahn ihn kommen sieht, sagt er zu sich selbst:

Warum fährt einer im Schiff, der nicht zu mir gehört?
Der da kommt, ist doch gar kein Mensch,
Die rechte Hand eines Mannes hat er doch nicht?

Ungetröstet kehrt er nach Uruk, seiner Heimat, zurück. Nun will er wenigstens wissen, wie es in der Unterwelt zugeht. Er bittet Ea, den einzig menschenfreundlichen unter den altbabylonischen Göttern, Engidus Geist aus der Unterwelt zu beschwören. Folgendes Zwiegespräch entspinnt sich zwischen Gilgamesch und Engidus Geist:

»Sag an, mein Freund, sag an, mein Freund,
Die Satzungen der Unterwelt, die du schautest, sag an.«
»Ich kann es dir nicht sagen, mein Freund, ich kann es dir nicht sagen,

Wollte ich dir die Satzungen der Unterwelt ansagen,
die ich geschaut habe,
Würdest du dich den ganzen Tag weinend hinsetzen müssen.«
»So will ich denn den ganzen Tag mich weinend hinsetzen.«
»Siehe den Leib, den du anfasstest, dass dein Herz sich freute,
Den frisst das Gewürm wie ein altes Kleid,
Mein Leib, den du anfasstest, dass dein Herz sich freute,
Ist dahingeschwunden, ist voll Staub.
In Staub ist er niedergekauert.
In Staub ist er niedergekauert.«

»Fragen wir nach dem Sinn des Ganzen, so faßt ihn die Wissenschaft mit
dem etwas kümmerlichen Satz zusammen, daß gegen den Tod eben kein
Kraut gewachsen ist.«

Bruchstücke des Gilgamesch-Epos sind bereits aus Urzeiten bekannt.
Schon aus der Zeit der ersten babylonischen Dynastie (2000 v. Chr.) gibt
es Niederschriften des Epos, und die Überlieferung selbst reicht bis in die
vorbabylonisch-sumerische Zeit zurück, also bis in das 6. Jahrtausend v.
Chr. Vermutlich ist die Geschichte aber noch viel älter. Der Archäolo-
ge Edgar Dacqué verglich das Gilgamesch-Epos mit den ihm bekannten
Abbildungen von Maya-Handschriften (und mit Versteinerungen von
Wassertieren aus der Zeit der Dinosaurier, dem Mesozoikum). Dacqué
meint aus diesem Vergleich in Uta-napišti einen älteren Menschentyp zu
erkennen.

Diese Menschen hatten ein anderes Verständnis von der Umwelt als
wir: Sie dachten noch nicht »logisch«, also nicht folgerichtig-mathema-
tisch. Deshalb sind auch ihre Erzählungen unlogisch.

Das Naturbild dieser Menschen bezeichnet man als natursichtig-ma-
gisch. Dazu noch einmal Kurt Aram:

Gestorben sind diese Menschen natürlich damals so gut wie heute, aber
sie wurden sich dessen nicht bewußt, sowenig sich eine Biene dessen
bewußt ist, was wir Tod nennen. Über den Zustand, daß einer wie im
Schlaf daliegt, ohne wieder wach zu werden, daß Gewürm den Leib frißt
wie ein altes Kleid, wehklagt und jammert auch der vorlogische Mensch,

sowie der Tod als konkreter Fall ihm vor die Sinne kommt, aber über ihn *reflektieren*, sich Gedanken über ihn machen, wie wir es tun, vermochte er nicht. Nicht einmal so weit reicht die Reflexion bei Gilgamesch, daß auch ihn dieser Schlaf, aus dem man nicht wiederaufsteht, unter allen Umständen so gut wie Engidu ereilen wird. Er hofft vielmehr bei dem Ahnen, der nicht starb, auch für sich das Mittel gegen den Tod zu finden. Sonst würde er gar nicht die lange, abenteuerliche Fahrt, die immer wieder gerade das bedroht, was er retten will, nämlich sein Leben, bis zum Ende der Welt und über die Wasser des Todes unternehmen.[4]

Die uralte Legende ähnelt in vielen Punkten einem Traum.

Träume entstehen, »wenn das Großhirn müde ist«, und so folgerte man früher sogar, dass auch das traumähnliche Epos entstand, als die Menschen noch ein anders ausgeprägtes Großhirn hatten. Tatsächlich ist genau dieser Teil des Hirns die wesentliche Fortentwicklung auf dem Weg zum *Homo sapiens sapiens* – im Großhirn sitzt unser Geist. (Von allen Säugetieren hat der Mensch das verhältnismäßig größte Hirnvolumen. Dies macht uns Menschen nicht besser oder schlechter als alle anderen Lebewesen, ist aber der Grund für unsere derzeitige Macht über viele andere Geschöpfe.)

In unserem hoch entwickelten Denkapparat schlummern aber auch noch diejenigen Hirnanteile, die unsere frühen Vorfahren in sich trugen. Oft unterdrückt das Großhirn die Meldungen aus diesen tieferen Schichten. So erklärt es sich vielleicht, dass wir heute den Tod medizinisch verstehen und – soweit dies eben möglich ist – im Griff haben. Gleichzeitig fürchten wir uns jedoch wie unsere unlogisch denkenden Vorfahren vor dem rätselhaften Ereignis des Todes und vor allem davor, »wie ein altes Kleid vom Gewürm zerfressen« zu werden.

---

[4] Ebd., S. 51 f.

DEN KÖRPER FÜR DAS JENSEITS ERHALTEN

Wie alt die Beschäftigung mit dem Tod ist, zeigt der Totenkult im Alten Ägypten. Die Ägypter nahmen zwar ein Weiterleben nach dem Tod ganz selbstverständlich an und fürchteten den Tod deshalb vielleicht nicht so stark wie andere Völker. Sie mumifizierten aber die Leichname, um den Verstorbenen eine schützende Körperhülle zu erhalten. Im Jenseits – so glaubten die Ägypter – erhielten diese dann einen neuen Leib.

Beim Leichenschmaus sang man sogar: »Das schöne Geschick ist eingetreten.« Dennoch grämten sich die Angehörigen aber wohl über den Tod eines lieben Menschen.

Das Vorbild der Mumienmacher und der beteiligten Priester war seit dem Mittleren Reich (um 2050-um 1570 v. Chr.) der tote Osiris. Auf Befehl des Sonnengottes Re war der Totengott Anubis vom Himmel herabgestiegen und hatte Osiris' Leiche für die Auferstehung hergerichtet. Die Seele des Mumifizierten war danach nur noch locker an den Körper gebunden.

Die Eingeweide des Verstorbenen wurden bei der Mumifizierung herausgenommen und mit Salz und Natron ausgetrocknet – Salze entziehen dem Gewebe das Wasser. In den Kanopen, besonderen Krügen, wurden die Eingeweide außerhalb des Körpers bestattet. Zur Einbalsamierung des restlichen Körpers dienten Harze, Öle und aromatische Substanzen. Zuletzt wurden Beigaben in den Körper gelegt, zum Beispiel Leinenpäckchen, Wachsfiguren und Nachbildungen von Skarabäuskäfern. Amulette aus Wachs deckten die Einschnittstellen ab, und goldene Körperauflagen schützten Lippen, Zunge, Finger und Zehen. Danach wurde die Leiche mit Unmengen von Leinenbinden umwickelt, in die weitere Amulette gebracht werden konnten. Um der Mumie ein möglichst lebensnahes Aussehen zu geben, wurde sie mit einer Kopfmaske und bemalten Kartonagen versehen. Herodot berichtet, eine komplette Einbalsamierung habe im Schnitt siebzig Tage gedauert. (Die aufwändige Methode eignet sich übrigens im Grunde, um Erbsubstanz zu erhalten. Besonders gegen Austrocknung ist DNA nicht besonders empfindlich, solange nicht andere, störende Einflüsse hinzukommen.)

Der auffallend gute Erhaltungszustand ägyptischer Mumien verleitete europäische Ärzte des Mittelalters bis ins 19. Jahrhundert dazu, *Mumia vera aegyptica*, Mumienstückchen oder -pulver, als Medikament zu verkaufen. In einigen Apotheken wurde Mumienpulver sogar noch bis zu Beginn des Zweiten Weltkrieges angeboten.

Die Wunderkräfte der Mumia-Substanz hielten sich in Grenzen. Arabische und persische Ärzte, von denen die Heilmethode stammte, hatten übersehen, dass die teerähnlichen Balsamierungsstoffe der Ägypter nichts mit den wirklich heilkräftigen Asphaltprodukten zu tun hatten, denen sie ähnlich sehen. Durch Zufall könnten Quecksilbersalze, die zur Einbalsamierung von Mumien verwendet wurden, tatsächlich einmal als Medikament gegen Krankheiten geholfen haben. Für diese Annahme spricht auch, dass »grüne Mumien« − mit grün werdenden Kupfersalzen behandelte Leichen − nicht zu Mumiapulver verarbeitet wurden. Das Kupfer hätte sich im Gegensatz zum Quecksilber vielleicht nicht für Kuren geeignet.

Ein weitverbreiteter Irrtum besagt, gut erhaltene Leichen, die in der Nähe von radioaktiver Strahlung (vor allem in Kirchen, etwa verursacht durch Bleiplatten) liegen, seien wegen der Strahlung konserviert. Das stimmt nicht. Alle Leichen dieser Art liegen an belüfteten Orten; es handelt sich aus rechtsmedizinischer Sicht um eine gewöhnliche Mumifizierung durch Austrocknung. Die Radioaktivität hat mit dem guten Erhaltungszustand nichts zu tun.

Wie die Ägypter, so hat jede Kultur ihre eigenen Gebräuche im Umgang mit den Toten. In Neuguinea werden die Leichen sogar in eigens entlaubten Baumkronen bestattet. Von einer solchen Baumbestattung berichtet Wulf Schiefenhövel. Der Mediziner, Völkerkundler und langjährige Mitarbeiter des Verhaltensforschers Irenäus Eibl-Eibesfeld lebte zwei Jahre lang (von 1974 bis 1976) im Hochland von Irian Jaya in Neuguinea. Dort, im Dorf Munggona unter etwa hundertachtzig Menschen des Stammes der Eipo, beobachtete er Folgendes:

Der etwa zweiundzwanzig Jahre alte Eipo Ebna stirbt am Nachmittag des 2. Juni 1975. Früh am nächsten Morgen beginnen »etliche Männer und Buben« damit, einen Bestattungsbaum, der etwa fünfhundert Meter vom Dorfkern entfernt wächst, herzurichten. Sie bauen ein Gerüst und schlagen die belaubten Äste ab; in der Krone des Baumes errichten sie ein Sitzgestell. »Kaberob, führender Mann vor allem für den sakralen Bereich des Dorflebens, drängt zur Bestattung«, berichtet Schiefenhövel. »Der

Tote wird von den Männern, die die letzten Vorbereitungen am Baum vorgenommen hatten, etappenweise in die Höhe gezogen und so in das Bestattungsgestell gesetzt, daß das Gesicht in die Bergregion Mangedelo zeigt. Dort befindet sich nach Eipo-Überlieferung das Geisterdorf des Mekdumanang-Klans, zu dem Ebna gehörte. Der Tote wird nun in dieser Stellung festgebunden und mit einer Hülle aus Farn und Kwelilya-Blättern (*Pandanus adinobotrys*) umgeben, so daß der Leichnam ganz bedeckt ist. Noch stehengebliebene Äste des Bestattungsbaumes werden eingekerbt und abgebrochen.« Vier Tage später, am 7. Juni, entfernen Stammesangehörige die Hülle aus Farn und Blättern, nehmen die Leiche aus dem Sitzgestell und versuchen, die Leiche in ein Tragenetz in der Baumkrone zu bringen. Dies misslingt, und so wird die Leiche an den Fuß des Baumes gereicht, dort in das Netz gebunden und vom Bruder des Toten in den Garten des lebenden Bruders getragen. Dort wird die Leiche erneut in einen Baum – »eine stattliche Casuarine« gezogen und in Hockstellung in der Krone bestattet. »All diejenigen«, schreibt Schiefenhövel, »die mit der Leiche in Berührung gekommen sind, die bereits deutlich Zeichen der Verwesung aufweist, reiben sich nach der Neubestattung die Hände und andere Hautpartien mit Brennesselblättern (beb, *Laportea decumana*).« Etwa ein Jahr später wird Ebna ein weiteres Mal bestattet. Ebnas Bruder und einige Helfer bringen die nun mumifizierte Leiche in ein eigens errichtetes Gartenhäuschen in einen Holzschrein. Dort skelettiert die Leiche endgültig. Manchmal überführen die Eipo ihre Toten nach dem völligen Zerfall unter überhängende Felsen, wo dann Schädel und Knochen ihre letzte Ruhestätte finden.

Die ewig Ruhelosen

Während also der tote Eipo irgendwann seine letzte Ruhestätte findet, berichten viele Mythen und Märchen von Menschen, die nicht sterben können, obwohl sie sich danach sehnen. Ein Beispiel dafür ist die Geschichte des Grafen Dracula. Diese erst im 19. Jahrhundert entstandene Sagengestalt gründet sich nicht nur auf den historischen Fürsten Vlad Tepeš, der im 15. Jahrhundert einen Angriff der türkischen Heere mit vielen Kriegslisten zurückschlug. Auch alte Gerüchte und Gedichte über Vlad sowie die unterschwellig sexuelle Bedeutung, die den Vampirgeschichten in viktorianischen Zeiten innewohnte, trug zu ihrem Entstehen bei.

Die ursprüngliche Idee von Vampiren, die auf der Suche nach Opfern einsam umherstreifen, geht vermutlich auf eine wesentlich lebensnähere, wenn auch weniger romantische Beobachtung zurück. Diese Beobachtung können heute nur noch wenige Menschen machen, weil unsere Kultur den direkten Kontakt mit Leichen fast vollkommen vermeidet. Früher wurden Leichen nahezu immer bei Raumtemperatur aufgebahrt, damit Angehörige und Bekannte von der oder dem Toten Abschied nehmen konnten. Vor der Aufbahrung richteten Bestatter oder Verwandte den toten Körper her: Die Leiche wurde je nach ihrem Zustand gekämmt, geschminkt und angekleidet. Wenn sich die Sehnen zusammengezogen hatten und die Gliedmaßen gekrümmt waren, streckten so genannte »Leichenweiber« etwa die Knie mit aller Kraft durch und beschwerten sie mit einem Stein. Auch den bei vielen Toten geöffneten Mund pressten sie zu und klemmten ein Buch unter das Kinn. Vor der endgültigen Aufbahrung entfernten sie diese Hilfsmittel. Sehr häufig konnte man zu einem späteren Zeitpunkt beobachten, dass die Beine unvermittelt wieder zusammenklappten oder sich der Mund schmatzend »wie bei einem Vampir« öffnete. Der Arzt Christoph Hufeland bezeugt diese Vorgänge. Mehr als einmal dürften diese Phänomene dazu geführt haben, dass eine Leiche noch einmal gründlich untersucht wurde. Das tat man allerdings nicht aus Furcht vor Gespenstern, sondern um sicherzustellen, dass der oder die Verstorbene nicht scheintot war.

Besonders im 19. Jahrhundert war die Angst vor dem Scheintod sehr groß, und ganze Bücher beschäftigten sich mit der Frage, wie man einen Scheintoten richtig ins Leben zurückholen muss. Die Rezepte reichten vom »Einblasen von Luft in den Mund« über das »Öffnen einer Ader« bis zu »Senfwickeln mit Spanischer Fliege«. Bei solchen Rettungsversuchen musste man den Körper zwangsläufig bewegen. Dabei sahen die erstaunten Zuschauer gelegentlich, dass der oder dem Toten eine blutige Flüssigkeit aus dem Mund floss; die gleiche Beobachtung machen noch heute die Rechtsmediziner, wenn sie Leichen routinemäßig auf Messerstiche im Rücken untersuchen und sie zu diesem Zweck aufsetzen.[5]

Eine andere Erklärung dafür, weshalb blutrünstige Vampire erfunden wurden, liefert David Dolphin, Chemieprofessor an der Universität von British Columbia. Nach Dolphins Meinung war eine erbliche Krankheit, die im späten Mittelalter gehäuft in osteuropäischen Adelsfamilien auftrat, der Ursprung der Vampirsagen. Durch die verbreiteten Eheschließungen zwischen Verwandten wurden bestimmte veränderte, krankmachende Erbanlagen immer wieder zusammengebracht und so verstärkt ausgeprägt. Es handelt sich um die Krankheit namens Porphyrie oder *Porphyria erythropoetica*, bei der sich unter anderem die Oberlippe zurückzieht, während gleichzeitig die Haut rissig wird und blutet. Die Krankheit äußert sich besonders stark, wenn der oder die Erkrankte dem Sonnenlicht ausgesetzt ist. Ärzte des Mittelalters sollen den Kranken geraten haben, in abgedunkelten Räumen, also daheim in ihren Schlössern zu bleiben und zum Ausgleich für den eigenen Blutverlust Tierblut zu trinken. Jahrhunderte später behandelte man Porphyriekranke häufig mit dem Aderlass. Um den Lebenssaft zu ersetzen, mussten die armen Menschen, wie schon ihre Leidensgenossen im Mittelalter, Rinderblut trinken.

Auf einem Bild J.-F. Gueldrys aus dem 19. Jahrhundert, das den Titel *Les buveurs de sang* (Die Bluttrinker) trägt, ist das Leid der Porphyriekranken festgehalten. Man sieht einen Schlachter, der einem von seinem Kollegen gefesselten Rind warmes Blut aus dem Hals entnimmt, in einen Trinkbecher füllt und der ersten Kranken in einer Reihe von sechs oder sieben

---

[5] Seit 1990 sind mir trotz gründlicher Suche nur vier halbwegs glaubhaft bestätigte Scheintodfälle bekannt geworden – eine wirklich verschwindend kleine Zahl. Eine aktuelle Übersicht über Zeitungsmeldungen zu diesem Thema findet sich in der Juli-Ausgabe 1996 der schottischen Zeitschrift *Fortean Times*, weitere Berichte finden sich in dem Buch *Lebendig begraben* der Mediziner Tankred Koch und Otto Prokop aus Berlin.

weiteren Unglücklichen reicht. Der Ausdruck des Ekels und Entsetzens, aber auch der Schicksalsergebenheit auf den Gesichtern der Geplagten ist offensichtlich. Dass Porphyriker blass sind und einen veränderten Zahnwuchs, dabei aber zugleich rote Zähne und Lippen haben können, macht verständlich, warum man die Kranken einst für Vampire gehalten hat.

Eine Übersicht über die Merkmale, die Tote wie Vampire erscheinen lassen können, hat 1997 der englische Naturforscher David Pescod-Taylor in der Zeitschrift *Bizarre* zusammengestellt. Pescod geht davon aus, dass eine ganze Reihe von Hautkrankheiten und so genannten späten Leichenerscheinungen wie Fäulnis, Hautablösung und -vertrocknung, Zahnausfall und Mumifizierung einzeln oder gemeinsam zu den erschreckenden Trugschlüssen geführt haben. (In den Jahren 2000 und 2001 sammelte die *Transylvanian Society of Dracula* auf Kongressen in Rumänien weitere spannende Erklärungen um Vampirlegenden, siehe http://tsdracula.org. Literatur zum Thema gibt es vom Autor ebenfalls: *Vampire unter uns!* Band I Rh.pos. & Band II Rh.neg., erschienen in der Edition Roter Drache).

Auch heute würde manch einer eine schmatzende Leiche, die im Sarg verschiedene Körperhaltungen einnimmt und aus deren Mund Blut rinnt, für einen Vampir halten. Genauso verständlich ist es, dass reiche, unnahbare Adelige, die mit geschürzten Lippen Blut tranken, Anlass zu Gerede gaben. Der Arzt Christoph Hufeland war um 1800 einer der Ersten, die diesem Irrglauben entgegentraten.

Der eigentliche Vampirmythos wurde hierzulande erstmals bekannt, als 1733 aus dem Dorf Servien an der damaligen türkischen Grenze von Toten berichtet wurde, die nachts aus den Gräbern stiegen und Blut saugten. Buchstäblich ganz Deutschland war beunruhigt und wurde – schon damals – von der Presse auf dem Laufenden gehalten. Schließlich ließ der Kaiser selbst die fraglichen Leichen ausgraben. Sie wurden durch ihr Herz gepfählt, geköpft und anschließend verbrannt – man wollte wirklich sichergehen. Ein im Auftrag des Kaisers erstelltes schriftliches Gutachten des Forschers Beyer wurde leider geheim gehalten und ist bis heute verschollen. Michael Ranft, der diesen Fall als Zeitzeuge erlebte, war aber fest davon überzeugt, dass es sich bei den vermeintlichen Vampiren um Scheintote handelte.

Er beschrieb die Erlebnisse dieser Umherwandelnden schon 1734 so:

Und wenn nun dieser erwachte Scheintote ein zärtlicher Haus- und Familienvater ist, wenn er nur mit höchster Anstrengung seiner kaum wiederkehrenden Lebenskraft der Gruft entging und kaum bis zu den Seinigen auf schwachen Füßen hinzuschwanken im Stande war – wenn dieser Ohnmächtige nun wahrnimmt, wie seine urplötzliche Rückkehr aus dem Gebiete der Gräber nichts als Entsetzen, Tod und Verderben unter den geliebten Seinigen verursacht: Wird er nicht teilnehmend selbst wieder dahinsinken und so hilfsbedürftig und verlassen und hilflos, wie er ist, vor Schmerz und Trauer auf der Stelle ebenfalls eine Beute des Todes sein, dem er als Scheinleiche nur zu seinem und der Seinigen Verderben auf kurze Zeit entgangen war?

Die literarische Figur des Grafen Dracula stammt aus Bram Stokers Buch *The Undead* von 1897. Als Vorlage für den Roman dienten zwei Bücher, die als Produkt einer verregneten Nacht im Jahr 1817 am Genfer See entstanden waren: Mary Shelleys *Frankenstein* (Shelley war damals gerade zwanzig Jahre alt) und Polidoris *The Vampyre*. Bram Stoker bezog sich jedoch im Gegensatz zu seinen Vorbildern Shelley und Polidori auf den rumänischen Prinzen der Walachei, Fürst Vlad Tepeš (»Vlad der Pfähler«). Vlad lebte im 15. Jahrhundert und war durch seine erfolgreichen und listig-grausamen Verteidigungskämpfe gegen ottomanische Soldaten berühmt geworden. Nachdem er in seiner Jugend bei den Türken gefangen war, regierte er mit exilbedingten Unterbrechungen von 1448 bis 1476. Sein Wissen um den Feind machte ihn im Krieg umso erfolgreicher.

Vlads Vater (Vlad der Dritte, Vlad Dracul) war ein »Dracul«, ein Ritter des Drachenordens des Heiligen Römischen Reiches. Da die Endung »-a« so viel wie »Sohn von« bedeutet, erhielt Vlad der Vierte den Namen »Dracula«, Sohn des Dracul. Im Volksmund wurde Vlad Dracul weniger würdevoll und wohl durch die Ähnlichkeit des Wortes mit »dracul« für »Teufel« mit dem Bösen in Verbindung gebracht. Immerhin sind von Vlad junior alle Gräueltaten überliefert, die ein Feldherr gegen seine Feinde verüben kann. Heute wissen wir aber, dass viele dieser Geschichte Lehrmärchen waren, die über die Stadt Buda an den Vatikan und von dort nach Zentraleuropa überliefert wurden.

In den Gebieten des heutigen Rumänien lebte die Überlieferung von Draculas Taten noch zu Bram Stokers Zeiten (und bis heute) fort. Der

Theaterautor nutzte den scheinbar wahren geschichtlichen Hintergrund für seine Vampirgeschichte, und erst er gab dem Urvater aller Filmvampire seinen Namen: Dracula.

Dass der Glaube an Dracula auch heute noch erstaunlich verbreitet ist (oder von den örtlichen Tourismusbehörden gezielt gefördert wird), zeigt eine Meldung der rheinischen Tageszeitung *Express*, die beispielsweise unter der Schlagzeile »Dracula wieder aktiv« schrieb: »Für die einen sind es schlichte Feuchtigkeitsflecken auf Steinen, für die anderen grinst das Gesicht des Grafen Dracula von der Schloßmauer.

ECHTE VAMPIRE

Eine Sorte von Vampiren gibt es wirklich. Sie leben aber nicht in Osteuropa, und sie tragen den putzigen Beinamen »Kleinfledermäuse«. Drei der Vampir-Fledermausarten ernähren sich tatsächlich durch Blutsaugen. So schleicht der nur zehn Zentimeter lange Gemeine Vampir Desmodus rotundus nachts auf allen vieren an seine Opfer (Säugetiere) heran und schneidet ihnen mit seinen messerscharfen Zähnen die Haut ein. Dann streckt er seine Zunge so weit wie möglich heraus und rollt sie seitlich nach unten zu einer Röhre. Durch diese spuckt er seinen Speichel, der gerinnungshemmende Substanzen enthält, in die Wunde und saugt Blut. Der Gemeine Vampir benötigt nur gelegentlich eine Blutmahlzeit von etwa einer Stunde, die dem Wirtstier kaum schadet, es sei denn, dass die Fledermaus Krankheitserreger, zum Beispiel Tollwut, verschleppt. Namensvettern der sogenannten Echten Vampire sind unter anderem der Kubanische Blütenvampir und der Jamaika-Fruchtvampir. Letzterer ernährt sich, wie der Name schon sagt, von Früchten und zeichnet sich durch ein wenig furchteinflößendes Merkmal aus: Er ist eines der Säugetiere mit der schnellsten Verdauung.

Ort der ›Erscheinung‹ ist ein Schloß im rumänischen Sighişoara, wo im 15. Jahrhundert der walachische Fürst Vlad Tepeš wohnte.« (*Express*, 4. Mai 1996) Der Autor hat den Ort besucht – es handelt sich in Wahrheit um eine Zeichnung des Fürsten, die unter dem Putz eines Restaurants auf der alten Mauer gefunden wurde.

Auch in Deutschland hört man gelegentlich von Menschen, die sich scheinbar wie Vampire verhalten. Fritz Haarmann und Peter Kürten, die bekanntesten deutschen Serienmörder, stillten ihren Blutrausch am Hals der Opfer. Beide mordeten zu Beginn des 20. Jahrhunderts. Kürten war vom »Rauschen des Blutes« seiner erstochenen Opfer hingerissen; er trank 1930 im Düsseldorfer Hofgarten erregt das Blut eines Schwanes, dem er den Kopf abgeschnitten hatte. Fritz Haarmann behauptete stets, er habe seine Opfer, meist Jugendliche, im Liebestaumel am Hals »totgebissen«. Nachweisen oder widerlegen konnte man ihm das »Totbeißen« nicht, da Haarmann die Leichen zerlegte und beseitigte. – Auch Blätter wie die Münchner *Abendzeitung* nutzen das Stichwort »Dracula« und melden unverdrossen: »Ein fünfundsiebzig Jahre alter Mann ging mit seinem Dachshund Jockei in Berlin spazieren, als ihn ein dreiundvierzig Jahre alter Mann mit dem Ruf ›Ich bin Dracula!‹ in den Hals biß. Der offenbar betrunkene Angreifer konnte überwältigt werden. Eine Stunde, nachdem der Hundehalter wieder nach Hause gegangen war, starb er – an Herzversagen.« (*AZ*, 6. April 1995)

Jenseits der Anekdoten sticht in der Geschichte von Graf Dracula mehr als alles die *Last des ewigen Lebens und Umherirrens* hervor; das nicht endende Leben macht die gräfliche Kreatur vor allem zutiefst unglücklich. Dracula ist dabei kein Einzelfall. Die meisten alten Geschichten von Untaten, einschließlich Poltergeistern und Zombies, sind beherrscht von Schwermut und Leid.

Auch der Fliegende Holländer ist ein unglückliches, einsames Wesen, das sich nach dem Tod sehnt. Der namenlose Kapitän soll um 1680 zu den ostindischen Niederlassungen Hollands bei Batavia gesegelt sein. In der Überlieferung war er ein guter Seemann, aber ein böser Mensch. Auf der Rückreise nach Holland tobte in der Nähe des Kaps der Guten Hoffnung ein Sturm, der Segel und Ruder des Schiffes beschädigte. Daher gelang es dem Kapitän trotz all seiner Kunst nicht, das Schiff um das Kap zu segeln. In seinem Zorn flüsterte ihm der Teufel ein, dass Gott selbst den Seemann an der Kapumsegelung hindere. Der Kapitän schwor daraufhin, dass er Gott trotzen und niemals den Kurs wechseln wolle, auch wenn er in alle Ewigkeit weitersegeln müsse. Seitdem ist der Fliegende Holländer, dessen Schwur als Strafe wahr wurde, unzählige Male gesehen worden. Zuletzt soll der einsame Ostindienfahrer im September 1942 gesichtet worden sein, als er von Kapstadt aus in die Tafelbucht fuhr. Davor will der englische König Georg V. als Leutnant nicht nur das Schiff des Fliegenden Holländers erblickt, sondern auch einen altmodisch gekleideten Herrn, der am Heck des fremden Seglers stand, gesehen haben.[6]

Viele Ungeheuer spiegeln auch zeittypische Ängste und Begebenheiten wider: Das Besondere an Viktor Frankensteins Leid ist, dass er ursprünglich von den Schriften der alten Ärzte und Naturkundler Cornelius Agrippa von Nettesheim, Albertus Magnus und Paracelsus zur Suche nach einem Lebenselixier angeregt wird. Er verwirft dann die Lehren dieser ihm »vorwissenschaftlich« erscheinenden Männer und wendet sich beim Studium an der Universität Ingolstadt den modernen Naturwissenschaften zu.

Die alten Ärzte wurden zu Shelleys Zeiten angesichts des Aufkeimens der modernen Naturwissenschaften gerne hart gerügt. So schrieb Christoph Wilhelm Hufeland, ein Zeitgenosse von Mary Shelley, über Paracelsus, der von etwa 1520 bis 1540 als Arzt arbeitete: »Aber er hatte die Gabe, seinen Unsinn in einer so dunklen und mystischen Sprache vorzutragen, dass man die tiefsten Geheimnisse darinne ahndete und noch hie

---

[6] Ein Ereignis aus dem Jahre 1939 erklärt vermutlich, wie der Fliegende Holländer wirklich entsteht: An der Spitze Südafrikas, an der False Bay, beobachteten etwa sechzig Menschen ein altes Segelschiff, das unter vollen Segeln stand, obwohl es keinen Windhauch gab. Die Hitze stand über dem Wasser, und so wird es wohl eine Luftspiegelung gewesen sein, die die Menschen narrte. Immerhin muss das Schauspiel eindrucksvoll gewesen sein, denn das *British South Africa-Jahrbuch 1939* schrieb: »Mit unheimlicher Kraft segelte das Schiff vorbei, während die Leute am Glencairn-Strand, aus ihrer Teilnahmslosigkeit aufgerüttelt, herumstanden und aufgeregt über den Segler redeten, der absichtlich irgendwo an den Bänken von Strandfontain auflaufen zu wollen schien. Doch als die Spannung ihren Höhepunkt erreicht hatte, löste sich das geheimnisvolle Schiff auf die gleiche seltsame Weise, wie es erschienen war, in Luft auf.« Aber nicht nur eine Luftspiegelung kann das Erscheinen des Holländers erklären. Manchmal tauchen alte Schiffswracks tatsächlich für einige Zeit aus dem Wasser auf, zum Beispiel 1914: Das dalmatinische Schiff »Frederico Katalin« begegnete einem fünf Jahre zuvor gesunkenen norwegischen Schiff.

und da darinnen sucht und daß es wenigstens ganz unmöglich war, ihn zu widerlegen.« Eine herbe Abfuhr an die alte Medizin, wie sie auch heute noch zu hören ist.

An dieser Schwelle von der altüberlieferten Heilkunst zum modernen Naturverständnis steht Frankenstein. Die ursprüngliche Idee – Leben zu erschaffen – behält Frankenstein aber auch nach seiner inneren Abkehr von den alten Ärzten bei; er benutzt vielmehr die modernen Naturwissenschaften, um seinen ursprünglichen (Alp-)Traum zu verwirklichen.

Genau auf dieser Ebene zwischen Wissen, Wahn und Wirklichkeit liegt auch der heutige Wunsch nach Unsterblichkeit. Viktor Frankenstein musste schmerzlich erkennen, wohin ihn dieser Wunsch geführt hatte. Als ein Schiff den verzweifelten Forscher kurz vor dessen Tod am Nordpol an Bord nimmt, erwähnt der Kapitän, dass auch er auf der Suche nach »der Herrschaft über die elementaren Feinde der Menschheit« sei, also auf der Suche nach einem Mittel gegen den Tod. Frankenstein antwortet ihm darauf: »Unseliger! Haben Sie aus diesem Giftbecher getrunken? Hören Sie mich an – ich will Ihnen meine Geschichte enthüllen, und Sie werden den Becher von Ihren Lippen schleudern!«

Es ist kein Zufall, dass alle Schöpfer untoter Figuren diese als ewig Gestrafte darstellen. Denn was wäre das ewige Leben anderes als Wiederholung, Leere, Müdigkeit und Langeweile? Was biopsychologisch höchst wahrscheinlich ist, machen Schriftsteller damit zur Gewissheit: Begrenzt nicht der Tod das Leben, so verliert es seinen Wert. Dass Künstler dies stärker empfinden, mag daran liegen, dass sie sich in ihren manchmal extremen Leben freier mit dem Sterben auseinander setzen müssen als viele andere Menschen.

Zweiter Teil

WANN BEGINNT DAS ALTERN?

Ein Mensch ist so alt, wie er sich fühlt. Daran ist viel Wahres. Geistige Gesundheit und Wendigkeit verschaffen ein gutes Lebensgefühl. Das biologische Alterungsprogramm des Körpers, das in der Erbsubstanz gespeichert ist, läuft aber in seinen Grundzügen mehr oder weniger unbeeinflusst von der Umwelt und der geistigen Verfassung gesetzmäßig ab.

Der erste Lebensabschnitt, von der Geburt bis etwa zum fünfundzwanzigsten Lebensjahr, ist die Aufbauphase des Organismus. Danach beginnen die Alterungsgene damit, die Bildung neuer Körpersubstanz zu hemmen. Von nun an erhält der Körper hauptsächlich wesentliche Lebensfunktionen aufrecht, ohne große Mengen neuen Körpermaterials herzustellen.

Ein erwachsener Mensch kann daher einige Wochen lang ohne Nahrung auskommen. In jungen Jahren führt ausuferndes Fasten zu bleibenden Schäden, weil dauernd Nährstoffe für den Bau verschiedener Körperteile und Organe benötigt werden. Später nimmt der Nährstoffbedarf ab, und es gelingt lange Zeit, die grundlegenden Abläufe im Körper nur durch Flüssigkeitszufuhr aufrechtzuerhalten. Es scheint sogar, als würden Lebewesen umso älter, je weniger Nahrung sie – innerhalb gewisser Grenzen – zu sich nehmen. Ob das auch für Menschen gilt, sei dahingestellt. Die ersten Hungermonate Magersüchtiger oder die sehr langen Fastenzeiten, die Menschen verschiedener Religionen einhalten, zeigen jedenfalls, dass Nahrung zur Aufrechterhaltung der grundlegenden Lebensfunktionen Erwachsener bei weitem nicht in dem Maße benötigt wird, wie wir es oft annehmen. Die Zeit von der Geschlechtsreife bis etwa zum fünfzigsten Lebensjahr ist biologisch gesehen die wichtigste Zeit eines Menschen, weil er in diesem Abschnitt Nachkommen zeugen kann. Das eigentliche körperliche Altern beginnt so betrachtet mit etwa fünfzig Jahren. Bei Frauen läuft dann (oder schon etwas früher) allmählich der Geschlechtszyklus aus. Männer können bis ins hohe Alter Spermien bilden. (Ein bekanntes Beispiel ist der Schauspieler Charles Chaplin, der noch mit siebzig Jahren einen Nachkommen zeugte.)

Dennoch: Ab dem fünfundfünfzigsten Lebensjahr vermindert sich der Stoffwechsel des Körpers deutlich. Das ist die Ursache der bekannten Alterserscheinungen.

Der alternde Mensch lernt immer schlechter, und sein Kurzzeitgedächtnis lässt nach. Es dauert immer länger, bis die Nervenverbindungen entstehen, die beim Lernen geknüpft werden. Andere Körperfunktionen, etwa die Produktion von Haarfarbstoff, werden meist erst sehr viel später eingestellt; das Ergebnis sind weiße, farbstofflose Haare. Umgekehrt verhält es sich bei den Altersflecken. Hier werden vermehrt Farbstoffe in die Haut eingelagert: Die im Alter neu gebildeten Hautzellen sind von zunehmend schlechter Qualität, und die natürlichen Wachtposten der Zellen, die in der Jugend die Entstehung solcher Zellen verhindern, schlummern – und wachen immer seltener auf.

Der Körper beginnt zu schrumpfen, und wegen des Wasserverlusts und des Nachlassens des Bindegewebes wird die Haut runzelig. Besonders stark betroffen sind diejenigen Bereiche des Körpers, die zeitlebens einen nur geringen Stoffwechsel hatten. Dazu zählen die Linsen der Augen ebenso wie die Zwischenwirbelscheiben. Die gebückte Haltung einiger (keineswegs aller!) Greise ist hingegen keine echte Alterserscheinung. Sie entsteht durch eine Krankheit und fällt bei den Betroffenen nur deshalb im Alter besonders auf, weil sie sich langsam verschlimmert.

Dem Tod des Gesamtorganismus gehen im Verlauf seines Lebens unzählige Zelltode voran. Der Tod von Zellen, Organen und Geweben ist etwas völlig anderes als der Tod eines gesamten Lebewesens, wie das Beispiel absterbender Zellen bei der Entwicklung unserer Hände zeigt. Ohnehin überlebt ein Organismus problemlos das Absterben oder den Verlust einzelner Körperbereiche, etwa der Milz, eines Beines oder gar eines Liters Blut samt den darin befindlichen Zellen. Das erklärt auch, warum man wie gesagt davon spricht, dass der Mensch schon ab dem fünfundzwanzigsten Lebensjahr allmählich stirbt, ungeachtet dessen, dass der eigentliche Alterungsprozess erst später beginnt: Vom fünfundzwanzigsten Lebensjahr an fallen – sehr langsam, aber fortschreitend erste Körperfunktionen aus.

Allerdings kann ein einzelnes Körperorgan, etwa eine gespendete Niere, den Spender überleben. Eingefrorenes Blut kann Jahre nach dem Tod des Blutspenders in einen anderen, lebenden Körper gebracht werden. So gesehen, ist nicht der Begriff des Alterns schwierig zu beschreiben, sondern der des Todes. In einem »klinisch toten« Menschen kann durchaus noch das Herz schlagen. Deshalb hat man den Begriff Tod genau

EIN LEBENSLAUF

Altersforscher können mit großer Sicherheit den »roten Faden« ausmachen, der sich durch jedes Menschenleben zieht. Für jeden Lebensabschnitt gibt es charakteristische Kennzeichen und Entwicklungsschwerpunkte, wie folgende Tabelle[7] in Stichworten zeigt:

Säuglingsalter bis zum achtzehnten Monat	Bewegung; einfache Sprache; Anhänglichkeit an Personen
Frühe Kindheit bis etwa zum sechsten Lebensjahr	Gut entwickelte Sprache; Wahrnehmung der Geschlechts- unterschiede; Gruppenspiele; Vorbe- reitung auf die Jugend
Späte Kindheit vom sechsten bis etwa zum dreizehnten Lebensjahr	Gutes Kombinationsvermögen (aber langsamer als bei Erwachsenen); Mannschaftsspiele
Jugend dreizehn bis etwa zwanzig Jahre	Pubertät und Geschlechtsreife; Unabhängigkeit von den Eltern; sexu- elle Beziehungen
Junger Erwachsener zwanzig bis etwa fünfundvierzig Jahre	Beruf und Familie
Mittleres Alter fünfundvierzig bis etwa fünfundsechzig Jahre	Berufsziel erreicht; Zeit der Selbstein- schätzung; »Verlassenes-Nest«und Midlife-Crisis; Pensionierung
Hohes Alter fünfundsechzig Jahre bis zum Tode	Erreichtes wird genossen; Abhängig- keit; Partnerverlust; schlechte Gesund- heit

---

[7] Aus: Schraml, w.J. (1972) *Einführung in die moderne Entwicklungspsychologie für Pädagogen und Sozialpädagogen*, München.

Diese Auflistung wäre nicht mehr wert als ein schlechtes Horoskop, wenn sie nicht Teil weitaus genauerer Vorhersagen über den Ablauf des Lebens wäre. Solche gibt es tatsächlich. Das bekannteste Beispiel sind die so genannten Phasenabfolgen bei der Entwicklung des Gehens, die jede Mutter und jeder Vater beobachtet hat. Oft lässt sich auf den Monat genau sagen, welche Krabbel oder Gehleistung das Kind als Nächstes vollbringen kann und wird. Auch für die zeitliche Reihenfolge, in der ein Kind lernt, einen Gegenstand zu ergreifen, oder für den Weg vom ersten verliebten Blick über das Kennenlernen bis hin zur echten Partnerschaft gibt es recht genaue Übersichten.

bestimmt, nicht zuletzt um eine Organentnahme möglich zu machen. Ärzte und Juristen meinen mit der Bezeichnung Tod dasselbe, was heute jedermann in der westlichen Welt gefühlsmäßig darunter versteht: die unumkehrbare Schädigung des gesamten Gehirns.

Auf Organentnahmen und die heutigen Meinungen zu diesem Thema komme ich später noch zu sprechen. Zunächst werfen wir einen Blick in die Gesundheits- und Verjüngungsmedizin.

Der Jungbrunnen im menschlichen Körper

Durch gezielte Bearbeitung des DNA-Fadens könnten Forscher vielleicht eines Tages einen Weg finden, den Alterungsprozess aufzuhalten. Diese Vorstellung lässt an den uralten Traum von einem Jungbrunnen denken, den man gealtert betritt, um ihn verjüngt wieder zu verlassen.

Ob ein Jungbrunnen etwas wirklich Erfreuliches wäre, ist fraglich. Die Gründe wurden bereits im ersten Abschnitt dieses Buches genannt: Es gäbe keine Anpassung an veränderte Umweltbedingungen mehr.

Aber wenn wir einen Schritt zurücktreten und das Leben als Ganzes betrachten, hat der Mensch die Unsterblichkeit eigentlich schon lange erreicht. Wir müssen unser Blickfeld nur erweitern und nicht mehr die ewige Jugend einzelner Menschen betrachten, sondern die der ganzen Menschheit.

Die Erbinformation, die jeder Mensch in seinem Körper trägt, enthält uralte Bereiche. Manche Informationen sind viel älter als der Mensch selbst. Diese Urall-Informationen gehörten schon zu den ersten lebenden Kreaturen. Solche DNA-Abschnitte, auch wenn es wenige sind, besitzen fast alle Tiere. Dabei kann es sich um Baupläne für wichtige, grundlegende Substanzen des Körpers handeln. Aber auch ganze Verhaltensmuster, beispielsweise ein bestimmtes Fluchtverhalten, könnten bei Fliege, Fuchs und Mensch teilweise die gleiche Informationsgrundlage in der DNA haben. Solange es Leben gibt, werden viele dieser Informationen nicht so schnell verschwinden, da sie lebenswichtig sind. Sie sind somit unsterblich.

Nun sprachen wir nicht von ewiger DNA, sondern vom ewigen Leben ganzer Menschen. Hier funktioniert derselbe Trick, den auch die einzelnen DNA-Stücke verwenden, um sich zu verewigen: In jedem Baby lebt ein Teil der Eltern fort. Das sieht man beispielsweise an den Gesichtszügen von Neugeborenen, die oft denen von Vater und Mutter gleichen. Auch Charakterzüge vererben sich, nicht zuletzt, indem die Eltern eine Anlage beziehungsweise ein Talent des Kindes fördern oder unterdrücken. Diese menschliche Art der Unsterblichkeit ist nichts anderes als das Bild des Jungbrunnens: Durch den »echten«, genetischen Jungbrunnen leben einzelne Personen, die Nachkommen, verjüngt fort. Was in wirklichen Menschen also immer weiterlebt, sind das Aussehen und teils die Eigenschaften ihrer Vorfahren.

Neben der klassischen Idee des Jungbrunnens – Leben ohne Alter – und der Vorstellung, dass viele Eigenarten der Eltern in deren Nachkommen die Zeit überdauern, gibt es eine dritte Ahnung von der Ewigkeit: Der menschliche Körper besteht, wenn man so will, aus zwei Teilen. Der eine Teil ist derjenige, den wir mit dem Wort »Körper« meinen, also Kopf, Brust, Hände und so weiter. Zum zweiten Teil gehören nur solche Bereiche des Körpers, die unmittelbar an der Herstellung von Keimzellen, also Spermien beziehungsweise Eizellen, beteiligt sind. Diese Körperbereiche heißen Keimbahn und sind bei Säugetieren im Wesentlichen die Hoden beziehungsweise Eierstöcke.

Manche Biologen – beispielsweise der Brite Richard Dawkins – halten den erwachsenen Körper schlicht für einen Ausführungsgehilfen der Keimbahn.

Ein bekanntes, wenngleich nicht immer wahres Beispiel für die Unterlegenheit des Körpers gegenüber der Keimbahn sind die Männchen der Gottesanbeterin *Mantis religiosa*, die manchmal noch während des Begattungsaktes von ihrer Partnerin verspeist werden. Mit der Weitergabe der Spermien haben sie ihr Lebenswerk vollbracht; der Körper ist von diesem Moment an nur noch als Futter für das Weibchen von Nutzen, in dem die gemeinsamen Nachkommen reifen. Der Biologe und Fachautor Steven Jay Gould meint, dass der häufig beschriebene Kannibalismus, bei dem ein Tierweibchen das Männchen auffrisst, nur eine Ausnahme ist. Vor etwa fünfzehn Jahren trug Gould alle bekannten Originalartikel zum Thema »Verzehr von Artgenossen« zusammen und entdeckte, dass nur wenige gefangene Gottesanbeterinnen jemals dabei beobachtet wurden, wie sie ihre Männchen auffraßen. Als Gould seine Untersuchung veröffentlichte, regte er damit weitere Forscher zu Verhaltensbeobachtungen an *Mantis* an. Diese Experimente lassen den Schluss zu, dass männliche Gottesanbeterinnen tatsächlich nur gelegentlich der Raub ihrer Gattin werden.

Selbst bei der berühmtesten Gattenfresserin, der Schwarzen Witwe, weiß man nichts Verlässliches über den ihr nachgesagten Partnermord. Auch die folgende Beschreibung des Tierkundlers Vitus Dröscher zum Liebesspiel von Taranteln blieb bis heute unbelegt: »Aus Angst, vom Weibchen gefressen zu werden, springt das Männchen so wild um die Braut herum, als wäre es von der Tarantel gestochen. Meist kommt es dann sogar mit dem Leben davon.«

Andere Tiere, wie der weibliche Wüstenskorpion *Paruroctonus mesaenis*, greifen unterschiedslos alle Lebewesen an, die in ihre Nähe kommen und klein genug sind – oft genug auch die kleineren Männchen. Die Männchen werden genauso oft getötet und verspeist wie anderes Kleingetier.

Auch Lebewesen, die der Mensch nicht gefühlsmäßig als bedrohlich empfindet, töten gelegentlich ihre Geschlechtspartner. So schreiten zum Beispiel auch Weibchen der von Menschen als niedlich empfundenen räuberischen Leuchtkäfergattung *Photinus* zum Gattenmahl.

Trotz der zum Teil nicht vollständigen Beobachtungen über das Sexualverhalten von Tieren ist das Beispiel der Gottesanbeterinnen und der anderen genannten Tierarten lehrreich. Es zeigt, dass ein männliches Wesen nach (erfolgreicher) Befruchtung sein Lebensrecht grundsätzlich verloren hat, es sei denn, das Männchen beteiligt sich an der Aufzucht der Jungen.

John Alcock, ein Zoologe aus Arizona, beschreibt ungewollt, welche Rolle die Keimbahn spielt und welche Bedeutung der restliche Körper eines Lebewesens hat. Manche Schmetterlinge aus der Familie der Eulenfalter entkommen den Angriffen von Fledermäusen durch geschickte Flugmanöver, die jeden Biologen und Flugtechniker in Staunen versetzen. Alcock schließt in einem Lehrbuch seine Schilderung dieses Flugmanövers mit den Worten: »Hat das Verhalten des Falters Erfolg, schiebt das Insekt damit sein unabwendbares Ende hinaus und gewinnt so zusätzliche Zeit für die Fortpflanzung.« So gesehen, dienen selbst die beeindruckenden Flugkünste des Falters ausschließlich seiner (noch nicht vorhandenen!) Nachkommenschaft. Wichtig ist der Natur in allen diesen Fällen nur eines: die Unsterblichkeit der Keimbahn und ihrer Gene. Ihr haben die sterblichen Einzelwesen zu dienen.

GOETHE, HUFELAND UND EIN MISSVERSTÄNDNIS

Der bereits erwähnte Christoph Wilhelm Hufeland schrieb eines der ersten Bücher über lebensverlängernde Ernährung. *Macrobiotik, oder die Kunst, sein Leben zu verlängern* wurde 1796 vollendet und ist noch heute recht bekannt. Hufeland lebte von 1762 bis 1836 und war ein außergewöhnlicher Arzt, der seine Patienten als einer der Ersten nicht aufgrund diagnostischer Vermutungen und überlieferter Glaubenssätze behandelte, sondern auf der Schwelle zur naturwissenschaftlich begründeten Medizin stand. Er erneuerte in seiner preußischen Heimat das Gesundheitswesen von Grund auf, setzte die Pockenimpfung durch und führte das Fieberthermometer als Werkzeug des praktischen Arztes ein. Darüber hinaus war Hufeland eine Zeit lang der Leibarzt Goethes, und vielleicht ist folgender Ausspruch des Dichters auf den Mediziner gemünzt: »Wir leben, solange es Gott bestimmt hat, aber es ist ein großer Unterschied, ob wir im Alter jämmerlich wie alte Hunde leben oder wohl und frisch sind, und darauf vermag ein kluger Arzt viel.«

Anders als sein heute gelegentlich falsch verstandener Titel vermuten lässt, ist Hufelands Buch keine Anleitung zur Unsterblichkeit. Es handelt vielmehr davon, wie mittels der so genannten makrobiotischen[8] Methode ein möglichst langes Leben, aber immer noch in den natürlichen Grenzen, zu erreichen ist. Die Grundsätze der Makrobiotik sind einfach und klingen erstaunlich modern; Hufeland selbst beschreibt seine Methode so:

> Das menschliche Leben ist, physisch betrachtet, eine eigentümliche animalisch-chemische Operation, eine Erscheinung, durch die Konkurrenz vereinigter Naturkräfte und immer wechselnder Materien bewirkt; – diese Operation muß, so wie jede andere physische, ihre bestimmenden Gesetze, Grenzen und Dauer haben, insofern sie von dem Maß der verliehenen Kräfte und Materie, ihrer Verwendung, und manchen andern äußern und innern Umständen abhängt; – aber die kann, so wie jede physische Operation, befördert oder gehindert, beschleunigt oder retardiert werden, es lassen sich hierauf Regeln der diätischen und medizinischen Behandlung des Lebens, zur Verlängerung desselben, bauen, und es entsteht hieraus eine eigene Wissenschaft, die MACROBIOTIK, oder die Kunst, das Leben zu verlängern.
>
> Man darf diese Kunst nicht mit der Medizin oder medizinischen Diätik verwechseln, sie hat andere Mittel, andere Grenzen. Der Zweck der Medizin ist Gesundheit, der Makrobiotik hingegen langes Leben; die praktische Medizin ist also, in Beziehung auf die Makrobiotik, nur als Hilfswissenschaft zu betrachten, die einen Teil der Lebensfeinde, die Krankheiten, erkennen, verhüten und wegschaffen lehrt, die aber selbst dabei den höhern Gesetzen der Makrobiotik untergeordnet werden muß.[9]

Wie sah nun die Makrobiotik in der von Hufeland so ausdrücklich geforderten Abgrenzung von der Medizin seiner Zeit aus? Die Regeln waren, wie gesagt, einfach und sind uns heutigen Menschen vollkommen geläufig: Die Makrobiotik riet zu einem ruhigen, ausgewogenen Lebensstil mit reichlich, aber nicht zu viel Schlaf, zu »Reinlichkeit und Hautkultur«, zu reichlich Bewegung im Freien sowie zu innerer Ruhe und Ausgeglichen-

---

[8] griech. makros: lang; bios: Leben

[9] Hufeland, Ch. W. (1800) *Macrobiotik, oder die Kunst, sein Leben zu verlängern*, Jena, S. 3-5.

heit. Auch eine maßvolle Ernährung hielt Hufeland für wichtig, nicht zuletzt »um die Zähne gesund zu erhalten«. Während all diese Ratschläge vermutlich aus der täglichen Erfahrung des praktischen Arztes Hufeland stammten, gründete sich eine weitere Empfehlung sicher auch auf moralische Vorstellungen: Von körperlicher Liebe in der Jugend und außerhalb der Ehe riet Hufeland ab, in der Ehe dagegen sah er den »Hauptgrund häuslicher und öffentlicher Glückseligkeit«. Folgerichtig zählte er zu den schädlichen, lebensverkürzenden Einwirkungen körperliche und geistige Selbstbefriedigung sowie »das Zusammenwohnen von Menschen in Städten« (wegen der schlechten Luft), Langeweile, »allzugroße Geschäftigkeit« und übermäßiges Essen. Richtig erkannte Hufeland, wie entscheidend eine ausgeglichene, stressfreie Lebensführung ist. So warnte er auch vor der unnötigen Angst vor dem Tod – ein heute mehr als damals gültiger Rat, wenn man bedenkt, dass allein die Entdeckung des Penizillins und anderer Antibiotika im Zweiten Weltkrieg die durchschnittliche Lebenserwartung in den westlichen Ländern um zehn Jahre angehoben hat. Seither sind auch verheerende Seuchen wie die Pest und das Fleckfieber, die mehrfach den Lauf der Geschichte veränderten, besiegt.

Hufeland vertrat neben seinen erstaunlich modernen Ansichten auch solche, die heute vollkommen in Vergessenheit geraten sind. Es lohnt sich, diese zu betrachten, weil sie erstens die Grundlage für Hufelands Arbeit bildeten und zweitens ein weiteres Beispiel dafür sind, welche Verwirrung nichtwissenschaftliches Arbeiten bewirken kann.

Trotz der Fortschritte der Naturwissenschaften zu Beginn des 19. Jahrhunderts glaubten die Menschen bis zu den bahnbrechenden Arbeiten des Biologen Charles Darwin (*Die Entstehung der Arten durch natürliche Zuchtwahl*, 1859) und des Mediziners Claude Bernard (*Einführung in das Studium der experimentellen Medizin*, 1865) an eine nicht näher bestimmte Lebenskraft (*vis vitalis*), die allen lebenden Körpern innewohnen und sie »beseelen« sollte. Zu Beginn des 20. Jahrhunderts wurde diese Idee von den (Neo-)Vitalisten noch einmal aufgegriffen und führte zu erbittertem Streit unter Naturwissenschaftlern. Die Vitalisten der zweiten Generation nahmen nicht nur eine unbekannte Vitalkraft an, sondern sie schrieben ihr zusätzlich die Verantwortung für die – vom Menschen so begriffene – Aufwärtsentwicklung des Lebens zu. Das stand in krassem Gegensatz zu den Forschungsergebnissen von Alfred Russel Wallace und Charles Darwin, die gezeigt hatten, dass die Weiterentwicklung des Lebens mit den in der Natur erkannten Regeln, also mit beobachtbaren biologischen Tatsachen zu erklären ist. Dementsprechend wetterte 1914 Ernst Haeckel, der erste bedeutende deutsche Biologe, der von Darwins Evolutionstheorie überzeugt war und sie leidenschaftlich vertrat:

> In sehr auffallendem, befremdendem Gegensatze zu [den] mechanischen Fortschritten der modernen Biologie hat sich im Laufe der letzten zwanzig Jahre eine mystische Richtung anspruchsvoll geltend gemacht, welche als ›Neovitalismus‹ den längst begrabenen Aberglauben der alten Irrlehre von der übernatürlichen Lebenskraft, den ›Pa la vitalismus‹, neuerdings zur Geltung zu bringen sucht. Ohne irgend welche neuen Tatsachen zu seinen Gunsten vorzubringen, suchte dieser konfuse Neovitalismus die angebliche ›Autonomie des Lebens‹, die rätselhafte ›Eigengesetzlichkeit‹ der organischen Prozesse, durch eine sophistische Dialektik zur Geltung zu bringen. Dass er trotzdem ein gewisses Ansehen erlangte, erklärt sich aus der bedauerlichen Zunahme der Verwirrung, in welche einerseits kurzsichtiger Spezialismus, andrerseits Unfähigkeit zu philosophischer Beurteilung der allgemeinen Verhältnisse viele moderne Naturforscher führt.[10]

Hufeland hingegen, der 100 Jahre früher lebte, war wie fast alle seine Zeitgenossen ein Vitalist der ersten Generation. »Ohnstreitig«, so schrieb er, »gehört die Lebenskraft unter die allgemeinsten, unbegreiflichsten und gewaltigsten Kräfte der Natur. Sie erfüllt, sie bewegt alles, sie ist höchstwahrscheinlich der Grundquell, aus dem die übrigen Kräfte der physischen, wenigstens organischen, Welt fließen. Sie ist's, die alles hervorbringt, erhält, erneuert, durch die die Schöpfung nach so manchem Tausend von Jahren noch jeden Frühling mit ebender Pracht und Frischheit hervorgeht, als das erste Mal, da sie aus der Hand ihres Schöpfers kam.«

Aus der aus heutiger Sicht falschen Vorstellung von einer »Lebenskraft« entwickelte Hufeland dennoch moderne und noch heute gültige

---

[10] Haeckel, E. (1914) *Gott-Natur (Theophysis). Studien über monistische Religion*, Leipzig 1914, S.44f.; auch in *Gemeinverständliche Werke*, Bd. 3, hg. von H. Schmidt, Leipzig 1924, S. 462 f.

Gesundheitsvorschriften. Durch eine gesunde Lebensführung sollte die Lebenskraft und durch sie wiederum der Körper gestärkt werden.

Noch zweihundert Jahre nach Hufelands Wirken spielte die Volksgesundheit in der DDR eine große Rolle. So veranstaltete das Dresdner Hygienemuseum Mitte der Achtzigerjahre auf der Internationalen Gartenbauausstellung in Erfurt eine Ausstellung mit dem Titel »Gesundheit macht Spaß«. Um den Menschen zu verdeutlichen, wie gesundes Leben und Altern zusammenhängen, entwickelten fünf DDR-Forscher einen Test, mit dem die Besucher der Gartenschau ihr »biologisches Alter« bestimmen konnten. Der Test bestand aus einigen Fragen zu Gewicht, Geschlecht und Körperbau; zudem erfassten die Untersucher Blutdruck, Hörvermögen und Zustand der Zähne. Das Ergebnis: Die Untersuchten waren fast alle biologisch jünger, als ihr »echtes« Alter dies nahe legte. (Das Forscherteam erklärt sich dies allerdings damit, dass die Ausstellungsbesucher in Erfurt »einen körperlich und geistig besonders regen Personenkreis bilden«.) Eine Leipziger Wissenschaftlergruppe hatte bereits 1971 einen Testapparat entwickelt, mit dem das biologische Alter von Menschen bestimmt werden konnte. Die Grundlage für die Konstruktion des Geräts waren Untersuchungen an Ratten, die Alfred Kments und Gerhard Hofeckers an der Universität Wien geleitet hatten. Zur Vollendung brachten den »Geromat« (von griech. geron für »Greis«) Wissenschaftler am Bezirkskrankenhaus Halberstadt.

Er berücksichtigt geistige und körperliche Merkmale, also wieder den Blutdruck, den Zustand der Zähne, die Handdruckkraft und andere, sowie zusätzlich das Reaktionsvermögen, Gedächtnisleistungen und die Koordinationsfähigkeit. Insgesamt werden siebenundvierzig Einzelpunkte geprüft; die Untersuchung dauert eineinhalb Stunden und geht damit im Vergleich zu anderen Tests recht schnell vonstatten. Mit Tests dieser Art kann man besonders gut feststellen, wie jung ein Körper *zurzeit* ist. Vorhersagen über die künftige Körperentwicklung erlaubt ein »Geromat« nicht unbedingt.

Mit einer anderen Testmethode, die zudem noch wesentlich einfacher ist, kann man berechnen, welches Lebensalter man erreichen wird, wenn sich die Lebensumstände nicht ändern. Entwickelt wurde diese so genannte Lebensaltertabelle mit Hilfe Tausender wissenschaftlicher Beobachtungen. Die zugrunde liegenden Untersuchungen beschäftigten sich mit Einflüssen, welche die Lebenserwartung verändern. Berücksichtigt werden möglichst viele Lebensumstände, die in einem messbaren Zusammenhang mit dem Lebensalter von Menschen stehen.

DIE LEBENSALTERTABELLE

Mit dieser Tabelle, eigentlich einem Fragebogen, kann man berechnen, wie alt ein Mensch in unserem Kulturkreis wird, wenn kein Unfall sein Leben vorzeitig beendet.

Bögen dieser Art werden in den Vereinigten Staaten bereits häufig von (Lebens-)Versicherungen benutzt, um Risikofaktoren (und damit die vom Kunden zu zahlenden Prämien) zu erfassen. Der Test stimmt natürlich nur im Durchschnitt aller Fälle; wie Mare McCutcheon in seinem lesenswerten Buch *Der Kompass in der Nase* beschreibt, kann es jedoch »durchaus sein, dass Ihr zu erwartendes Lebensalter dem errechneten Ergebnis ziemlich nahe kommt«.[11]

Und so funktioniert der Test:

Beginnen Sie mit der Zahl 74, und rechnen Sie wie folgt
- Sind Sie männlichen Geschlechts:
    - 2
- Sind Sie weiblichen Geschlechts:
    + 4
- Leben Sie in einer städtischen Region mit über 2 Millionen Einwohnern:
    - 2
- Leben Sie in einer ländlichen Region mit weniger als 10 000 Einwohnern:
    + 2
- Wurde einer Ihrer Großeltern älter als fünfundachtzig:
    + 2

---

[11] Zitiert bei McCutcheon, M. (1992) *Der Kompaß in der Nase*, übers. von M. Benthack, München, S. 213 ff.

- Wurden alle vier Großeltern über achtzig:

    + 6

- Starb ein Elternteil vor dem fünfzigsten Lebensjahr an Schlaganfall oder Herzinfarkt:

    - 4

- Hat oder hatte ein naher Verwandter unter fünfzig Jahren Krebs, ein Herzleiden oder seit der Kindheit Zucker:

    - 3

- Verdienen Sie mehr als sechsunddreißigtausend Euro im Jahr:

    - 2

- Haben Sie Abitur:

    + 1

- Haben Sie zu Ende studiert:

    zusätzlich + 2

- Leben Sie mit einem Partner zusammen:

    + 5

- Wenn nicht:

    -1 für alle zehn Jahre über fünfundzwanzig ohne Partner

- Arbeiten Sie am Schreibtisch:

    - 3

- Arbeiten Sie körperlich anstrengend:

    + 2

- Treiben Sie drei- bis fünfmal pro Woche mindestens dreißig Minuten Sport:

    + 4

- Treiben Sie zweimal pro Woche Sport:

    + 2

- Schlafen Sie nachts länger als zehn Stunden:

    - 4

- Sind Sie oft aggressiv, angespannt und ärgerlich:

    - 3

- Sind Sie meist gelassen und entspannt:

    + 3

- Sind Sie meist allgemein guter Dinge:

    + 1

- Sind Sie meist allgemein unglücklich:
    - 2
- Rauchen Sie zwanzig Zigaretten am Tag:
    - 7
- Rauchen Sie vierzig Zigaretten am Tag:
    - 8
- Rauchen Sie zehn Zigaretten am Tag:
    - 3
- Nehmen Sie täglich mehr als fünfundvierzig Gramm reinen Alkohol zu sich:
    - 1
- Haben Sie fünf bis fünfzehn Kilo Übergewicht:
    - 2
- Haben Sie mehr als fünfzehn bis fünfundzwanzig Kilo Übergewicht:
    - 4
- Haben Sie mehr als fünfundzwanzig Kilo Übergewicht:
    - 8
- Unterziehen Sie sich einer jährlichen Krebsvorsorgeuntersuchung:
    + 2
- Sind Sie zwischen dreißig und vierzig Jahre alt:
    + 2
- Sind Sie zwischen vierzig und fünfzig Jahre alt:
    + 3
- Sind Sie zwischen fünfzig und siebzig Jahre alt:
    + 4
- Sind Sie über siebzig Jahre alt:
    + 5

Fügen Sie ein Pluszeichen [im Sinne eines zusätzlichen Bonus] zu Ihrem errechneten Lebensalter hinzu, wenn einer der folgenden Punkte zutrifft:
- Blutdruck unter 130/75
- Cholesterin unter 200
- Ruhepuls unter sechzig Schläge pro Minute
- Keine Atemwegsbeschwerden oder Asthma

- Keine chronische Erkrankung
- Sie leben mit einem Haustier unter einem Dach
- Sie arbeiten über das zweiundsechzigste Lebensjahr hinaus
- Sie sind ein schwacher Esser
- Sie frühstücken regelmäßig
- Sie haben Freunde außer Ihrem Lebensgefährten

Fügen Sie ein Minuszeichen zu Ihrem errechneten Lebensalter hinzu, wenn einer der folgenden Punkte zutrifft:
- Blutdruck über 140/90
- Cholesterin über 200
- Es dauert lange, bis Sie sich nach körperlicher Anstrengung erholt haben
- Sie sind blutarm
- Sie sind häufiger krank, als man es in Ihrem Alter gewöhnlich ist
- Sie geraten leicht außer Atem
- Ihr Ruhepuls ist höher als achtzig Schläge pro Minute
- Sie frühstücken nicht regelmäßig
- Sie haben keine Freunde außer Ihrem Lebensgefährten

(Wer aus Daten wie diesen die noch verbleibende Lebenszeit laufend ablesen möchte, kann dies mit einer elektronisch ablaufenden Lebensuhr tun, die in den Vereinigten Staaten seit dem 9. Juli 1991 unter der Patentnummer 5031161 für David Kendrick geschützt ist. Die Armbanduhr zeigt anstelle der Uhrzeit die verbleibenden Lebensjahre, -stunden, -minuten und -sekunden an.)

Natürlich ist es weder das Frühstück noch das Haustier, noch die meist gute Laune, die sich direkt lebensverlängernd auswirken. Vielmehr spiegeln sich in solchen Punkten allgemein positive Umwelteinflüsse wider, die oft gar nicht genauer zu erfassen sind. Auf welche Weise genau ein Haustier die Lebensqualität eines alten, einsamen Menschen verbessert, ist ebenso ungeklärt wie der Grund, warum ein Kind stirbt, wenn ihm jeglicher Hautkontakt zu einer Bezugsperson fehlt.

DIE STRAHLENDE KERZE BRENNT SCHNELLER

Menschen sind warm. Sie sind weich. Sie bewegen sich, und in ihren Adern fließt Blut. Ein abgeschnittener Fingernagel wächst nach, und ein halber Liter Blut ist in wenigen Wochen vollständig ersetzt. Diese Vorgänge verbrauchen Energie, die wir uns durch Essen und Trinken zuführen. In allen Zellen sitzen kleine »Motoren« (Mitochondrien), welche die aus Nahrung hergestellten körpereigenen Stoffe in brauchbare Energie umformen.

Schon vor etwa fünfzig Jahren haben sich Wissenschaftler die Mühe gemacht zu messen, wie viel Energie ein Mensch zum Leben benötigt. Während der ersten zwanzig Lebensjahre, so stellten die Energieforscher fest, benötigen Menschen besonders viel Energie. Das war zu erwarten, denn wie bereits erwähnt, muss der Körper in dieser Zeit alle Gewebe erstmals aufbauen – der Mensch wächst.

Im Laufe des restlichen Lebens sinkt der Nahrungs- beziehungsweise Energiebedarf weiter. Auch das ist nicht verwunderlich. Wir erleben täglich, dass Lebensfunktionen wie Gedächtnis oder Gelenkigkeit mit zunehmender Reife langsam, aber sicher abfallen.

Das wichtigste Messergebnis für Menschen, die sich für Unsterblichkeit interessieren, ist die »innere Energiekerze«.

Männer verbrauchen von der Geburt bis zum Tod deutlich mehr Energie als Frauen. Das liegt nicht daran, dass Frauen häufig kleiner sind und deshalb weniger »Baumaterial« benötigen. Auch wenn man den Energiebedarf eines Mannes auf einen kleineren Körper umrechnet, kommt man zum gleichen Ergebnis: Frauen leben mit weniger Energie – und sie leben länger. Das erinnert stark an die sprichwörtliche Lebenskerze, die umso schneller herunterbrennt, je heller sie leuchtet.

Der Zusammenhang zwischen steigendem Energieverbrauch und schnellem körperlichem Verschleiß klingt einleuchtend. In der Tat zeigen auch andere Beobachtungen aus der Natur, dass verminderte Aktivität mit einem längeren Leben einhergeht. So schlägt das Herz bei schnelllebigen Tieren deutlich rascher als bei solchen, die lange leben. Mit jedem Herzschlag vergeht eine Sekunde auf der Uhr des Lebens. Wer innerhalb einer bestimmten Zeit die wenigsten Herzschläge hat, lebt am längsten. Diese Beziehung kann man aus der folgenden stark vereinfachten Übersicht herauslesen:

	Herzschläge/Minute	Höchstalter
Maus	650 Schläge	4 Jahre
Fledermaus im Flug	850 Schläge	24 Jahre
Katze	240 Schläge	35 Jahre
Elefant	46 Schläge	60 Jahre
Erwachsener Mensch	80 Schläge	108 Jahre
Wal	15 Schläge	100 Jahre
Schildkröte	20 Schläge	130 Jahre

In dieser Tabelle sind nur solche Tiere aufgeführt, die ihre Körperwärme selbst erzeugen. Andere Tiere, deren Körper stets nur die gleiche Temperatur wie die der Umgebung haben, zeigen keine sichtbare Übereinstimmung zwischen Herzschlagrate und Lebensalter. Eine Datensammlung wie diese kann also nur einen Hinweis auf die Gründe des Alters geben. Ein Tintenfisch zum Beispiel wird mit nur fünfunddreißig Herzschlägen pro Minute nicht – wie aus der obigen Tabelle zu erwarten wäre – neunzig Jahre alt, sondern nur zwei oder drei. Auch Weinbergschnecken werden nur selten älter als zwanzig Jahre, obwohl ihr Herz nicht mehr als fünfzigmal pro Minute schlägt.

Auch auf Menschen lässt sich die Beziehung zwischen erhöhter Herzschlagrate und früherem Tod nur indirekt übertragen. Dies zeigt ein Forschungsprojekt, das vor dreißig Jahren begann und erst vor fünf Jahren endete. Anfang der Zwanzigerjahre startete der Populationspsychologe Lewis Terman eine Untersuchung über den Lebensverlauf von 1528 kalifornischen Schülern, die einen hohen Intelligenzquotienten hatten. Anfang 1995 wertete das letzte Forscherteam die Persönlichkeitstests und die Sterbeurkunden aller bis dahin verstorbenen Testpersonen (über die Hälfte) aus. Keine der Versuchspersonen war an Hunger oder anderen schlechten Umweltbedingungen gestorben, was die Ergebnisse verfälscht hätte.

Es kristallisierten sich zwei Faktoren heraus, die einen deutlichen Einfluss auf die Lebensspanne hatten. Die Scheidung der Eltern, gewertet als Zeichen für »soziale Instabilität«, kostete die betreffenden Menschen vier Lebensjahre im Vergleich zum durchschnittlichen Sterbealter.

Deutlich länger als der Durchschnitt lebten »gute« Menschen. Das letzte Forscherteam um den Psychologen Howard Friedman schreibt dazu: »Kinder, vor allem Jungen, die in den Persönlichkeitstests vernünftig, gewissenhaft, ehrlich und frei von Eitelkeit erschienen, lebten eindeutig länger. Was wir allerdings nicht erwartet hatten, war, dass Fröhlichkeit mit einer verkürzten Lebensspanne einherging.« Das Wissenschaftsmagazin Science erklärt dies damit, dass »fröhliche und offene Kinder oft auch impulsiv, egozentrisch und überheblich sind, was mit Trinken, Rauchen und erhöhter Risikobereitschaft einhergeht« – Verhaltensweisen also, die das Leben verkürzen.

Es gibt zahlreiche weitere Hinweise darauf, dass ein geringerer Energieverbrauch das Leben verlängern kann. Hält man zum Beispiel Fliegen in kleinen Gefäßen, in denen sie nicht fliegen können, verlängert sich ihre Lebensspanne deutlich. Zugleich fressen die Tiere weniger und verbrauchen weniger Sauerstoff. Mäuse, denen man nur zwei Drittel der für sie normalen Nahrungsmenge anbietet, leben um ein Drittel länger als Artgenossen, die nach Belieben fressen dürfen. Der Grund für die Lebensverlängerung dürfte vor allem die verminderte Sauerstoffaufnahme sein. Sauerstoff ist nämlich nicht nur der Leben spendende Bestandteil unserer Atemluft, sondern zugleich ein chemisch sehr angriffslustiges Gas.

Die Sauerstoffaufnahme beziehungsweise der Energieverbrauch eines Menschen können auf zwei Arten gezielt heruntergefahren werden: durch Schlaf und Kälte. Dadurch lässt sich das Leben in großem Stil verlängern.

Professor Heltmeier aus Marburg konnte durch direkte Messungen an Murmeltieren zeigen, dass eine Energie von nur achtzig Mikrowatt pro Gramm Körpergewicht notwendig ist, um ein größeres Wesen gerade am Leben zu erhalten. Zehn Menschen könnten danach im Kälteschlaf mit derselben winzigen Strommenge am Leben erhalten werden, die eine durchschnittliche Sechzig-Watt-Glühbirne verbraucht. Lange würde das aber nicht gut gehen. Allein der normale Herzschlag und die aktive Gehirnleistung im Wachzustand verdreifachen die benötigte Leistung. Zudem kann der Mensch elektrische Energie nicht umsetzen. Er muss daher, etwa im Schlaf, von seinen eigenen Vorräten zehren.

Murmeltiere benötigen im Winterschlaf nur etwa 5 bis 15 Prozent der Energie, die sie bei normaler Lebensführung verbrauchen. Ein vergleichbarer Dauerschlaf, mit kurzen Wachphasen zur Nahrungsaufnahme, könnte bei Menschen rein rechnerisch zu einer verzehnfachten Lebensspanne führen! Selbst wenn die Betreffenden nur jeweils die Hälfte jedes Jahres im künstlichen Dauerschlaf verbrächten, könnten sie im Schnitt dreihundertfünfzig Jahre alt werden.[12]

Andererseits ist der Schlaf der Murmeltiere so tief, dass ihn Vitus Dröscher, Deutschlands bekanntester Tierbuchautor der Achtzigerjahre, als geradezu »unheimlichen oder grauenvollen Zustand« beschreibt. Dröscher berichtet dazu von folgendem, in den Einzelheiten etwas befremdlich anmutenden Versuch: Forscher gruben ein Murmeltier aus seinem zwei bis drei Meter tiefen Bau aus. »Es fühlte sich«, schreibt Dröscher, »starr und eiskalt an und hatte sich kreisrund zusammengekugelt. Die Wissenschaftler versuchten es zu wecken, indem sie mit einer Nadel in seinen Leib stachen, mit dem Messer seinen Schwanz anritzten und neben seinem Ohr mit aller Gewalt in die Posaune bliesen wie am Jüngsten Tag. Schließlich kugelten sie es wie einen Stein den Abhang hinab. Das Murmeltier dachte nicht daran aufzuwachen.

Dieser Winterschlaf ist also eine Art Scheintod-Zustand. Und das ist nun wieder etwas, vor dem uns in tiefster Seele graut.«[13]

Dass der gruselige Tiefschlaf der Murmeltiere bei einer Körpertemperatur von teils nur vier Grad Celsius Energie spart, leuchtet ein. Wer sechs bis neun Monate im Jahr fast scheintot daliegt und auch in der verbleibenden Zeit reichlich döst, dem mag ein insgesamt längeres Leben beschieden sein.

Man fragt sich daher umgekehrt, warum etwa Anstrengungen wie Treppensteigen ebenfalls das Leben verlängern können. Dabei wird *ver-*

---

[12] Das »biblische« Alter wie die errechneten dreihundertfünfzig Jahre ist zu alttestamentarischen Zeiten, aus denen es uns im christlichen Glaubensbuch überliefert ist, nicht wirklich vorgekommen. Der heutigen theologischen Meinung zufolge sind die Altersangaben, die im Alten Testament zwischen siebzig und neunhundertneunundsechzig Jahren schwanken, nur symbolisch zu verstehen. Sie sollen, so Dr. Lamberty-Zielinski vom Diözesanverband Köln, deutlich machen, »daß langes Leben und hohes Alter als Geschenk Gottes im allgemeinen nur den Menschen zuteil wurde, die nach Seinem Willen lebten (zum Beispiel Mose, Noah, Hiob u. a.)«.

[13] Dröscher, V. B. (1981) *Mich laust der Affe. »Fabelhafte« Redewendungen aus der Welt der Tiere*, Düsseldorf, S. 67.

mehrt Energie beziehungsweise Sauerstoff verbraucht, was zu einer erhöhten Radikalbildung im Körper führt. Dennoch: Wissenschaftler der Johns-HopkinsUniversität in Baltimore haben errechnet, dass jede zu Fuß erklommene Etage eines Treppenhauses das Leben um vier Sekunden verlängern kann. Nach einem geregelten vierzigjährigen Arbeitsleben (morgens treppab, abends treppauf), bei einem Wohnsitz im zweiten Stock eines Mietshauses, entsteht so ein »Lebensguthaben« von mindestens drei zusätzlichen Tagen. Mit etwas Mühe und weiterem Treppensteigen sollte sich so bis zu einer Woche zusätzliche Zeit gewinnen lassen. Immerhin.

Der Grund für die gewonnen Tage ist, dass der Körper bei sportlicher Betätigung (wie dem Treppensteigen) nicht nur mehr Sauerstoff verbraucht, sondern auch vermehrt Radikalfänger-Moleküle freigibt. Vielleicht sind es diese Radikalfänger, die das Treppensteigen so gesund machen.

Von der Lebenskerze, die umso schneller verraucht, je heller sie brennt, ist auch Professor Roland Prinzinger von der Universität Frankfurt überzeugt. Prinzinger hatte seit Ende der Siebzigerjahre untersucht, wie viel Sauerstoff sehr junge Vögel beim Heranwachsen verbrauchen. Erstaunlicherweise bestimmte allein die aufgenommene Sauerstoffmenge, wie lange das embryonale Fleckchen im Ei benötigte, um sich zum schlüpfenden Küken zu entwickeln.

Tiere benötigen Sauerstoff nur zu einem Zweck: um die Bestandteile ihrer Nahrung so zu verändern, dass sie vom Körper verarbeitet werden können. Ohne Sauerstoff könnten wir essen, so viel wir wollten – wir würden kraftlos zusammensacken, weil der Körper die Nährstoffe nicht in Energie umwandeln könnte und das Gehirn sofort seine Tätigkeit einstellen müsste. Je mehr Sauerstoff ein Tier aufnimmt, desto mehr Nahrung hat dieses Tier verbraucht.

Der Stoffwechselspezialist Prinzinger erklärt die immer gleiche Sauerstoffaufnahmemenge von Vogeleiern deshalb damit, dass alle Vogelembryos die gleiche Menge an Nahrung benötigen, bis sie schlüpffrei sind. Und das gilt nicht nur für die Eier einer einzelnen Vogelart. Vom zehn Zentimeter kleinen Zaunkönig über den etwa einen Meter großen Höckerschwan bis hin zum riesigen Albatros benötigen alle Vogelkeimlinge im Ei unter dem Strich die gleiche Energiemenge. Während jedoch der Zaunkönig schon nach zwei Wochen sein Ei aufbricht, lässt sich der noch

FREIE RADIKALE

Sauerstoffatome lagern sich gewöhnlich zu Paaren aneinander. Manchmal jedoch reißt sich ein einzelnes Atom aus dem Verbund und wird zu einem reaktionsfreudigen »freien Radikal«. In Körperzellen können solche freien Radikale durch Chemikalien entstehen, aber auch durch energiereiche Strahlen, zum Beispiel Röntgenstrahlen oder UV-Licht. Sie greifen dann andere Körpermoleküle an, unter anderem die DNA und ungesättigte Fettsäuren. Zwar kann der Körper durch Reparaturmoleküle[14] viele dieser Schäden beheben, aber auf die Dauer sammeln sich dennoch sehr viele größere und kleinere Defekte an, die die Lebenskraft des Körpers vermindern. Die Vermutung, dass freie Radikale einer der Hauptgründe für das Altern sind, liegt nahe.

So genannte Radikalfänger oder Antioxidantien entschärfen die freien Sauerstoffradikale. Zu den Radikalfängern zählen einige Vitamine sowie eine Säure, die aus dem Kreosot-Busch gewonnen wird. Tatsächlich verlängert sich die Lebensspanne von Tieren, die mit Radikalfängern gefüttert werden, um bis zu 50 Prozent. Kommen aber Einflüsse wie das Rauchen hinzu, so können manche Radikalfänger das Leben auch verkürzen. Warum das so ist, weiß niemand. Es nützt jedenfalls nichts, ungesund zu leben und zugleich auf die Hilfe chemischer Radikalfänger in Pulver- oder Pillenform zu bauen.

nicht geschlüpfte Albatros fast drei Monate Zeit. Der noch winzige Albatros verbraucht im Ei viel weniger Energie pro Minute als der flinke Zaunkönig. Leben Albatrosföten demnach langsamer?

Weitere Versuchsergebnisse und Messungen haben Prinzinger davon überzeugt, dass auch die Lebensdauer *erwachsener* Tiere und Menschen von der Energiemenge abhängt, die sie umsetzen. Als Beispiele nennt der Forscher neben den Vögeln, mit denen er sich ausgiebig beschäftigt hat,

---

[14] Einige dieser Reparaturmoleküle wurden von der Wissenschaftszeitschrift *Science* im Dezember 1994 sogar zum »Molekül des Jahres« ernannt. »Jeden Tag«, so *Science*, »gehen jeder Körperzelle mehr als 10000 DNA-Bausteine verloren. Zum Glück sind die DNA-Reparaturmoleküle zur Stelle. Wie ein perfekt eingespieltes Ausbesserungsteam suchen sie unermüdlich nach DNA-Fehlern, schneiden defekte Stücke aus und füllen die Lücken anschließend wieder auf.«

auch Alltagsbeobachtungen. »Katzen schlafen als Lauer-Jäger bekanntlich gerne und vor allem auch lange«, schreibt der Biologe und Chemiker in seinem Buch *Das Geheimnis des Alterns*. »Sie leben bis zu 25 Jahre und damit wesentlich länger als der hochaktive Hetz-Jäger Hund. Dieser erreicht in der Regel ein Höchstalter von 15 bis 18 Jahren. Ein besonders geringes Alter erreichen solche Hunderassen, die in sehr kalten Regionen leben und einen sehr hohen Stoffwechsel aufweisen. Typische Beispiele sind Verwandte des Schlittenhundes, die in der Regel nicht über 10 bis 15 Jahre alt werden.«

Die Überlegung, dass der Sauerstoffverbrauch ein Anzeiger für den Energieverbrauch (das heißt für die Nahrungszersetzung) ist und in direktem Zusammenhang mit der Lebensdauer steht, ist bestechend einfach. Dennoch können sich Prinzingers Kollegen aus der medizinischen Altersforschung mit der scheinbar hieb- und stichfesten Beweisführung nicht recht anfreunden. Sie können vor allem nicht glauben, dass das vielschichtige Rätsel »Altern« durch eine einfache Erklärung gelöst werden kann. »Das«, ärgert sich Professor Prinzinger, »hat mich doch einigermaßen geschockt. Warum muß eigentlich alles komplex sein? Sind nicht die raffiniertesten Lösungen der Natur von einer geradezu verblüffenden Einfachheit?«[15] Sogar das körpereigene Zählwerk, mit dem der Körper die verbrauchte Energiemenge feststellt und abrechnet, kann sich Prinzinger über den Sauerstoff-Verbrauch erklären.

Es ist vertrackt – in wissenschaftlichen Kreisen will der Durchbruch von Prinzingers Stoffwechseltheorie bislang nicht gelingen. Das liegt vielleicht daran, dass wir mitten im Erkennensvorgang stecken, wie fein ausgetüftelt und vernetzt die Entwicklung eines Lebewesens vom Ei zum erwachsenen Tier ist. Dass nur der Energieverbrauch darüber bestimmen soll, wie lange dieser entwicklungsbiologische Balanceakt dauert, können oder wollen viele Forscher nicht einsehen. Dabei ist die Stoffwechseltheorie keineswegs neu oder ungeprüft. Im Gegenteil. Bereits 1908 veröffentlichte der Berliner Professor Max Rubner die erste Abhandlung zu dem Thema. Er hatte schon damals ausgerechnet, dass ein beliebiges erwachsenes Tier während seines Lebens fast immer die gleiche Energiemenge

---

[15] Prinzinger, R. (1996) *Das Geheimnis des Alterns. Die programmierte Lebenszeit bei Mensch, Tier und Pflanze*, Frankfurt a. M., S.446.

pro Kilogramm Körpergewicht verbraucht. Da Verschleißerscheinungen in der Stoffwechseltheorie nebensächlich sind, scheint das Gedankengebäude schlüssig zu sein. Vielleicht ist es gerade die blendende Eleganz, welche Prinzingers oft zweifelsüchtige Fachkollegen zögern lässt, die eigentlich einleuchtende Erklärung des Alterns – die sich selbst aufzehrende Lebenskerze – anzunehmen.

STÄRKT SPORT DIE LEBENSKRÄFTE?

Der emeritierte Kölner Professor für Immunbiologie Gerhard Uhlenbruck ist ein Original. Er hat wenig Sinn für Äußerlichkeiten, aber einen tiefsinnigen Humor, der sich nicht nur in der Veröffentlichung zahlreicher Bücher mit Aphorismen und Kalendersprüchen dokumentiert. In seinem bewegten Leben hat der vitale, unkonventionelle Mediziner bereits mehrere Krebskranke erfolgreich behandelt – ohne Medikamente. Seine bevorzugte Therapie: Ausdauersport.

Der Zusammenhang zwischen Sport, Immunsystem und Alterungsvorgängen beruht auf der schon oben erwähnten Beobachtung, dass das in Lebensjahren gemessene Alter oft höher ist als das körperlich-biologische Alter – ganz gemäß der Volksweisheit: »Man ist so jung, wie man sich fühlt!« Uhlenbruck geht noch weiter. Er behauptet, das Gefühl von verzögertem Altern sei keine Einbildung, sondern spiegele sich im Immunsystem wider. Die gesamte Abwehrmaschinerie des Körpers, so Uhlenbruck, ist »genauso alt wie der Geist (beziehungsweise das Gehirn), der es beseelt«.

Tatsächlich altert unser Immunsystem – und: Man kann Altern bremsen. Im Alter stellt das Immunsystem nicht wie andere Organe langsam seine Tätigkeit ein, sondern es kommt zu Verschiebungen in der Heftigkeit der Immunreaktionen. Einige Abwehrreaktionen verstärken sich im Alter, andere kommen zum Erliegen.

Regelmäßige sportliche Betätigung kann die Alterung der körpereigenen Abwehr bremsen: Sport trainiert nicht nur die Muskeln, sondern auch die Bestandteile des Immunsystems. Wie ist das möglich?

Jede anstrengende Tätigkeit stresst den Körper. Darauf muss er stets mit schützenden Gegenmaßnahmen (beispielsweise mit Ermüdung) antworten. Wer Sport treibt, kann recht gut abschätzen, wann das Trainingsmaß voll, also eine Pause nötig ist. Solche bewusst herbeigeführten Stresssituationen wie beim Sport nennt man, um sie begrifflich vom gefährlichen, echten Stress zu unterscheiden, »Eustress« – guten Stress. (Ungewollte, extreme Stresssituationen, wie sie bei Unfällen entstehen, haben keinen positiven Trainingseffekt auf das Immunsystem.) Der Eustress bewirkt kleinere Entzündungen im Körper, die von den Zellen des Immunsystems »behandelt« werden. Da Immunzellen vor allem auf Anfrage arbeiten – im Normalfall gibt es nur einige »Aufpasserzellen«, die nötigenfalls Alarm schlagen –, bewirken die gezielt geschaffenen kleinen Entzündungsherde eine dauernde Aufmerksamkeit des Immunsystems: Ständig kreisen mehr und vor allem besser ausgestattete Immunzellen im Blut. Zellen, die funktionieren *können*, werden dadurch zu Zellen, die *funktionieren*. Das Immunsystem wird darauf trainiert, mögliche Krankheiten sofort zu erkennen, und reagiert damit schneller als ein untrainiertes System, wenn eine ernsthafte Entzündung auftritt.

Im Alter ist das Immuntraining besonders wichtig, weil es immer mehr den Geist und Körper lähmende Einflüsse geben kann: Berufliche und private Ziele sind oft erreicht, und die Motivation, neue Dinge zu beginnen, kann nachlassen, wenn das Vertrauen in die eigenen Fertigkeiten sinkt; auch die wichtige sexuelle Betätigung tritt sehr häufig aus sozialen Gründen in den Hintergrund. Chronische Erkrankungen können das Immunsystem als Ganzes schwächen, indem sie es dauernd einseitig beanspruchen. Viele dieser Vorgänge bedingen sich gegenseitig, und das macht es noch schwieriger, sie einzeln (etwa mit Medikamenten) zu bekämpfen. Ein gealtertes Immunsystem kann nicht mehr sinnvoll mit all diesen verschiedenen unguten Einflüssen umgehen. So finden sich im Blut alter Menschen schließlich besonders viele so genannte Autoantikörper, Proteine des Immunsystems, die gegen Bestandteile des eigenen Körpers gerichtet sind. Einzig gegen die (körpereigenen) Krebszellen scheinen die Autoantikörper nicht zu wirken, denn sonst könnte sich ein gealterter Organismus, der an Krebs leidet, selbst heilen. Obwohl man zahlreiche Versuche unternommen hat, diese Eigenschaft des gealterten Immunsystems auszunutzen, gibt es bisher keine derartige Behandlungsmethode gegen Krebs.

Offenbar ist es zweckmäßiger, das Immunsystem jung zu erhalten als daran herumzutherapieren. Dazu hat Professor Uhlenbruck einen Katalog ausgearbeitet, der sowohl Schwerkranken hilft, »wieder auf die Beine zu kommen« (Laufen ist eine dazu geeignete Ausdauersportart, als auch gegen das Altern schützt. Wichtigster Grundsatz:

> Regelmäßiger Ausdauersport, der zu einem passt und Spaß macht – mindestens dreimal wöchentlich 45 Minuten. Im Alter ist Leistungssport weniger angebracht: Zu viel des Guten ist schlecht. Dennoch ist das private Erfolgserlebnis, auch wenn es nicht zur Stärkung des Immunsystems beitragen sollte, nicht völlig abzulehnen.

Sportliche Betätigung fördert im Körper auch andere lebensverlängernde Vorgänge, zum Beispiel einen gesunden Schlaf. Das ist auch bei krankhafter Schlaflosigkeit nützlich, weil bei solchen Schlaflosen eine bestimmte Immunsubstanz, das Interleukin 1ß, nicht mehr gebildet wird. Sport kann diesem Substanzverlust entgegenwirken. Zugleich wird das Gehirn stärker durchblutet und so mit Sauerstoff versorgt. Man kann besser denken und tüfteln, und das steigert letztlich das allgemeine Wohlbefinden.

Die einzige wirkliche Gefahr des Sports liegt darin, dass man davon süchtig werden kann. Wenn Sport nicht eine alltägliche Selbstverständlichkeit ist, sondern zum Selbstzweck wird, ist auch der Weg zu zwischenmenschlichen Problemen nicht weit. Schon mehr als eine Liebesbeziehung ist an maßlos übertriebenem scheinbar »sportlichem« Ehrgeiz zerbrochen. Professor Uhlenbruck:

> Das körperliche Wohlbefinden soll nur die Voraussetzungen schaffen, um andere Werte des Lebens genießen zu können: geistig-musikalische Interessen, Bildungsreisen, Liebe und Sexualität. Die Pflege seelischer Empfindsamkeit durch zwischenmenschliche Kontakte ist wichtig, und vor allem: Wer sich eine Aufgabe gibt, gibt sich nicht auf!

Nun ist der Mensch in den Industrieländern zu sehr an Bequemlichkeiten gewöhnt, als dass er sich nicht auch für regelmäßigen Ausdauersport einen bequemen Ersatz ausgedacht hätte. Vieles, was der Sport bewirkt, können auch Tabletten bewirken – allerdings nur ansatzweise. So gibt es in den Vereinigten Staaten bereits eine ganze medizinische Sparte, die sich mit »Geronto-Doping« beschäftigt, also dem Doping oder Aufputschen alter

Menschen. Durch diese Art des Dopings will man aber die sportliche Leistungsfähigkeit nicht steigern, sondern im Gegenteil überflüssig machen. Die Mittel, die sich die Alten einverleiben, sind nichts anderes als Wachstumshormone. Im Alter schüttet der Körper diese Stoffe normalerweise nicht mehr aus; er hat seine ureigentliche Funktion, die Fortpflanzung, in aller Regel erfüllt und braucht nicht mehr jung erhalten zu werden. Medikamente können die Wachstumshormone ersetzen und damit dem vorzeitigen Altern vorbeugen. Es ist aber klar, dass die Einnahme zahlreicher Medikamente (zum Beispiel des Modemittels der Neunzigerjahre Melatonin, siehe Seite 113 ff. anstelle des Fitnesstrainings sehr teuer und wegen der nur unvollständigen Wirkung insgesamt unsinnig ist. Daher zur Aufmunterung noch einmal Professor Uhlenbruck: »Wer im Alter mit Sport beginnt, ist nicht mehr der Alte.«

DAS »FRANZÖSISCHE PARADOXON«

Dass Sport kräftiger und gesünder macht, sagt einem schon der gesunde Menschenverstand. Weniger leicht ist zu verstehen, dass viele Tätigkeiten, die allgemein als ausgesprochen gesundheitsschädlich gelten, ebenfalls lebensverlängernd wirken.

So berichteten die bei den Forscher Rodu und Cole vor wenigen Jahren im angesehenen Wissenschaftsjournal *Nature*, dass Konsumenten von »rauchfreiem« Tabak (zum Beispiel Kautabak) fast acht Jahre länger leben als Tabakraucher. Diese Statistik, an der es auf den ersten Blick nichts zu rütteln gibt, ist nach Meinung von Don-John Summerlin aus Indiana, einem Experten für krankhafte Veränderungen von Mund und Kiefer, allerdings falsch. Zum Beispiel hatten Rodu und Cole übersehen, dass in Indien, wo hauptsächlich »rauchloser« Tabak verbraucht wird, Zungen- und Kieferkrebs die häufigsten Krebsarten sind. Rodu und Cole haben primär Weiße europäischer Abstammung untersucht.[16] Das deutet darauf hin, dass Tabak, mit oder ohne Rauch, benachbarte Gewebe immer angreift. Dennoch verblüfft die Statistik. Vielleicht sterben Tabakraucher wirklich acht Jahre früher als kauende oder schnupfende Nikotinsüchtige.

---

[16] Zitiert nach Summerlin, D. (1994) No Smoking, *Nature*, 371, S.113.

Ähnlich verhält es sich mit dem Genuss von Alkohol. In siebenundzwanzig Ländern der Welt steigt die Zahl der Herzerkrankungen in dem Maße an, wie sich der Bierkonsum in denselben Ländern erhöht. Nur in Ländern, in denen bevorzugt Rotwein getrunken wird, sinkt die Zahl der Herztoten. Diese Erscheinung nennt man »das französische Paradoxon«, weil die Franzosen einerseits am meisten Wein und – abgesehen von Russland, über das keine verlässlichen Zahlen vorliegen – überhaupt am meisten Alkohol trinken, andererseits aber nur in Japan weniger Menschen als in Frankreich an Herzkranzkrankheiten sterben. Sollte sich Psalm 104,15 wörtlich bewahrheiten, wonach »der Wein des Menschen Herz erfreut«?

Wahrscheinlicher ist die Erklärung, dass die in Rotwein besonders solchem aus der Region Bordeaux – enthaltene Substanz Resveratrol für die herzschonende Wirkung verantwortlich ist. Die Substanz kommt nur in Rotwein vor, denn nur dieser wird mitsamt der Traubenschale angesetzt; Resveratrol findet sich vor allem in der Schale, da es Pilzinfektionen entgegenwirkt. Entdeckt wurde das Wundermittel vor wenigen Jahren von den Biochemikern Evan Siemann und Learoy Creasy. Serge Renaud, der Direktor des staatlichen Gesundheitsdienstes in Lyon, meint demgemäß: »Es gibt zur Vorbeugung des Herzinfarktes kein wirksameres Mittel als das des mäßigen Alkoholkonsums.« Als Richtwert gelten immerhin ein bis zwei Gläser Wein oder zwei bis drei Flaschen Bier (das entspricht zwanzig bis dreißig Gramm reinem Alkohol) täglich.

Warum aber spricht Monsieur Renaud von Alkohol und nicht von Rotwein als herzstärkendem Mittel? Weil eben auch Bier und mit ihm jedes andere alkoholhaltige Getränk vor Herzkrankheiten schützt, wie die Weltgesundheitsorganisation (WHO) 1994 bekannt gab. Ein Liter Bier pro Tag soll Männer vor Herzerkrankungen und Infarkten schützen; bei Frauen reiche ein halber Liter. In der Studie wird ausdrücklich vor einem höheren Alkoholkonsum gewarnt. Es kommt nur auf die richtige Gesamtmenge des täglich aufgenommenen Alkohols an.[17]

---

[17] Renaud fand in einer Zehnjahres-Studie heraus, dass es vor allem keinen sozialen Unterschied zwischen Trinkenden gibt. So tranken knapp ein Drittel der befragten Franzosen Bier, knapp zwei Drittel tranken Wein und etwa ein Zehntel trank nie Alkohol. Diejenigen Menschen, die knapp zwei Drittel Wein tranken, hatten ein gesünderes Herz-Kreislauf-System. Allerdings waren Weintrinker auch

Ist Resveratrol also doch nicht für eine herz- oder sogar krebsschonende Wirkung verantwortlich? Möglicherweise handelt es sich wie so oft um einen Fall von ungeklärter Beziehung zwischen Ursache und Wirkung, vergleichbar dem Henne-oder-Ei-Problem. Denn es könnte ja sein, dass die Herztoten in Ländern mit hohem Bierkonsum nicht dem Bier, sondern stattdessen regional besonders fettem Essen oder regional gehäuften Verkehrsunfällen zum Opfer fallen.

Neuere Untersuchungen deuten allerdings darauf hin, dass es vielleicht doch Bestandteile im Wein (und nicht in jeder Art von alkoholhaltigen Getränken) sind, die das Leben verlängern. So wertete ein Team um Morten Gronbaek vom Kommunehospitalet in Kopenhagen die Gesundheitsprofile von über dreizehntausend Männern und über elftausend Frauen im Alter von 20 bis 98 Jahren aus. Auf der Suche nach dem französischen Paradoxon verglichen sie Ende des Jahres 2000 unter anderem die Sterberate von Menschen, die zwar regelmäßig recht viel Alkohol tranken, dabei aber Wein mieden, mit solchen Trinkern, die sich auch an Wein erfreuten. Die Weintrinker hatten dabei klar die bessere Gesundheit. Und auch diejenigen, die nur wenig Alkohol tranken, sich dabei aber an Wein hielten, senkten ihr Sterberisiko um ein Viertel gegenüber schwachen Biertrinkern.

Wie dem auch sei, den erstaunlichsten Altersrekord bei ungewöhnlich hohem Alkoholkonsum hält angeblich der Affe, der in alten Tarzan-Spielfilmen »Cheetah« gespielt hat. »Der kauzige Schimpanse, der vor seinem 65. Geburtstag steht, lässt sich von Tiertrainer Dan Westfall fit halten«, berichtete die rheinische Tageszeitung *Express* 1996. Das dürfte auch nötig sein bei – Zitat – »elf Bier am Tag und ein paar Schnäpsen obendrauf«. Immerhin schadet der Suff der Körperform. »Der Schimpanse hat einen Bierbauch und wiegt 160 Pfund«, so der Schlusssatz der Kurzmeldung. Besonders erstaunlich bleibt indes, dass »Cheetah« weit über sechzig Jahre alt wurde – unter besten Bedingungen leben Schimpansen im Zoo nicht länger als fünfzig Jahre.

---

aus anderen Gründen im Vorteil – sie starben weniger oft an gewaltsamen Todesursachen wie Raubüberfällen und Mord.

GENUSSMITTEL IM ALTER

Wie der deutsche Altersforscher Hans Franke berichtet, »haben Personen im höchsten Alter nicht selten das Bedürfnis nach kleinen Alkoholmengen. Die Alkohol-Trinkgewohnheiten der deutschen Uralten sind mit den Angaben aus der Literatur der früheren Zeit durchaus vergleichbar. Nach den Erkundigungen an 548 unserer Hochbetagten trinken über 65 Prozent kleinere Mengen Alkohol, und zwar 50 Prozent der Frauen und 75 Prozent der Männer. Die meisten der befragten Männer nehmen ein bis zwei Gläser Wein pro Tag zu sich, wobei anscheinend der Rotwein bevorzugt wird, entsprechend dem Ausspruch von Wilhelm Busch: ›Rotwein ist für alte Knaben eine von den besten Gaben.‹ Der Rest der Greise genehmigt sich täglich mitunter eine Flasche Bier oder einen kleinen Schnaps. Die hochbetagten Frauen begnügen sich meist mit einem Gläschen Wein oder Cognac pro Tag. Ausgesprochene Trinker sind bei den ganz Alten unbekannt, wenn man von einer Einzelbeobachtung des Schweizer Gerontologen Steinmann absieht.«[18]

In Deutschland fällt zudem die Vorliebe der sehr Alten für Kaffee und Tee auf. Das ist nicht etwa Nachholbedarf aus »schlechten Zeiten«, in denen diese Genussmittel rar oder sehr teuer waren: Schon in einer Untersuchung von 1930 berichteten drei Viertel der Befragten, sie nähmen täglich bis zu sieben Tassen leichten Tees oder Kaffees zu sich. Altersforscher Hans Franke: »Die Uralten versuchen anscheinend, damit die auftretende Tagesmüdigkeit zu bekämpfen.«

Übrigens: Kein Einziger der in Deutschland befragten uralten Menschen hatte bis in die Neunzigerjahre Medikamente zur Lebensverlängerung eingenommen. Dies gilt nicht nur für »natürliche« Mittel wie Ginseng, Vitamine und verschiedene Elixiere zur Stärkung von Herz, Kreislauf und Ausdauer, sondern ausdrücklich auch für Frischzellen und Sexualhormone.

---

[18] Franke, H. (1985) *Auf den Spuren der Langlebigkeit*, Stuttgart, S.83f.

DIE KLEINEN GEHEIMNISSE DER FAST UND ÜBER HUNDERTJÄHRIGEN

Auf eine Kombination von Kalzium und Vitamin C schwörte die dreiundneunzige Ex-Stiefgroßmutter der verstorbenen Lady Diana, Dame Barbara Cartland. Sie hatte im Laufe ihres Lebens sechshundert Liebesromane geschrieben, von denen die meisten Traumauflagen von einer Million erreichten. 1994 stellte die agile Dame dem erstaunten RTL-Publikum ihre sechste Autobiografie vor und verriet zugleich das Geheimnis ihrer Fitness: Sie umgab und kleidete sich ausschließlich mit der Farbe Rosa. Erstaunlich genug, denn den Ergebnissen einer französischen Langzeitstudie an viertausend Alzheimerpatienten zufolge schützt vor allem geistige Tätigkeit und weniger das Betrachten von Farben das Gehirn.

Die französischen Forscher fanden heraus, dass Menschen mit Abitur deutlich seltener an der Alzheimerschen Alterskrankheit sterben als Menschen, die ihre Schulausbildung vor der Hochschulreife beendet hatten und demnach (in den Augen des Forscherteams) weniger geistige Arbeit verrichteten. Professor Meier-Ruge vom Institut für Pathologie der Universität Basel sieht diese Untersuchung durch seine eigenen Forschungsergebnisse bestätigt: Dorfbewohner, so Meier-Ruge, erkranken doppelt so häufig an Alzheimer wie Städter. Dabei wird vorausgesetzt, dass das Dorfleben geistig weniger anregend ist als die tägliche Großstadthatz, was dahingestellt bleiben soll.[19]

Während 1938 in Deutschland nur drei Menschen (!) über hundert Jahre alt wurden, leben heute hierzulande um zehntausend Menschen über hundert. In den Niederlanden ist ihr Anteil an der Bevölkerung sogar doppelt so hoch.

---

[19] Hinzuzufügen ist, dass eine bessere Schulausbildung meist durch bessere soziale Randbedingungen ermöglicht wird. Das bedeutet aber zugleich, dass Kindern, die eine längere Ausbildung genießen, meist von Hause aus eine bessere Pflege und Ernährung zuteil wird. Dies fördert die Gesundheit und damit das erreichbare Lebensalter. Der Zusammenhang könnte also genauso lauten: Sozial gut gestellte Stadtkinder sind gesünder und leben daher länger. Die verlängerte Schulausbildung ist nur ein Nebenprodukt der besseren Lebensumstände und nicht die Ursache für das verlängerte Leben.

Die legendären Hochbetagten aus den Andenregionen und dem Kaukasus (das heißt aus dem Andenort Vilcabamba in Ecuador, aus Abchasien im Südkaukasus und aus dem Hunza-Gebiet in der Himalaya-Region Pakistans, deren Geheimnis in der Presse oft mit dem Genuss von reichlich Kefir oder geschmolzener Butter begründet wird, gibt es hingegen erwiesenermaßen nicht. Der Glaube an Kefir als Mittel gegen das Altern begann vielmehr Ende des 19. Jahrhunderts mit dem Zellbiologen Elias Metschnikow, der behauptete, dass »die Säure der sauren Milch die giftgeladenen wilden Bazillen aus dem Darme verscheucht«. Metschnikow hatte von den angeblichen Superalten in Bulgarien gehört und begeisterte sich nun für das »bulgarische Milchbazillus«. Mit seiner zeitlebens ungeprüften Theorie hatte Metschnikow großen Erfolg. Er schrieb Bücher zum Thema und wurde für seine Entdeckung schließlich sogar mit Charles Darwin verglichen. 1909 veröffentlichte George Herschell das Buch *Saure Milch und Reinkulturen von Milchsäurebakterien zur Behandlung von Krankheiten*, und zwei Jahre später folgte *Der Bazillus des langen Lebens* von Loudon Douglas, ebenfalls ein Buch im Fahrwasser Metschnikows. Kein Wunder also, dass sich der Irrglaube an die Kraft des Kefirs bis heute gehalten hat.[20]

Während die uralten Kefirtrinker bis heute nicht entdeckt wurden, sind Leben und Tod des vermutlich zweitältesten Menschen der Welt wohldokumentiert. Der Japaner Shigichio Izumi starb 1986 im Alter von 120 Jahren und 237 Tagen. In seiner Heimat wurde er deshalb kurzerhand zum »nationalen Denkmal« ernannt. Shigichios Tipps für ein aktives Alter sind nicht bekannt. Man weiß nur, dass er mit hundertsechzehn Jahren das Rauchen aufgab und bis an sein Lebensende täglich den ja-

---

[20] Natürlich sind Milchbakterien nicht ungesund oder ohne jede Wirkung. Die Einzeller verlängern jedoch nicht, wie es Elias Metschnikow und Loudon Douglas versprachen, das Leben.

Versuche von Silvia Gonzalez vom *Centro de Referencia para Lactobacillos* in Chacabuco in Argentinien haben gezeigt, daß die Milchbakterien *Lactobacillus casei* und *Lactobacillus acidophilus* einer künstlichen Ruhrinfektion bei Mäusen wirksam vorbeugen können. Die beiden getesteten Milchbakterienarten werden heute in verschiedenen Joghurts teuer verkauft. Auch als Beimengung zu Hühnerfutter in der Massentierhaltung werden Gemische aus Milch- und gewöhnlichen Darmbakterien angeboten, die den Verdauungstrakt der Tiere günstig beeinflussen können.

panischen Zuckerrohrschnaps Shochu trank. Nach einer umfangreichen Analyse des Sozialstatistikers V. Väinö Kannisto steht allerdings fest, dass ein Alter von 120 Jahren als absolute Ausnahme gelten muss. Kannisto prüfte das Sterbealter von mehr als fünfzigtausend Menschen über hundert aus vierzehn Industrieländern. Die Höchstspanne menschlichen Lebens liegt danach recht genau bei hundertacht Jahren. Länger kann der menschliche Körper den zerstörerischen Umwelteinflüssen sowie seiner eigenen inneren Uhr praktisch nicht standhalten.

Ungewöhnlich ist, dass Shigichio Izumi als Mann so alt wurde. In aller Regel überleben Frauen ihre Männer um fünf bis acht Jahre. Das könnte am herzschützenden Einfluss weiblicher Geschlechtshormone, der Östrogene, liegen. Bis vor kurzem wurde das höhere Durchschnittsalter von Frauen zugleich mit deren geringerem Verbrauch von Alkohol und Nikotin begründet. Die Lebensversicherung Metropolitan Life Insurance Company sagt daher voraus, dass in Zukunft Männer und Frauen nicht mehr unterschiedlich lange leben. Als Begründung führt die Versicherung an, dass »immer mehr Frauen den risikoreichen männlichen Lebensstil« annehmen und deshalb im Schnitt ebenso früh oder spät sterben wie Männer.

Gegen diese Überlegung der Metropolitan Life stehen allerdings zwei Tatsachen. Erstens hat – wie bereits angesprochen – Alkohol, zumindest wenn er in Maßen genossen wird, einen offenbar lebensverlängernden Effekt.

Zweitens scheinen weniger die »männlichen« Verhaltensweisen für einen verfrühten Tod verantwortlich zu sein als vielmehr kleine, geschlechtstypische DNA-Unterschiede. Diese Vermutung liegt nahe, weil Frauen zwei X-Chromosomen (DNA-Stücke, die beim Menschen die Form des Buchstabens X haben) tragen, während Männer ein X- und ein V-förmiges Chromosom besitzen. (Bei Mäusen sind beide Geschlechtschromosomen Y-förmig.) Dafür spricht eine Beobachtung aus dem Tierreich: Vogelmännchen, die den X/Y-DNA-Unterschied zu Weibchen oft nicht aufweisen, leben ebenso lange wie ihre weiblichen Partner, obwohl sie ebenfalls »risikoreich und männlich« durchs Vogelleben ziehen.

SUPERALTE

Nicht alle der folgenden Zeitungsberichte beziehungsweise Tickermeldungen von über Hundertjährigen würden einer Überprüfung standhalten. Sie bezeugen als bemerkenswert oder sensationell empfundene Nachrichten auf unterhaltsame Weise den Traum des Menschen von einem mindestens sehr langen, vielleicht sogar ewigen Leben.

- Bushtai Brezenian soll im Jahr 1991 das 138. Lebensjahr erreicht haben. Er lebte zu diesem Zeitpunkt mit seinem homosexuellen Liebhaber Giorgi Salmessi, der hundertdreißig Jahre alt gewesen sein soll, in der Selbstverwalteten kaukasischen Republik Tschetschenien-Inguschien. Das Paar soll sich schon 1881 verliebt haben. (*Independent*, 24.12.1991)

- Westafrikas angeblich ältester und meistgefürchteter Hexendoktor (Baoura) war Bawa Daouda. Er soll im Januar 1994 im Ort Bagari im Staat Niger gestorben sein – dort wurde er im Jahr 1868 geboren. Er soll bis zu seinem Tode noch alle Zähne besessen haben; sein jüngstes Kind war zu diesem Zeitpunkt hundertfünfzehn Jahre alt. Da er über enorme magische Kräfte verfügte, empfing er seine Klienten nur hinter einem Vorhang, damit sie nicht von seiner Ausstrahlung überwältigt würden. Er konnte Vögel und Insekten dazu bringen, sich auf feindliche Armeen zu stürzen, und nannte Allah einen Komödianten. (*AFP*, 23. 1. 1994)

- Jeanne Louise Calment aus dem südfranzösischen Arles starb am 4. August 1997 im Alter von 122 Jahren. Als sie vierzehn war, hatte sie den Maler Vincent van Gogh getroffen, der im Laden ihres Vaters Leinwand kaufte. Frau Calment fand den Maler allerdings »schlecht gelaunt, sehr hässlich und unfreundlich«, außerdem »roch er nach Alkohol. Wir nannten ihn ›Dingo‹.« Frau Calments Tochter starb im Alter von dreiundsechzig Jahren – vor etwa sechzig Jahren. Jeanne Calments Rat: »Wenn Sie lange leben wollen, dann sehen Sie zu, dass Sie viel Spaß im Leben haben. Ich weiß, dass ich lachend sterben werde.« (*Guardian*, 3.3.1993)

- Die Klavierlehrerin Carrie White starb im Alter von 116 Jahren und achtundachtzig Tagen in einem Krankenhaus in Palatka, Florida. Sie wurde 1909 wegen einer Psychose, ausgelöst durch eine Typhuserkrankung, in das Florida State Hospital eingeliefert und lebte dort fünfundsiebzig Jahre lang, bis sie nach Palatka verlegt wurde. Das Guinness-Buch der Rekorde führte sie 1988 als »offiziell älteste Person der Welt«. (*AP*, 15.2.1991)

- Im walisischen Fforestfach in West-Glamorgan starb am 10. Juni 1990 der Minenarbeiter John Evans hundertzwölfjährig. Mit dreiundsiebzig Jahren wurde er entlassen, angeblich weil es die Betriebsordnung so vorsah. In seinem Gemüsegarten arbeitete er bis zu seinem fünfundneunzigsten Lebensjahr, mit hundertacht wurde ihm als ältestem Patienten aller Zeiten ein Herzschrittmacher eingesetzt, und mit hundertzehn stattete er London seinen ersten Besuch ab. Sein Rezept für ein langes Leben: »Kein Tabak, kein Alkohol, nicht fluchen und nicht spielen.« Jeden Morgen aß er eine Schüssel Kleie und trank dazu ein Glas heißes Wasser mit einer Spur Honig darin. (*Daily Telegraph*, 11. 6. 1990)

(nach: *Fortean Times*, Dez. 1994, sowie *Associated Press* und den genannten Tageszeitungen).

LEBENSVERLÄNGERNDE ERNÄHRUNG

Die Grundvoraussetzung für ein langes leben ist ein möglichst guter Zustand des Körpers. Deshalb ist es notwendig, sich zeitlebens so gut wie möglich zu ernähren. Einen Gesichtspunkt dieses Gedankens formulierte Giovanni Boccaccio im 14. Jahrhundert so: »Durch das verdammte Laster der Völlerei stirbt man viel eher, als es die Natur fordert, und viele sterben aus diesem Grund zu früh, damit der Spruch der weisen alten Meister der Medizin wahr werde, dass das Essen mehr Menschen tötet als das Schwert.« Andererseits arbeitet natürlich ein gut ernährter Körper besser als einer, dem nicht genügend Brenn- und Arbeitsstoff zur Verfügung steht.

Einzelne Bestandteile der Nahrung sind, unabhängig von Völlerei oder Mangelernährung, wertvoller als andere. Eine wichtige Rolle spielen Vitamine, die als besonders »gesund« gelten. Um sich über deren Rolle und lebensverlängernde Funktion klar zu werden, ist es hilfreich, die drei Hauptbestandteile der Nahrung kennen zu lernen.

Jährlich nimmt ein Erwachsener um eine halbe Tonne Nahrung, also etwa das Siebenfache seines Gewichts, zu sich, ohne zuzunehmen. Der

Großteil der Nahrung wird im Körper »verbrannt« – der Vorgang ähnelt chemisch tatsächlich der Verbrennung von Holz, läuft aber wesentlich langsamer ab.

Der Körper lagert besonders gern Fette ein, weil sie im Vergleich zu ihrem Brennwert ein relativ geringes Gewicht haben. Das täglich erforderliche Fettminimum soll für Erwachsene bei fünfzig bis sechzig Gramm liegen, was Veganer – Menschen, die sich nur von pflanzlichen Produkten ernähren – jedoch bestreiten. Auch Versuche der Forscher T. Osborne und L. Mendel vom Beginn des 20. Jahrhunderts scheinen zu belegen, dass Fett durch andere Nahrungsmittel ersetzt werden kann – Ratten überlebten ohne Fettzufuhr bis zu zweihundertsiebenundsiebzig Tage. Körperlich schwer arbeitende Menschen brauchen aber zur Erhaltung ihrer Leistungskraft offenbar fettreiche Nahrung. Das könnte bedeuten, dass Fett zwar ein sehr energiehaltiger und daher bequemer, aber nicht ständig notwendiger Nährstoff ist. Ganz verzichten können wir auf Fette auch aus einem anderen Grund nicht: Nur mit ihrer Hilfe kann unser Organismus die fettlöslichen Vitamine, etwa Vitamin A, aufnehmen.

Ein Erwachsener benötigt rund fünfzig bis siebzig Gramm Proteine (Eiweißstoffe) pro Tag. Sie werden nicht direkt verbrannt, sondern meist als »Bausubstanz« für verschiedene körpereigene Strukturen verwendet. Zum Teil werden aus Proteinen auch die beiden anderen Hauptbestandteile der Nahrung hergestellt: Kohlenhydrate und Fette.

Wenn Proteine im Körper zerfallen, führt dies zu erhöhter Wärmebildung, etwa bei Verbrennungen der Haut oder Malaria. Bewohner der Eisgebiete nutzen das aus, indem sie abends viele Proteine aufnehmen, um reichlich Wärme zu erzeugen. Der auf diese Weise beschleunigte Stoffwechsel kann allerdings auch zu Abmagerung führen.

Kartoffeln, Getreideprodukte (zum Beispiel Nudeln), Reis und Zucker sind unsere Kohlenhydratlieferanten. Zucker spielt in der Ernährung von Natur aus eine untergeordnete Rolle und wird hierzulande in unverhältnismäßig großen Mengen aufgenommen. Kohlenhydrate dienen dem Körper zusammen mit den Fetten vor allem als Brennstoffe. Im Körper sind insgesamt aber nicht mehr als 0,7 bis ein Kilogramm dieser Substanzen vorhanden.

Vitamine spielen als Brennstoff keine Rolle. Der menschliche Körper kann sie bis auf das Vitamin D und einige B-Vitamine[21] nicht selbst erzeugen und ist deshalb auf die Zufuhr von außen angewiesen. Werden zu wenig Vitamine zugeführt, kommt es zu Mangelerscheinungen (Hypo- oder Avitaminosen). Umgekehrt kann eine übertriebene Aufnahme der Vitamine A und D krank machen.

B-Vitamine wirken in ganz verschiedenen Stoffwechselwegen als Helfermoleküle mit. Verbrannt werden sie dabei nicht. Deshalb reichen schon wenige Vitaminmoleküle aus, von denen jedes Einzelne sehr oft wieder verwendet werden kann. Interessant ist auch das Vitamin E, das seit etwa fünfzehn Jahren als kräftigend und fruchtbarkeitssteigernd verkauft wird. Ob die zusätzliche Aufnahme von Vitamin E überhaupt eine Wirkung auf den menschlichen Organismus hat, ist allerdings nicht erwiesen, weil die Experimente damit vorwiegend an Tieren durchgeführt wurden, die einen zuweilen vom Menschen recht verschiedenen Stoffwechsel haben.

Die meisten Beobachtungen über dieses Vitamin machte man an Ratten. An ihnen stellte man fest, dass das völlige Fehlen von Vitamin E zur Unfruchtbarkeit führt. Bei schon bestehenden Schwangerschaften führte der Entzug von Vitamin E zu Fehlgeburten. Ein derart starker Vitamin-E-Mangel tritt aber beim Menschen normalerweise nicht auf. Eine weitere, ebenfalls nicht ohne weiteres auf den Menschen übertragbare Erkenntnis war die, dass Vitamin E bei Ratten die Hülle der roten Blutkörperchen schützt und dadurch insgesamt die Lebensdauer dieser Zellen verlängert.

Das berühmteste Vitamin ist das Vitamin C. Da sein Fehlen bei Seefahrern den gefürchteten Skorbut hervorrief, lautet sein chemischer Name »Gegen-Skorbut-Säure« oder Ascorbinsäure. Vitamin C ist wasserlöslich und geht daher beim Kochen von Vitamin-C-haltigem Gemüse oder Kartoffeln teilweise in das Kochwasser über.

Im Frühjahr ist unser Bedarf von etwa siebzig Milligramm Vitamin C pro Tag am schwersten zu decken, weil sich das Vitamin bei längerer Lagerung von Früchten langsam zersetzt. Dennoch besteht heutzutage bei normaler Ernährung und normalem Gesundheitszustand keine

---

[21] Vitamin D wird unter Tageslichteinwirkung in der Haut aus einer Vitaminvorstufe gebildet. Einige B-Vitamine können von natürlichen Darmbakterien produziert werden.

Notwendigkeit, zusätzlich Vitamine einzunehmen. Der Körper kann die übergroßen Mengen an Vitaminen, die in Vitamintabletten und Multivitaminsäften enthalten sind, gar nicht verwerten; zum Teil übersteigt die Vitamindosis in solchen Produkten die empfohlene Tagesdosis des Bundesgesundheitsamtes um mehr als das Hundertfache. Also müssen die überschüssigen Vitamine ausgeschieden werden – für den Körper nichts als unnützer Energieaufwand. Zudem ist die Zusammensetzung der Pillen und Säfte meist vollkommen willkürlich und entbehrt wissenschaftlichen Grundlagen.

Was in der Diskussion um das »Wundervitamin« C ohnehin meist vergessen wird, ist die menschliche Biologie. Ohne einen Hilfsstoff, ein so genanntes Flavol, kann Vitamin C nichts ausrichten – noch nicht einmal Skorbut heilen. Doch eine Vitaminpille, die beide Substanzen enthält, gibt es nicht. Warum? Das Flavol ist zu teuer. Während Ascorbinsäure sehr billig herzustellen und mit einigem Gewinn zu verkaufen ist, würde die Rechnung beim Flavol nicht mehr aufgehen. Zudem, so eine Münchner Vitamintablettenfirma, sei das Flavol »definitionsgemäß kein Vitamin«. Der Verbraucher, der nur das Wort »Vitamin« kennt und liest, kauft das Produkt dennoch.

Heute sind hundert Gramm Vitamin C für fünf Mark zu haben, einige Pillendreher berechnen aber auch gut dreißig Euro für sechzig kleine »Vitamin-B-Komplex+C«-Tabletten. Noch 1930 war Vitamin C teurer als Gold, und von anderen Vitaminen, zum Beispiel B_1, wurden 1936 in ganz Nordamerika nur drei Kilogramm zum damaligen Grammpreis von acht Dollar hergestellt.

Die aus biologischer und medizinischer Sicht heute meist maßlos übertriebene Vitaminzufuhr durch Tabletten, Kapseln und Säfte dürfte auf Zeiten zurückgehen, in denen mehr als eine Seefahrt kläglich scheiterte, weil große Teile der Mannschaft an Skorbut starben. So verlor der Portugiese Vasco da Gama bei seiner Umsegelung des Kaps der Guten Hoffnung 1497 die Hälfte seiner Matrosen durch den Skorbut. Tragisch scheiterte auch die letzte Arktisexpedition John Frank Jins in der ersten Hälfte des 19. Jahrhunderts. Trotz ausgezeichneter Vorräte für mehrere Jahre starb die gesamte Mannschaft vermutlich an der Vitamin-C-Mangelkrankheit (eventuell im Zusammenspiel mit einer Bleivergiftung). Mehrere Jahre im Packeis eingeschlossen, hatten sich die Seeleute auf den Weg zu rettenden Ufern gemacht, diese aber nie erreicht. Als die toten Expeditionsteilnehmer Jahre später gefunden wurden, fand man unter anderem schlittenweise Schokolade und andere vitaminlose Nahrungsmittel bei den Unglücklichen. Einzig frischer Fisch hätte die Seeleute retten können, die zuletzt sogar ihre toten Kameraden aufaßen. Dabei hatte bereits Kapitän Cook festgestellt, dass Sauerkraut seine Seeleute vor dem Skorbut rettete – es war die einzige haltbare Vitaminquelle an Bord.

Linus Paulings Liebesaffäre mit dem Vitamin C

Der Chemie- und Friedensnobelpreisträger Linus Pauling hatte bis zu seinem Lebensende eine besondere Leidenschaft (er selbst sprach scherzhaft von »meiner Liebesaffäre«) – die Antiskorbutsäure. Er widmete dem Vitamin C zahlreiche Bücher und Artikel, und mit großem finanziellem Aufwand beschäftigte er mehrere Wissenschaftler, die an seinem früher privaten Forschungsinstitut in Kalifornien die Wirksamkeit des Vitamins testeten (und bestätigten). Linus Paltling schrieb im *Philadelphia Inquirer* vom 24. Mai 1992:

> 1970 erschien mein Buch *Vitamin C und die Erkältung*, und weil in diesem Buch stand, dass täglich drei Gramm Vitamin C die Erkältung auf breiter Front eindämmen könnten, dachte ich, dass die Ärzte nun hocherfreut sein müssten, weil sie mehr Zeit für die Behandlung von Patienten mit schlimmeren Beschwerden hätten. Stattdessen wurde ich als Scharlatan und Quacksalber bezeichnet. Noch schlimmer wurde es, als ich drei Jahre später zusammen mit Dr. Ewan Cameron ein Buch herausbrachte, das den Wert von hohen Vitamin-C-Dosen bei der Krebsbekämpfung beschrieb. Ich frage mich seit jetzt zwanzig Jahren, warum die medizinischen Aufsichtsbehörden diese negative Einstellung haben. Möglicherweise liegt es daran, dass Ärzte immer sehr vorsichtig sind, hohe Dosen eines Medikaments zu verabreichen. Auch ein wirtschaftlicher Grund könnte dahinter stecken. Vielleicht haben Pharmafirmen ein Interesse daran, den Einsatz billiger Medikamente zu verhindern. Ich bin jedenfalls nach wie vor überzeugt, dass die Einnahme großer Mengen von Vitamin C

und anderen Vitaminen eine vorbeugende und heilende Wirkung bei Herzbeschwerden, Krebs und vielen anderen Krankheiten hat.

Interessanterweise wird das vom Organismus benötigte Vitamin C im Körper von Katzen, Hunden, Elefanten, ja fast allen Tieren selbst hergestellt. Sie benötigen es, wie auch Menschen, um das Kollagen, ein wichtiges Protein, aus einer Vorläufersubstanz zu bilden. Kollagen ist ein Strukturprotein; es bildet winzigste Fasern, die in Blutgefäßen, Haut, Knochen und Zähnen benötigt werden.

Pauling war aufgefallen, dass Tiere vergleichsweise viel Ascorbinsäure produzieren. Er rechnete die Werte der Tiere auf den menschlichen Körper um und gelangte so zu einer täglichen Dosis, die er fortan selbst einnahm. Sie lag bei achtzehn Gramm – das Dreihundertfache des in den USA offiziell anerkannten Tagesbedarfs von sechzig Milligramm. Die ursprüngliche Idee der Vitamin-C-Überdosen stammt übrigens nicht von Pauling, sondern von dem Biochemiker Irwin Stone. Er versprach Pauling, schon drei Gramm täglich würden sein Leben um mindestens fünfundzwanzig Jahre verlängern. Tatsächlich starb Pauling erst im für seine Generation recht hohen Alter von dreiundneunzig Jahren.

Pauling und seine Mitarbeiter führten viele Versuche an Ratten und einige an Menschen durch, und tatsächlich gibt es Hinweise, dass eine Vitamin-C-Therapie Erfolg haben kann.[22] Problematisch bleibt bei allem aber der endgültige Beweis der Wirkungen. Gerade bei Krebs beobachtet man gelegentlich auch ohne Medikamente unerklärliche Heilungserfolge. Dass außerdem das Immunsystem von der Psyche beeinflusst wird, bestreitet heute kein Mediziner mehr – selbst ganz banale Erkrankungen wie Schnupfen und Husten können so beeinflusst werden. Manche Menschen haben jahrelang keine Erkältung, weil sie sich besonders gut fühlen oder sich zu aufreibender Arbeit zwingen, die keine Krankheit duldet. Die Einnahme von Vitamin C in der festen Erwartung, daran zu gesunden, kann also wie ein Placebo wirken.

---

[22] Eine umfangreiche Übersicht über die wissenschaftlichen Studien Paulings und seines Forschungsinstitutes findet sich in einer Spezialbibliothek der Oregon-State-Universität.

LINUS PAULINGS »ORGANISATIONSPLAN FÜR BESTE GESUNDHEIT«

Neben der Einnahme von Vitamin C riet Pauling noch zu anderen lebensverlängernden Maßnahmen. Ungeachtet der hohen Vitamindosen wirken sie sich sicher positiv auf die Gesundheit und Lebensdauer aus, da sie zu einer bewussten Lebensweise führen.

1. Nimm jeden Tag 6 bis 18 Gramm Vitamin C zu dir. Denk jeden Tag daran!
2. Nimm jeden Tag 400 bis J600 Einheiten Vitamin E ein.
3. Nimm täglich ein oder zwei Vitamin-B-Tabletten ein.
4. Nimm täglich 25000 Einheiten Vitamin A oder eine 15-Milligramm-Betacarotin-Tablette ein.
5. Nimm täglich eine Vitamin-Mineraltablette ein.
6. Halbiere deinen Zuckerkonsum. Benutze keinen Zucker in Kaffee und Tee. Iss keine Übersüßten Speisen und Nachtische. Trink keine Softdrinks (Limonade, Schnellrestaurant-Milchshakes).
7. Iss ansonsten, was du willst – aber nicht zu viel. Eier und Fleisch sind in Ordnung. Iss auch Gemüse und Früchte. Werde nicht dick.
8. Trinke jeden Tag reichlich Wasser.
9. Bleib aktiv, mach ein bisschen Sport. Übertreib es dabei aber nicht.
10. Halte dich mit Alkohol zurück.
11. Rauche auf gar keinen Fall!
12. Vermeide Stress. Such dir einen Beruf, der dir gefällt. Sei mit deiner Familie glücklich.

Nach einer Studie des amerikanischen Forschers Mark Levine benötigt der Körper täglich nur höchstens zweihundert Milligramm Vitamin C. Frühere Werke geben sogar nur fünfzehn bis zwanzig Milligramm als täglichen Bedarf an. Zweihundert Milligramm Vitamin C kann jeder Bewohner der Industrieländer spielend durch Früchte und Obst zu sich nehmen. Schon 100 Gramm Paprikaschoten, schwarze Johannisbeeren oder verschiedene Kohlsorten enthalten bis zu hundert oder mehr Milligramm Vitamin C.

VITAMINE UND GEWALT

In England kümmerte man sich schon seit den Zeiten der Königin Viktoria gezielt um die Ernährung in Gefängnissen – benahm sich ein Gefangener gut, so erhielt er hochwertigere Mahlzeiten. Diese einfache und sicher oft erfolgreiche Art der Beeinflussung wirkt noch heute in veränderter Form fort. Amerikanische Untersuchungen aus den letzten zwanzig Jahren haben gezeigt, dass die Gefängnisnahrung in den Vereinigten Staaten oft zu wenig Vitamin C, Vitamin B1 und Zink erhält. Zugleich gibt es vage Hinweise darauf, dass gerade Zinkmangel zu Niedergeschlagenheit und Aggressivität führen könnte. Dieses Wissen möchte Bernard Gesch aus dem englischen Ulverston nutzen, um die Gewaltbereitschaft in englischen Gefängnissen zu senken. 1996 erklärten sich hundert junge Gefängnisinsassen in Aylesbury freiwillig zu einem Versuch bereit, für den Gesch rund zweihunderttausend Mark aufgetrieben hatte. Er testete sechs Monate lang an der einen Hälfte der Gefangenen eine Pille mit Fettsäuren, Vitaminen und Zink, während die andere Hälfte eine Pille ohne diese Inhaltsstoffe schlucken sollte. Ob diese Art der Ernährungsergänzung tatsächlich die Gewaltbereitschaft senken kann, ist fraglich. Auf jeden Fall fühlten sich einige Gefangene besser – ob durch die angeblich stimmungsaufhellende Wirkung des Zinks oder einfach dadurch, dass die Mahlzeiten derjenigen Häftlinge, die an einem wissenschaftlichen Versuch teilnehmen, sorgfältiger zubereitet werden, bleibt vermutlich unklar.

Wie wir heute wissen, kann die Überdosierung von Vitamin C gesundheitsschädlich sein, weil zum Beispiel die Entstehung von Nierensteinen begünstigt wird. (Dies wird jedoch von den Anhängern der Vitamin-C-Überdosierungslehre bestritten.) Alle Unwägbarkeiten helfen aber nichts gegen den unausrottbaren Volksglauben, der durch Heilsversprechungen in Werbung und Presse ständig genährt wird.

Ähnlich (gut) verhält es sich mit dem bereits erwähnten Ausdauersportprogramm des Kölner Mediziners Gerhard Uhlenbruck (siehe Seite 92f.). Es führt nicht nur zu direkt messbaren Veränderungen im Körper, sondern auch dazu, dass man mehr auf sich und seine Gesundheit achtet.

Dies scheint ohnehin der wichtigste beeinflussbare Punkt zu sein, der für das Erreichen eines hohen Alters wichtig ist. So ist es bekannt, dass Uralte ihren körperlichen und geistigen Zustand überschätzen. Das heißt: Sie fühlen sich besser, als es ihnen geht. Weil sie mit ihrem Leben zufrieden sind, neigen sie nicht zu Übermäßigkeit (zum Beispiel Esssucht als Ausgleich für nicht erhaltene Zuwendung). Genau das ist auch die Empfehlung, die schon Hippokrates, ein Arzt der griechischen Antike, und später Goethes Arzt Hufeland gaben:

1. Enthaltung von allen das Leben verkürzenden Schädlichkeiten und
2. Mäßigung in allen Dingen.

Möglicherweise rührt daher auch die Tatsache, dass fast alle Uralten 5 bis 10 Prozent Untergewicht gegenüber der bekannten Faustregel von Broca (Körperlänge in Zentimeter minus hundert) haben. In den drei Gebieten der Erde, in denen angeblich die meisten Uralten leben, nehmen die Menschen nur etwa 1200 bis 1900 Kalorien täglich zu sich.

Auch Fliegen und Ratten leben bei kalorienarmer Kost länger: Eine um zwei Fünftel verminderte Kalorienaufnahme verlängert das Leben von Ratten im Labor um ein Drittel. Daher versucht der Altersforscher Roy Walford zurzeit im Selbstexperiment, ob ihn eine Diät von täglich 1500 Kalorien tatsächlich älter werden lässt als den Durchschnittsamerikaner. Würden noch mehr Menschen an diesem Versuch teilnehmen, so wüsste man eines Tages vielleicht mehr über den Zusammenhang zwischen Lebensalter und Energiegehalt der Nahrung. Doch selbst wenn es stimmt, dass eine Diät auch beim Menschen das Altern verlangsamt: Wer würde sich schon freiwillig lebenslang Magerkost verordnen?

MELATONIN UND ANDERE
GEWINNBRINGENDE SELBSTLÄUFER

Die maßlose Überbewertung des Vitamins C in vielen Ratgebern lässt klar am Sachverstand der Autoren zweifeln. Kleine Wasserstoff- und Kohlenstoffmoleküle etwa, ganz zu schweigen von Sauerstoff und Stickstoff, haben eine unvergleichlich höhere biologische Bedeutung als die gelobte Ascorbinsäure, das Vitamin C.

Es kommt auch häufiger vor, dass sich Buchautoren oder Wissenschaftler so wie Linus Pauling in ein Molekül oder eine chemische Substanz regelrecht verlieben und dieser Leidenschaft dann, oft lebenslang, huldigen. Das jüngste Beispiel dafür ist Gabriel Simonoff und das Spurenelement Selen. Es wird in dem ansonsten sehr lesenswerten Buch *Das lange Leben* zu Unrecht gefeiert.

Schon länger bekannt ist das unverhohlen als Wundermittel angepriesene Melatonin. Es soll gegen alle modernen Zipperlein wie Blutdruckschwankungen, sexuelle Lustlosigkeit, Immunschwäche, angeblich indirekt durch elektromagnetische Felder bewirkte Krankheiten, aber natürlich auch gegen Krebs helfen – ein weiterer Kandidat für die Abteilung »vollkommen überschätzte Substanzen«. Es ist zwar richtig, dass die Produktion des in der Zirbeldrüse hergestellten körpereigenen Hormons vom sechsten Lebensjahr an sinkt und bis fünfundvierzig nur noch halb so stark ist wie im Kindesalter, doch ähnliche Wirkungen werden auch mit ganz anderen Wirkstoffen, zum Beispiel dem Hormon DHEA, erreicht. Deshalb bleibt die Frage offen, wie die verjüngende Wirkung *wirklich* zustande kommt. Wenn Walter Pierpaoli und William Regelson in ihrem Buch *Das Melatonin-Wunder* versprechen: »Niemand braucht im Alter zum Greis zu werden«, treffen sie den Nagel auf den Kopf: Nicht jeder, der altert, muss dabei vergreisen. Das hat aber so gut wie nichts mit Pillen und dafür um so mehr mit dem seelischen Gesamtgleichgewicht eines Menschen zu tun.

Viele Pillenapostel würden geläutert, wenn sie die Originalarbeiten der mit den betreffenden Substanzen täglich arbeitenden Wissenschaftler sichteten. Dazu ein Beispiel: »[Es gibt] bisher keine Berichte über eine Verlangsamung des Grauwerdens der Haare, der Faltenbildung der Haut oder einen Rückgang der Alterssichtigkeit oder des Krebsrisikos«, schreiben die Melatonin-Forscher Reimara Rössler, Peter Kloeden und Otto Rössler von der Universität Tübingen. »Sowohl die Beobachtungszeit als auch die Zahl der überblickbaren Probanden ist zu klein.« Zudem gewöhnt sich der Körper an die Melatonin-Pillen. »Eine früher als wirksam empfundene Dosis«, so die Tübinger Forscher, »reicht nach einiger Zeit, etwa einem halben Jahr, nicht mehr aus.«

Eine echte Lebensverlängerung kann weder Melatonin noch irgendeine andere Substanz bewirken. Manche Stoffe tragen jedoch ein wenig dazu bei, dass man sich besser fühlt und der körperliche Verfall geringfügig verlangsamt (»biogene Substanzen«) oder auch nur übertüncht wird. Man denke nur an die verbreiteten Hormonsalben, die Hautfalten straffen sollen und teils auch können.

Jedes Mittelchen hilft jedoch nur gegen das Altern, wenn auch die übrigen Lebensumstände das Ziel jugendlicher Frische unterstützen. Melatonin sollte bleiben, was es schon vor der Melatonin-Manie war: ein zuverlässiges Mittel gegen den grünen Star, den Jetlag bei Fernreisen und Schlafstörungen im Alter.

In den USA schlagen die Wogen der Begeisterung für alle möglichen chemischen Mittelchen noch höher als in Deutschland. Der Mikrobiologe Bernard Dixon brachte es mit einer Beobachtung von 1994 auf den Punkt: »Spurenelemente in Tablettenform sind heute der Renner in den USA. ›Hast du schon Selen probiert, oder bist du noch bei Zink?‹ war eine zufällig aufgeschnappte Bemerkung einer älteren Frau aus Philadelphia, die sich Element für Element durch das ganze Periodensystem aß.« Dass die US-amerikanische »Wundermittelwelle« auch in Deutschland stärker branden soll, wünschen sich manche Geschäftsleute. So verspricht ein ausschließlich dem Verkauf von angeblichen Verjüngungsmitteln dienendes »kostenloses Familienmagazin« namens *Felice* (die Texte und Bilder sind übrigens direkt aus der amerikanischen Ausgabe übernommen) schon auf der Titelseite folgende Abstrusitäten: »Neuer Energiestoff bringt Dreiundsiebzigjährigen in Hochform«, »Körperenergie in Kapselform – Entdeckung des Stoffes mit Nobelpreis ausgezeichnet« und »Neue Erkenntnis: Pflanzenstoffe schützen vor Krankheit«. Im Heft werden Kapseln und Pillen mit folgenden Inhaltsstoffen beworben: Koenzym QlO, Selen, Chrom, Zink, Pflanzenextrakt-Dragees mit Phytostoffen, Carotin, Kalcium und Borretschsamenöl. Dass all diese Stoffe in war, dass »durch alles Leben ein Puls geht«, gab er an dieser Stelle nicht auf. Er errechnete, dass die Abweichungen von der Zahl Achtundzwanzig in Bezug zu einer weiteren Zahl stehen: der Dreiundzwanzig.

Fließ durchsuchte nun zahllose Artikel in medizinischen Fachzeitschriften sowie persönliche Berichte von Freunden und Bekannten auf zeitliche Wiederholungen, die sich rechnerisch mit den Zahlen Dreiundzwanzig und Achtundzwanzig beschreiben lassen. Es gelang. Jeder Vorgang des Lebens ließ sich in die beiden Zahlen zerlegen, angefangen bei den Abständen zwischen Geburten der Kinder einer Mutter bis hin zum Todeszeitpunkt der Familienmitglieder. Wann eine Pflanze knospt und wann sie ihre Blüten abwirft, wie häufig angeblich zwittrige Menschen auftreten, wann die Zähne von Kindern durchbrechen, sogar die Lebensläufe vieler Generationen einer Familie: Fließ setzte alles in einen mathematischen Zusammenhang.

Ein kurzes Beispiel veranschaulicht seine Methode: »Der Musiker Schubert«, so schreibt Fließ, »komponierte an vier Tagen des Jahres 1815, nämlich am 19. und 25. August sowie am 15. und 19. Oktober, ganz erstaunlich viel und dabei seine schönsten Lieder. Die Abstände zwischen den Tagen ergeben«:

- 19. August bis 19. Oktober = 61 Tage = 2 mal 28 plus (28 minus 23) sowie
- 25. August bis 15. Oktober = 51 Tage = 2 mal 28 minus (28 minus 23).

Es sind offenbar nur die Grundrechenarten und zwei Zahlen nötig, um Tage besonderer Schaffenskraft zueinander in Verbindung zu setzen!

Monatsblutung. Die Blutung selbst, bei der Schleimhautfetzen, Gewebsflüssigkeit sowie Blut und weiße Blutkörperchen ausgestoßen werden, kann sich durch Stress und viele andere Einflüsse verzögern und damit unregelmäßig werden. Vor der Abstoßung der Schleimhaut wird diese zudem im Laufe von drei bis acht Tagen in der Gebärmutter abgebaut. Die Geschwindigkeit dieses Vorganges ist von zahlreichen körperlichen und äußeren Einflüssen abhängig, die keiner vorhersagbaren Zeiteinteilung unterliegen.

Wesentlich ausführlicher dokumentiert Fließ die Lebenszyklen zweier Amaryllisblumen, die er acht Jahre lang beobachtete. Eine der bei den Blumen war ein Ableger der anderen, die Pflanzen waren also genetisch gleich. Fließ notierte die Zeitpunkte der Knospung, des Aufblühens und des Abfallens der Blüten. Auf den ersten Blick zeigte sich kein Zusammenhang zwischen den Zahlen. Fließ stellte diesen aber folgendermaßen her:

> Die Zeit zwischen der Knospenbildung von einem Jahr aufs andere ist gleich der Zeit zwischen dem Aufblühen im ersten Jahr und dem Aufblühen im zweiten Jahr plus vier mal 28 minus vier mal 23.

Auch Krankheit und – für uns besonders interessant – der Tod sind nach Fließ dem Zahlenpaar 23 und 28 unterworfen. Fließ nennt nicht nur die verblühenden Amaryllisknospen als Beispiel: Auch auf menschliches Siechtum und den Todeszeitpunkt treffen seine Berechnungen zu.

> Von zwei mal (23 plus 28) Menschen, die am Veitstanz erkranken, sind 28 Männer. Der kleine Wolfgang konnte nach vierundzwanzig mal 28 plus (28 hoch zwei) minus zwei mal 28 mal 23 Tagen laufen. Er lebte vierundzwanzig mal 23 plus (28 hoch zwei) minus (zwei mal 23 hoch zwei) Tage.

Auch das Sterbealter Goethes, Bismarcks, des Kaisers Wilhelm und Alexander von Humboldts (sowie zahlreicher anderer Prominenter der damaligen Zeit) berechnete Fließ durch Zusammenstellung der Zahlen Dreiundzwanzig und Achtundzwanzig. Wie ist das möglich?

Der erste Haken in Fließ' mühseliger Arbeit findet sich, wenn man versucht, das Sterbealter einer Person im Voraus zu berechnen. Dies gelingt mit den Biorhythmen nicht! Es ist nur möglich, ein bereits bekanntes Sterbedatum im Nachhinein in die zwei Grundzahlen Dreiundzwanzig und Achtundzwanzig zu zerlegen. Das widerspricht dem Grundsatz, dass man aufgrund einer natürlichen Gesetzmäßigkeit, eines »Naturgesetzes«, immer auch zukünftige Ereignisse (im Rahmen des technisch Berechenbaren) vorhersagen kann. Um ein Naturgesetz kann es sich bei den Biorhythmen deshalb nicht handeln, und noch nicht einmal um eine einfache naturwissenschaftliche Regel.

Eine weitere Fehlerquelle des Fließschen Werkes liegt darin, dass die Zahlen, die Fließ von anderen Autoren übernommen hatte, nicht immer stimmten. So erkranken anders als in dem genannten Beispiel *nicht* dreimal mehr Frauen am Veitstanz als Männer. Wenn Fließ nun auch solche falschen Daten in sein System pressen konnte, liegt der Verdacht nahe, das *alle beliebigen* Daten sich zwanglos in den Biorhythmus fügen lassen.

Wie steht es jedoch mit den Berechnungen, die auf richtigen Originaldaten, etwa den Knospzeiten von Blütenpflanzen, beruhen? Sind auch diese Zahlenverknüpfungen künstlich errechnet, oder spiegeln sie eine der Natur innewohnende Eigenschaft wider?

Die Antwort: Auch in den »echten« Fällen erlag Fließ ungewollt seiner eigenen verqueren Logik. Sie fußt auf folgender Wahrscheinlichkeitsrechnung. Ich nehme irgendwelche Zahlen, seien sie der Natur abgeschaut oder – zum Beispiel von einem Computerprogramm – mehr oder weniger regellos erzeugt. Wie hoch ist die Wahrscheinlichkeit, dass eine dieser Zahlen entweder durch dreiundzwanzig oder durch achtundzwanzig teilbar ist und dann in einen dazu passenden Rhythmus eingeordnet werden kann? Etwa einmal pro zwölf ausgewählten Zahlen wird man einen geeigneten Kandidaten finden. Da Fließ nun bestimmte Zahlen willkürlich als zusammengehörig betrachtet (siehe das Beispiel der Schubertschen Lieder), erhöht er künstlich die Wahrscheinlichkeit, Zahlen zu finden, die in seine Rhythmen passen. Es ist ein perfekter Zirkelschluss: Zahlen, die zusammengehören, »weil sie eben zusammengehören«, werden zusammengefasst. Heraus kommt ein Rhythmus, der von vornherein schon angenommen wurde. Ohne ihn wären die Zahlen nicht vereinigt worden und könnten dann auch keinen Rhythmus ergeben.

Die Rhythmen, die aus Fließ' Zahlen sprechen, sind also künstlich erzeugt. Niemand hat sich je die Mühe gemacht, die vielen hundert Seiten Fließscher Beispiele auf eine andere Art als mit der Dreiundzwanzig und der Achtundzwanzig neu zu berechnen. Der Züricher Arzt Aebely zeigte aber schon 1928, dass viele biorhythmische Zahlenspielereien auch mit einem anderen Zahlenpaar funktionieren, etwa mit der Drei und der Fünf. Es ist dennoch eine Leistung, dass es Fließ mit verbissener Ausdauer gelang, eine eigene innere Ordnung für die Welt aufzubauen, die scheinbar bis ins Detail stimmte.

Hans Schlieper, ein Anhänger der Fließschen Periodenlehre, ging sogar noch weiter als ihr Urheber selbst. 1929 fügte er den Zahlen Dreiundzwanzig und Achtundzwanzig einen weiteren Wert, das »Raumjahr«, hinzu; diese Größe ermöglichte es ihm, nicht nur Lebensläufe mathematisch nachzustellen, sondern auch das »regelmäßige« Auftreten bestimmter Träume und den Aufbau lebender Körper mathematisch zu untersuchen. Bei der Betrachtung des Panzermosaiks einer Gürteltierhaut zum Beispiel erkannte Schlieper »Strukturen, die dem Kundigen als untrüglich echt in die Augen springen: Wahrlich! Das waren ja wieder die Geburtsabstände meiner eigenen Geschwister, nur ins Räumliche übertragen, graphisch dargestellt!«

Dass der Wunsch Vater seiner Gedanken war, verschwieg Schlieper nicht. In seinem Buch *Das Raumjahr* schreibt er: »Niemals war mir zweifelhaft gewesen, dass man eines Tages die Periodenwerte, und namentlich das Jahr, an lebendigen Gebilden werde sichtbar machen können.« In anderen Fällen hat solch eigentlich unwissenschaftliches Wunschdenken allerdings Früchte getragen, zum Beispiel bei Louis Pasteurs ersten Versuchen zur Tollwutimpfung. Er hielt sich hartnäckig an seine zunächst unbewiesene Theorie und setzte sich gegen die ganze Welt durch. Die Periodenlehre hingegen scheiterte an ihrem in sich geschlossenen Denken, das keine unabhängige Überprüfung erlaubt.

Einen eleganten Beweis gegen die Periodenlehre führt ungewollt die Zeitschrift *bild der wissenschaft*, die jährlich die besten Rechenvorschriften auszeichnet, um die aktuelle Jahreszahl zu »berechnen«, und zwar nur aus den vier Zahlen, aus denen die Jahreszahl besteht. Die Leser verbinden diese vier Ziffern (etwa 1, 9, 9, 8 im Jahr 1998) durch einfache Rechenmethoden, und heraus kommt die Jahreszahl. Niemand kommt auf die Idee, dass die vier Ziffern der betreffenden Jahreszahl magische Kräfte haben müssten, nur weil man sie zum betreffenden Jahr zusammenrechnen kann.

Kurz und allgemein gesagt: Ein mathematisch Interessierter kann fast alle Zahlenwerte durch einfache Rechenregeln und mit einigen immer gleichen Grundzahlen zu einer rhythmischen Serie verbinden. Ob diese Zahlenwerte »echt« oder »unecht« sind, ob sie durch Zufall oder Beobachtung gewonnen werden, spielt dabei keine Rolle.

Der Nachruf des Periodenkundlers Schlieper auf seinen Biorhythmus-Lehrer Wilhelm Fließ liest sich übrigens wie folgt:

Wilhelm Fließ, der am 24. Oktober 1858 geboren war, ist kurz vor seinem 70. Geburtstag gestorben. Auch ihm hat das Jahr die Grenze gezogen, das geschaltete Jahr, das ihm bei den Geburten seiner Kinder zum wissenschaftlichen Erlebnis geworden war:

Sein Sohn Robert	geboren 29.12.1895	1
		$1461 = 4\,J$
Sein Sohn Conrad	geboren 29.12.1899	8
		$10\,515 = 32\,J - 51 \times 23$
Wilhelm Fließ	gestorben 13.10.1928	

Die Werte $1173 = 51 \times 23 = 28 \times 23 + 23^2$ und $1428 = 51 \times 28 = 23 \times 28 + 28^2$ sind typische Verbindungswerte zwischen Geburt und Tod.

Fließ hätte diese letzte Rede auf ihn wohl als angemessen empfunden; wir müssen heute schmunzeln, wenn wir daran denken, mit welch verbissener Entschlossenheit Fließ und Schlieper bis in den Tod vorgingen.[24]

Das Fließsche Lehrgebäude der Biorhythmen, das auf den ersten Blick auf mathematischem Fels gebaut zu sein scheint, löst sich also in Nichts auf. Trotzdem steckt auch in Fließ' Überlegungen ein Körnchen Wahrheit, denn natürlich gibt es – andere – biologische Rhythmen. Bevor wir sie betrachten, noch einige Beispiele, die zeigen sollen, wie schwierig es selbst für ausgebildete Naturwissenschaftler ist, aus einer rechnerischen Beziehung eine wahre Schlussfolgerung über Tod und Leben zu ziehen.

---

[24] Schlieper, H. (1929) *Das Raumjahr. Die Ordnung des lebendigen Stoffes*, Jena.
Fließ, W. (1906) Der Ablauf des Lebens. Grundlegung zur exakten Biologie, Leipzig u. Wien.

URSACHE UND WIRKUNG VERSCHWINDEN
IM ZAHLENWIRRWARR

In vergangenen Jahrhunderten glaubte man vielfach, dass Junggesellen kürzer leben als Verheiratete. Obwohl Zahlenverhältnisse belegen, dass es einen Zusammenhang zwischen Junggesellenleben und verkürzter Lebensdauer gibt, bedeutet das nicht, dass dieser Zusammenhang ursächlich ist. Es könnte zum Beispiel sein, dass die Junggesellen nur deshalb unverheiratet waren, weil sie kränklich oder wenig attraktiv waren oder einen ungesunden Lebenswandel führten. Aus demselben Grund starben sie auch früh. Das Zahlenmaterial besagt in diesem Fall nur, dass es *irgendeine* Beziehung zwischen den Tatsachen »Junggesellendasein« und »früherer Tod« beziehungsweise »Verheiratetsein« und »längeres Leben« gibt. Es bedeutet aber nicht, dass Ursache und Wirkung offen liegen.

Nur eine sehr kritische Lesart kann uns davor bewahren, aus Statistiken falsche Schlüsse zu ziehen. Wenn wir Glück haben, sträubt sich allerdings der Verstand gegen falsche Zuordnungen. So nisten in manchen Orten Deutschlands umso mehr Störche pro Jahr, je mehr Kinder geboren werden. Weil wir über eine Zusatzinformation verfügen (der Storch bringt keine Kinder), ahnen wir sofort, dass die Beziehung »Mehr Störche = mehr Kinder« zwar wahr sein mag, die Störche aber nicht Ursache der erhöhten Geburtenrate sein können. Wie kommt es also, dass umso mehr Störche nisten, je mehr Kinder geboren werden? Der Grund ist einfach: Je größer ein Ort ist, desto mehr Einwohner hat er, und desto mehr Kinder werden geboren. Mit der Größe des Ortes steigt jedoch zugleich die Anzahl von Nistgelegenheiten für Störche. Die Größe des Ortes beeinflusst gleichermaßen die Anzahl von Kindern und Störchen.

In anderen Fällen ist es nicht so leicht, kritischen Abstand zu Statistiken zu wahren. Eine der leidenschaftlichsten Diskussionen, die der Autor bislang unter Wissenschaftlern erlebt hat, kreiste um das Medikament Contergan. Als Schwangere das Medikament in den sechziger Jahren einnahmen, kam es bei Neugeborenen zu Fehlbildungen, vor allem der Arme und Beine. Anfangs gab es keinen *statistischen* Beweis, dass die Gabe von Contergan Fehlbildungen bewirkte. Das war auch einer der Streitpunkte im damaligen Prozess um Schmerzensgelder und Schadenersatzansprüche gegen die Herstellerfirma. Auf die Frage, ob er denn seiner Frau in einer normalen, ausgewogenen Ernährung vorhanden sind, wird in *Felice* selbstverständlich nicht mitgeteilt. Dass jedes x-beliebige Pflanzenteil ein »Phytostoff« ist und dass Kalcium in manchen Städten mit kalkhaltigem Leitungswasser praktisch umsonst und in ausreichender Menge getrunken werden kann, sei noch hinzugefügt.

Die absurden Folgen des allgemeinen Verjüngungswahns haben sich längst eingestellt. Professor Volkmar Sigusch, Sexualwissenschaftler an der Universität Frankfurt, berichtet beispielsweise von schwer kranken siebzigjährigen Greisen, die ihn um Hilfe bitten, weil sie sich außerstande fühlen, eine ihnen ausreichende Penisaufrichtung zuwege zu bringen.

BIORHYTHMUS: TAKTSTOCK DES LEBENS

Die stete Wiederkehr der Jahreszeiten, sinnbildlich auch für den Verlauf eines Menschenlebens, erweckt den Eindruck, als gäbe es in der Natur einen Grundrhythmus, in welchem sich alle Vorgänge wiederholen. Blüten öffnen und schließen sich, Tiere ziehen in die Ferne und kehren zurück. Gibt es einen Taktgeber, der Lebensvorgänge dirigiert? Ist den kleinen Lebensrhythmen ein größerer übergeordnet? Und erklärt dieser umfassende Rhythmus Werden und Vergehen?

Solche Fragen stellte sich der Berliner Arzt Wilhelm Fließ zu Beginn des 20. Jahrhunderts. Seine aus Naturbeobachtungen abgeleiteten Erkenntnisse sind aus zwei Gründen interessant. Erstens zeigen sie, dass unser Leben wirklich von einem Grundrhythmus beherrscht ist. Zweitens machen sie deutlich, dass Ursache und Wirkung in einem nicht immer leicht durchschaubaren Zusammenhang stehen.

Auf der Suche nach einer inneren Ordnung des Lebens ging Fließ von der Beobachtung aus, dass der Eisprung bei Frauen alle achtundzwanzig Tage erfolgt. Daraufhin bat er einige seiner Patientinnen, den genauen Tag ihrer Monatsblutungen festzuhalten. Die Auswertung dieser Daten zeigte aber, dass das so genannte Normintervall von achtundzwanzig Tagen so gut wie nie auftrat.[23] Da Fließ von der Idee besessen

---

[23] Nur der Eisprung findet periodisch statt, und das etwa zwei Wochen vor der

der Schwangerschaft Contergan geben würde, antwortete der vortragende Wissenschaftler dennoch kurz und klar mit Nein. Warum?

Im Fall Contergan war es zwar zunächst nicht möglich, den Zusammenhang zwischen Medikament und Missbildung mathematisch zu beweisen. Das bedeutet aber nicht, dass kein Zusammenhang besteht. Die Statistik *konnte* im Fall Contergan anfangs nichts aussagen, weil es dafür zu wenige Fehlbildungsfälle gab – ein rein rechnerisches Problem, das mit Biologie und Medizin nichts zu tun hat. Die Schlussfolgerung, es gebe zwischen Contergan und Fehlbildungen keinen Zusammenhang, weil die Statistik ihn nicht belegt, ist falsch: Die Mathematik sagt in diesem Fall nicht aus, dass es keinen Zusammenhang gibt, sondern sie sagt nichts aus. Sie kann auch gar nichts aussagen, denn das mathematische Werkzeug der Statistik darf nicht angewandt werden, wenn die Fallzahlen – hier Contergan-Fehlbildungen – zu klein sind. Es wäre, als versuchte man, mit einem Schraubenzieher einen Nagel in die Wand zu schlagen. Die Schlussfolgerung »Der Nagel lässt sich nicht einschlagen« ist unzulässig, weil ein falsches Werkzeug zum Einsatz kommt.

JUNGGESELLEN UND FLIEGENSPERMA

Die Meldung, dass Junggesellen kürzer leben, geistert noch heute mit schöner Regelmäßigkeit durch die Boulevardblätter. Zuletzt erhielt diese absonderliche Ansicht Nahrung durch eine Entdeckung der Forscher Case und Williams. Sie stellten 1992 fest, dass einsame Menschen nach einem Herzinfarkt innerhalb eines halben Jahres doppelt so häufig einen zweiten Infarkt erlitten wie solche, die in einem festen Freundes- und Familienkreis leben. Auch die Alterspsychologen Rose, Bell und Lehr sind der Meinung, dass ein langjähriger Ehestand die Lebenserwartung erhöht. Ähnlich hört sich folgende Meldung an, die 1994 in mehreren Zeitungen erschien: »Wer viel küßt, lebt im Schnitt fünf Jahre länger, fanden US-Wissenschaftler heraus. Küssen stärkt das Immunsystem.« Nicht nur dieses profitiert von Küssen:

Die Versuchstiere von Professor von Holst aus Bayreuth, eichhörnchenähnliche Tupaias, bilden gerne Pärchen. Diese Pärchen küssen sich häufig. Ist ein Pärchen »harmonisch verpaart«, sinkt die Herzschlagrate der Partner stark. Harmonische Paare sterben wesentlich seltener an Herzinfarkt oder Blutgefäßverkalkung als unharmonische Paare. Im Übrigen gleichen sich die Herzschläge sowie die Atmung der Partner aneinander an, was man auch bei menschlichen Liebespaaren beobachtet.

Wenn man Ehe, häufiges Küssen und regelmäßigen Geschlechtsverkehr als zusammengehörig betrachtet, so verwundern die Entdeckungen anderer Forscherteams. Im Januar 1994 berichtete das große Wissenschaftsjournal *Nature* ausführlich Über die Lebensspanne der Taufliege *Drosophila*. Männliche Taufliegen geben mit ihrem Sperma eine Substanz in ihre Weibchen ab, die andere Spermien abtötet. Das dient vor allem dazu, den Befruchtungserfolg anderer Männchen bei dem jeweiligen Weibchen zu verhindern. Zugleich aber wirkt die Begleitsubstanz auf die Weibchen lebensverkürzend – je länger Weibchen im Experiment mit Sperma in Berührung waren, desto eher starben sie. Die Zeitschrift Nature überträgt diese Daten aber nicht voreilig auf den Menschen. Im erwähnten Heft heißt es daher vorsichtig: »Samenflüssigkeit ist schlecht für Sie – aber nur, wenn Sie eine weibliche Taufliege sind.«

EINE RHYTHMISCHE ZEITHÖHLE

Alle mehrzelligen Tiere besitzen einen inneren Zeitgeber. Um sich den tatsächlichen Tages- und Nachtzeiten anzupassen, nutzen Tiere die Tageslänge (Sonnenscheindauer), die Nachtlänge (Mondscheindauer), die Dauer von Gezeiten oder andere Umweltreize. Wie eine mechanische Taschenuhr, die man von Zeit zu Zeit nachstellen muss, können sich Tiere anhand von Ereignissen in ihrer Umgebung auf dieselbe einstellen. Der Abgleich ist vor allem deshalb wichtig, weil es von der Tages- und Jahreszeit abhängt, wann ein Tier auf Nahrungs- oder Partnersuche geht, sich verpuppt oder in eine Wartestarre verfällt. Durch das ständige Nachstellen der inneren Uhr können Tiere auch bei schlechtem Wetter, beispielsweise wenn mehrere Tage lang kein Mondlicht durch die Wolkendecke scheint, ihren richtigen Tagesrhythmus beibehalten.

Dass auch Menschen eine innere Uhr besitzen, weiß jeder, der bei weiten Flugreisen vom Jetlag geplagt wurde und zu unmöglichen Zeiten hellwach oder todmüde war: Obwohl die innere Uhr auf Nacht gestellt ist, scheint die Sonne.

Ein anderes Indiz für die innere Uhr: Manchen Menschen gelingt es, morgens ohne Wecker auf die Sekunde genau zu erwachen.

Der Körper kann sich bei Fernreisen anhand äußerer Signale auf den neuen Tagesablauf einstellen. Der einmal eingestellte innere Rhythmus ist also nicht vollkommen starr. Das wäre auch sinnlos, denn die Anpassung an veränderte Umweltbedingungen ist eine grundsätzliche Voraussetzung allen Lebens. Dennoch muss es einen inneren, eher starren Takt geben, der der wirklichen Tageslänge angepasst werden kann. Diesen Takt gibt es. Man entdeckte ihn bei Experimenten mit Menschen, die sich für bis zu einem Jahr freiwillig in einen Bunker begaben (darunter viele Studenten, die für ihre Prüfungen lernten).

Die ursprüngliche Annahme der Forscher war eher langweilig und besagte, dass jeder Mensch »auf vierundzwanzig Stunden getaktet« ist. Erst um 1970 herum, als die Bunkerexperimente begannen, zeichnete sich ab, dass dies ein Irrtum war.

Die Versuchspersonen in den Bunkern machten, was sie wollten, und konnten jederzeit um Mahlzeiten sowie um Nachschub an Spielen, Papier, Stiften usw. bitten. Die Rhythmusforscher interessierte vor allem, wann die Probanden das Licht ein- und ausschalteten. Auf diese Weise bestimmten die Versuchspersonen ihre Tageslänge selbst. Da kein natürliches Licht einfiel, keine Uhr zur Verfügung stand, kein Schall von außen hereindrang und abgesehen von den Bestellungen keine Gespräche mit der Außenwelt gestattet waren, entsprach die Spanne vom Einschalten bis zum Ausschalten des Lichtes einem »Tag«.

Die meisten Personen schalteten die Lampen im Laufe des Versuches immer später ein. Ihre Tageslänge lag nicht bei vierundzwanzig, sondern bei fünfundzwanzig Stunden. Schon nach einem Tag waren die Versuchspersonen vollkommen vom Tag-Nacht-Wechsel der Außenwelt abgekoppelt. Sie hinkten der wirklichen Zeit immer weiter hinterher, bis sie am Ende rein rechnerisch mehrere Tage »verloren« hatten. Nach dem fünfundzwanzigsten Bunkertag musste man den Versuchsteilnehmern beispielsweise die Zeitung vom Vortag reichen, nach dem fünfzigsten Tag stets die vorgestrige Ausgabe und so weiter. »Der 24-Stunden-Rhythmus der Erdumdrehung zwingt durch Resonanz dem 25-Stunden-Menschen den kosmischen Rhythmus auf«, erläutert der Göttinger Experimentalmediziner Friedrich Cramer die Versuche seines Kollegen Jürgen Aschoff.[25]

Neben den Fünfundzwanzig-Stunden-Schläfern gibt es aber auch Menschen mit einem verkürzten biologischen Takt geben. Da ihr Grundrhythmus nur etwa dreiundzwanzig Stunden dauert, sind sie außerhalb des Bunkers typische Frühaufsteher. Die Mehrheit der Fünfundzwanzig-Stunden-Menschen ist hingegen vom Langschläfertyp und daher dauerhaft morgenmuffelig.

Die Bunkerexperimente belegen, dass der Tag- und Nachtrhythmus bei Menschen weitgehend über die Tageshelle abgeglichen wird. Welchen Platz findet da noch der Fließsche Biorhythmus? Man würde vermuten: gar keinen. Doch erstaunlicherweise passt die alte Biorhythmustheorie auf einen ähnlichen Zeitgeber – den Mond. Ein Mondumlauf um die Erde dauert achtundzwanzig Tage. Die gleiche Zeit liegt zwischen zwei Eisprüngen einer Frau, und aus ihr wurde die Idee des Biorhythmus ge-

---

[25] Langzeitversuche dieser Art werden heute nur noch von sehr wenigen Freiwilligen, meist in Eigenregie, durchgeführt. Der Grund: Bei der Rückkehr in den normalen Zeitablauf treten nach über halbjähriger Abschottung gesundheitliche Schäden und Desorientierung auf, die einem Super-Jetlag nahe kommen.

boren. Könnte es sein, dass die Sonne die Tageslänge bestimmt, während der Mond die Monatslänge einstellen hilft? Wie schwierig die Auslegung der Beobachtungen ist, belegt folgendes Experiment. Es zeigt, dass auch andere als kosmische Einflüsse unsere inneren Uhren stellen.

In Arbeits- und Lebensgemeinschaften (Büros, Frauenwohngemeinschaften, Frauengefängnissen usw.) stimmt der Zeitpunkt der Monatsblutung bei den Bewohnerinnen meist überein. Da die Frauen vor der Eingliederung in die Gemeinschaft zu verschiedenen Zeiten menstruieren, stellt sich die Frage, wie die zeitliche Kopplung in Gefängnis, Büro und so weiter vonstatten geht. Ein Forscherteam versuchte daher, den Menstruationsrhythmus aus dem Gleichgewicht zu bringen. Dazu brachte es Schweiß einer menstruierenden Versuchsperson auf die Körper von Gefängnisinsassinnen auf. Tatsächlich bewirkte das unmerkliche, aber über die Geruchsstoffe im Schweiß verbreitete Signal, dass der Rhythmus der übrigen Frauen sich verschob. Die Mondphasen an sich sind also nicht die Eckpunkte, die den biorhythmischen Einsatz bestimmen, sondern nur gleich bleibende Zeitgeber im Hintergrund, an denen biologische Vorgänge ausgerichtet werden können.

Man vermutet, dass der eigentliche Grundrhythmus des menschlichen Lebens in der DNA niedergeschrieben ist. Er wird aber, wie erläutert, von vielen Einflüssen, zum Beispiel der Länge der Tage, an die irdischen Verhältnisse angepasst. Letztlich können wir uns daher nicht über unseren inneren Taktgeber hinwegsetzen. Oder doch? Wenn es gelänge, die innere Uhr genetisch zu verstellen, könnte dann nicht auch die wesentlich langsamer tickende Uhr des Alterns verlangsamt werden?

Tatsächlich bestimmen die Gene (also Teile der DNA) das Altern. Das ist leicht daran zu erkennen, dass es Familien gibt, deren Mitglieder ausgesprochen langlebig sind. Mitglieder solcher Uraltfamilien sterben im Schnitt zehn Jahre später als die Menschen der restlichen Bevölkerung desselben Geburtsjahrganges. Es gibt auch Familien, in denen vorwiegend die männlichen Ahnen, also Vater, Großvater, Urgroßvater und so fort, überdurchschnittlich alt werden. Auch das ist ein Hinweis darauf, dass die familiäre Langlebigkeit erblich ist, da Erbmerkmale unter bestimmten Umständen nur über die väterliche (oder nur über die mütterliche) Linie vererbt werden können. Der Einfluss der Gene auf normale Langlebigkeit wird nach heutigem Wissen auf etwa zwei Drittel, die der Umwelt-

DER BIORHYTHMUS FÜR EINEN GUTEN TAG

Durch Lerntests, Blutuntersuchungen und Geschicklichkeitsprüfungen zu verschiedenen Zeiten des Tages gelang es, einen kompletten Stundenplan zu erstellen, der es erlaubt, die Hochs des Tages zu nutzen und dessen Tiefs zu umschiffen.

7-9 Uhr   Die Sexualhormone erreichen ihren höchsten Stand die Lust kann optimal befriedigt werden.

8-10 Uhr   Geringste Schmerzempfindlichkeit (Zahnarzttermine für den Morgen vereinbaren!).

9-10 Uhr   Das Kurzzeitgedächtnis arbeitet am besten. Eine gute Gelegenheit, vor Prüfungen noch zu pauken.

9-12 Uhr   Analytische Denkfähigkeit auf vollen Touren: die beste Zeit für Problemlösungen und Strategieplanungen.

10-12 Uhr   Höchster Grad an Wachheit, Sprachfähigkeit optimal: beste Zeit für Verhandlungen, Vorstellungsgespräche und Konferenzen.

13-15 Uhr   Das Mittagstief. Man hängt durch, egal ob man gegessen hat oder nicht. Ein kurzes Mittagsschläfchen hilft, den restlichen Tag fit zu bleiben.

15-16 Uhr   Die Wachsamkeit steigt wieder an, das Langzeitgedächtnis erreicht seine höchste Kapazität. Gute Zeit, um noch zu lernen oder sich eine Rede einzuprägen.

15-17 Uhr   Die Stimmung steigt auf den Tageshöhepunkt.

16-18 Uhr   Die Geschicklichkeit gipfelt: Klavier spielen, tippen, basteln.

18-21 Uhr   Alles wird langsamer. Entspannung. Geistige Möglichkeiten lassen nach.

19-21 Uhr   Zeit zum Schmecken und Genießen: Die fünf Sinne sind jetzt am leistungsfähigsten.

23-1 Uhr   Das späte Hoch der Kreativität. Wer jetzt noch wach bleibt, kann mit dem Stoff, aus dem die Träume sind, denken, schreiben, erfinden und komponieren.[26]

---

[26] Diese Zusammenstellung stammt im Wesentlichen aus *Psychologie heute*, Juli 1992.

einflüsse auf etwa ein Drittel geschätzt. Von den Umwelteinflüssen ist an vielen Stellen dieses Buches die Rede, etwa dem Familienstand und den Ernährungsgewohnheiten. Sie sollen daher an dieser Stelle nicht weiter behandelt werden.

Es ist wahr, dass man die für rein genetische Langlebigkeit verantwortlichen DNA-Bereiche ausfindig machen kann. Je nachdem, welche Besonderheit sie aufweisen, könnte man sie vielleicht sogar auf andere Menschen übertragen oder in ihnen verändern. Das dazu geeignete Verfahren heißt somatische Gentherapie. Die Frage, welche Bedeutung dieses Verfahren in der Zukunft haben könnte, führt zum Thema des dritten Buchteils.

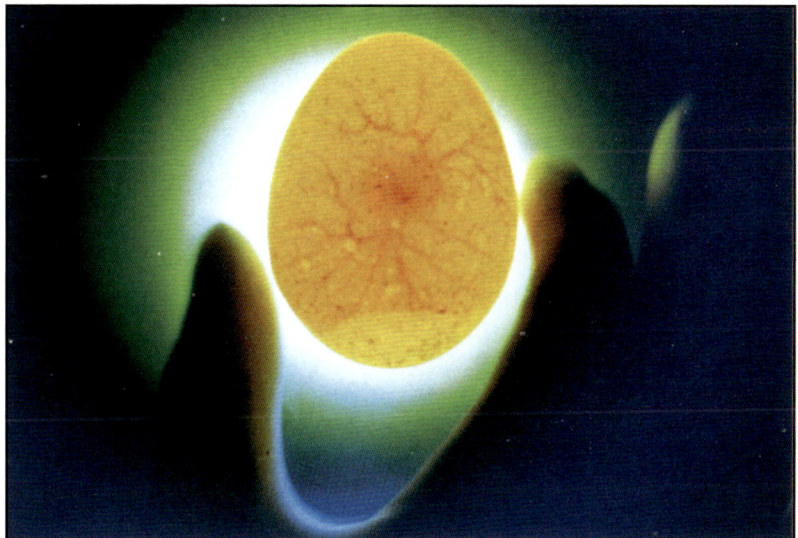

Abb. 1: Putenei vor einer Lichtquelle. Der Körperaufbau eines Tieres ist minuziös geplant. Die Arbeitsanleitung dazu steckt in den Genen des neuen Lebewesens sowie in Stoffen, die vom mütterlichen Organismus in die Eizelle eingelagert werden. Im Bild sind die Gefäße eines sich entwickelnden Putenembryos zu sehen. (Foto: Bayer AG).

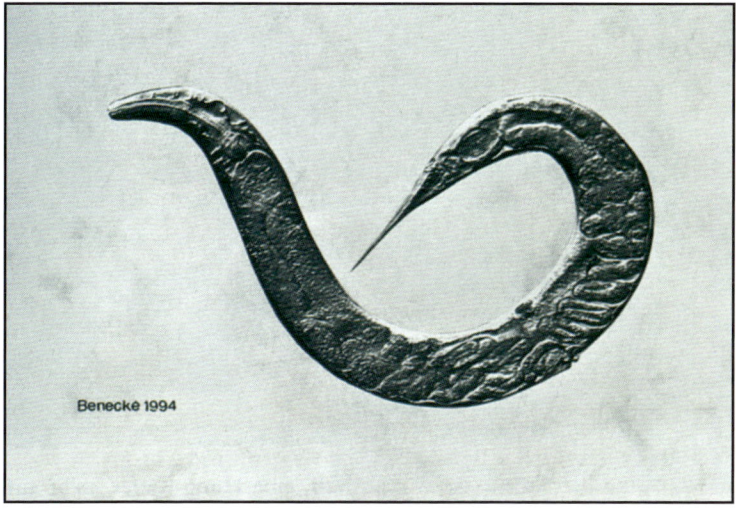

Abb. 2: Der Fadenwurm C. elegans, eines der ersten Lebewesen, deren genetischer Code vollständig entschlüsselt wurde.

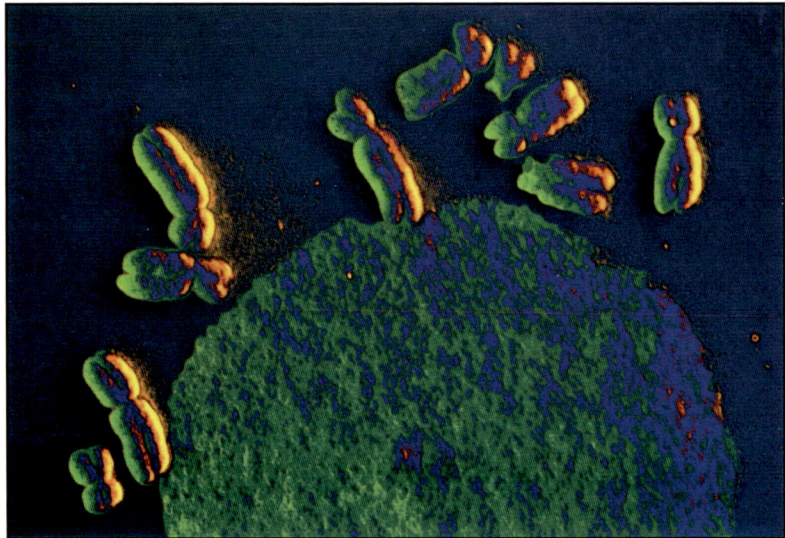

Abb. 3: Chromosomen des Menschen in dreitausendfacher Vergrößerung. Sie bestehen aus einem dünnen Säurefaden (DNA), der spiralförmig aufgerollt ist. Einzelne Abschnitte des Fadens bestehen aus den Genen, in denen die vollständige Bauanleitung für den Körper und für seine Funktionen festgeschrieben ist.

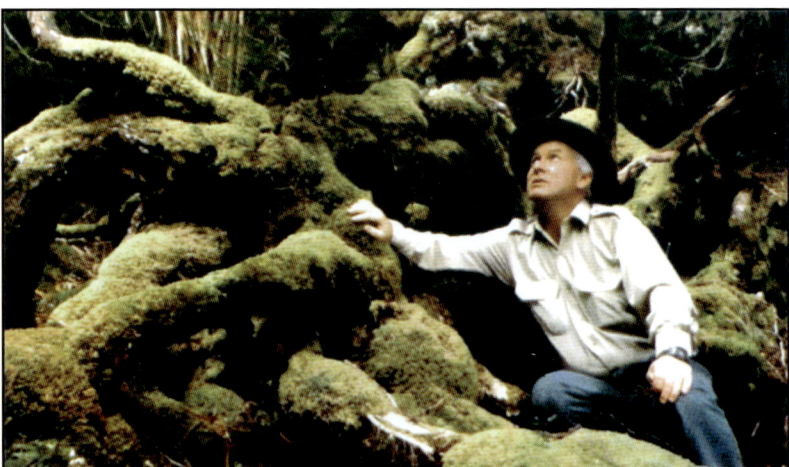

Abb. 4: Der vermutlich älteste Baum der Welt, eine Huon-Kiefer, steht auf Mount Reid in Tasmanien. Als Mindesalter des Riesenbaumes geben Wissenschaftler 10.500 Jahre an, halten es aber für möglich, daß er bereits 30.000 bis 40.000 Jahre alt ist. (Foto: dpa)

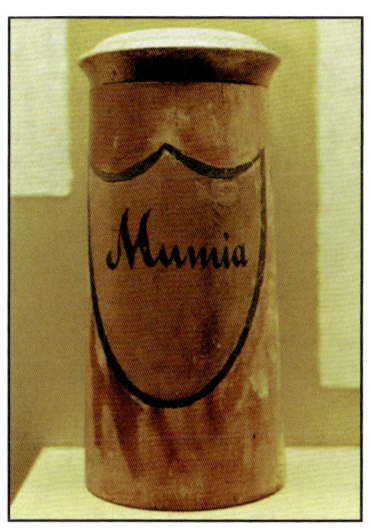

Abb. 5: Mumia-Dose aus dem deutschen Apotheken-Museum Heidelberg, um 1825. Der auffallend gute Erhaltungszustand ägyptischer Mumien verleitete die europäischen Ärzte des Mittelalters bis ins 19. Jahrhundert hinein dazu, *Mumia very aegyptica*, Mumienstückchen, als Medikament zu verkaufen. In einigen Apotheken wurde Mumienpulver sogar noch bis zu Beginn des Zweiten Weltkrieges angeboten. (Foto: Dieter Rüchel)

Abb. 6: Baumbestattung in Neuguinea. In der westlichen Welt werden die Menschen in Holzsärgen bestattet – selbst in den Krematoriumsofen wird der Sarg mit hineingeschoben. Andere Kulturen verbrennen ihre Toten auf Scheiterhaufen, und in Neuguinea werden die Leichen in eigens entlaubten Baumkronen bestattet. (Foto: Wulf Schiefenhövel)

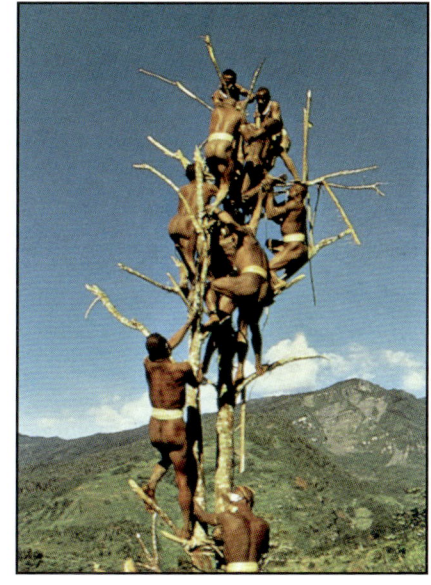

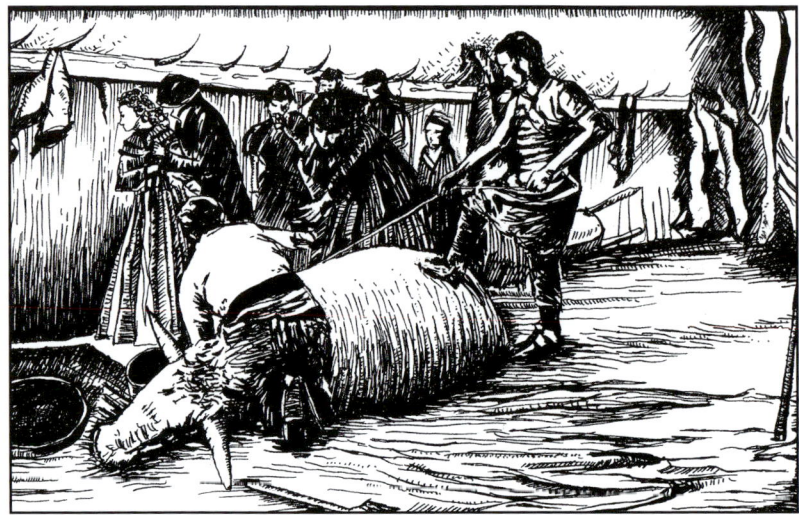

Abb. 7: »Les buveurs de sang«. Bestimmte Krankheitsmerkmale der Porphyrie ähneln den Eigenschaften, die man Vampiren nachsagt. Noch im 19. Jahrhundert wurde den Kranken, die hier im Schlachthof anstehen, Rinderblut verordnet. (Zeichnung: Olga Abendroth nach einem Gemälde von J.-F. Gueldry aus dem 19. Jahrhundert)

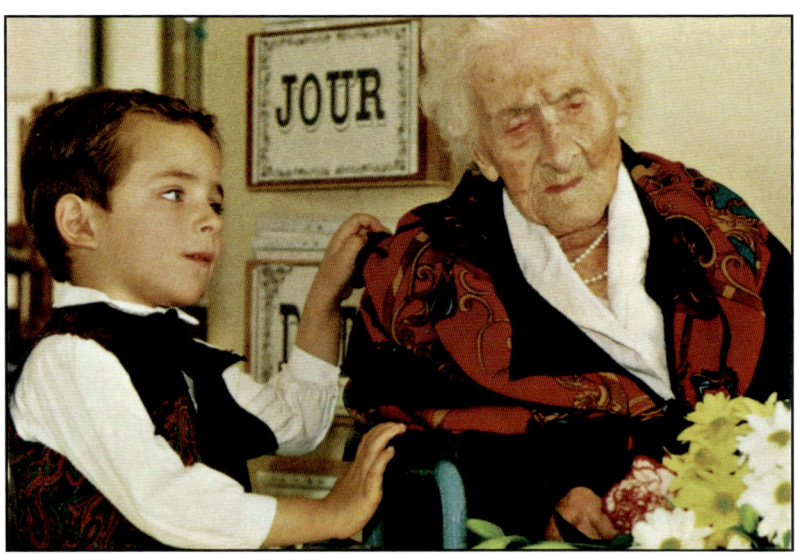

Abb. 8: Jeane Louise Calment starb am 04. August 1997 im Alter von 122 Jahren. Das Foto zeigt sie an ihrem 122. Geburtstag am 12. Februar 1997. (Foto: AP).

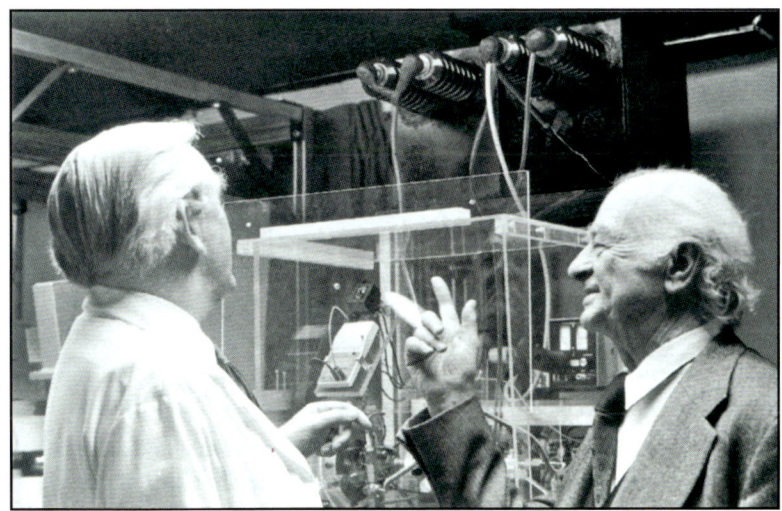

Abb. 9: Linus Pauling erforschte bis an sein Lebensende die heilsamen und vorbeugenden Wirkungen des Vitamin C. Hier ist er zusammen mit Ewan Cameron, dem medizinischen Direktor des Linus Pauling Institute, im Massenspektrometerlabor zu sehen. (Foto: © Pauling Archives/LPISM)

Abb. 10: Danny, das »älteste« Kind der Welt. Zwei Krankheiten, bei denen eine stark verfrühte Vergreisung eintritt, sind die Progerie und das Werner-Syndrom. Progerie-Kinder wie Danny sehen bereits mit neun Jahren aus wie Siebzigjährige, bei Werner-Kindern setzt der körperliche Verfall etwas später ein. Das Gen für das Werner-Syndrom ist bereits gefunden: eine Gentherapie kann daher versucht werden. (Foto: France 2)

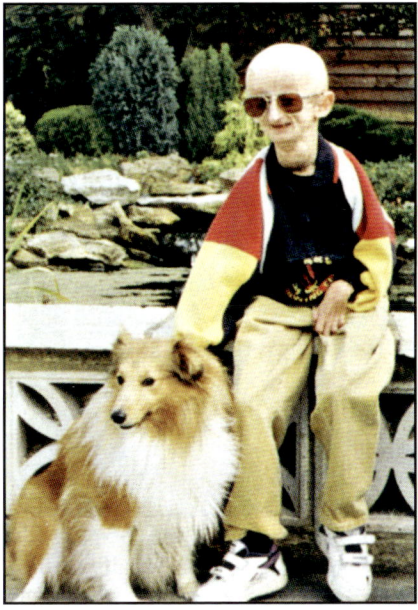

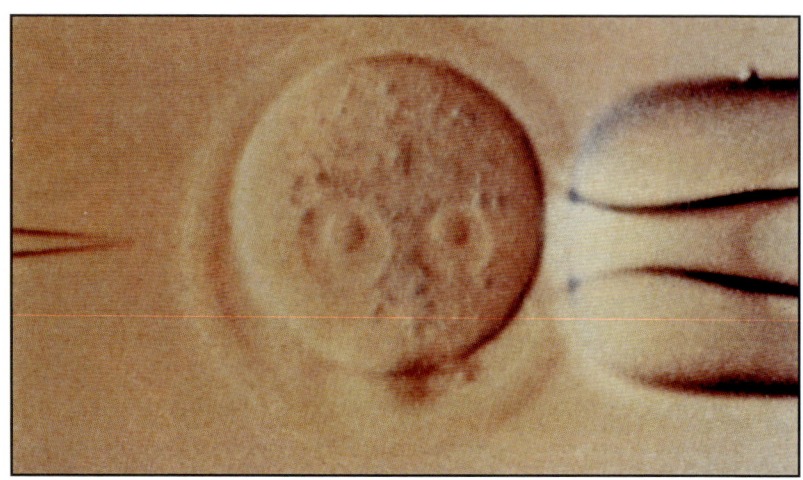

Abb. 11: Mikroinjektion von Erbgut (DNA) in die Eizelle einer Maus.

Abb. 12: Tiefkühlung von Leichen. Anfang 1995 hatten sich bereits achtundzwanzig Menschen in der Wüstenstadt Phoenix in Tiefkühlbehältern einfrieren lassen. Die Firma Alcor, die diesen Service anbietet, verlangt dafür fünfzig- bis hunderzwanzigtausend Dollar, Auslandskunden zahlen zehntausend Dollar Aufschlag. (Foto: Michael Montfort)

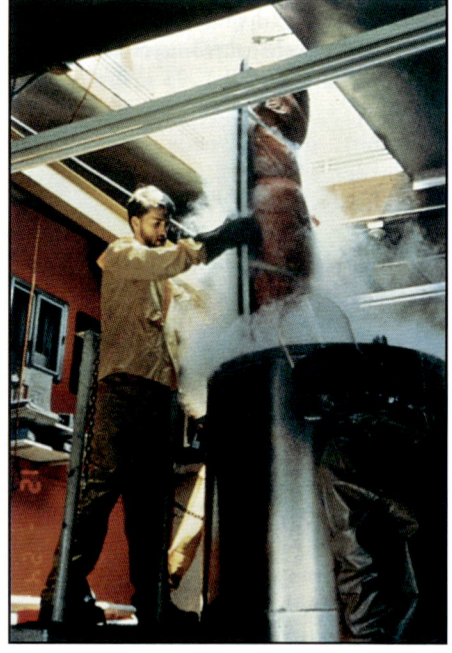

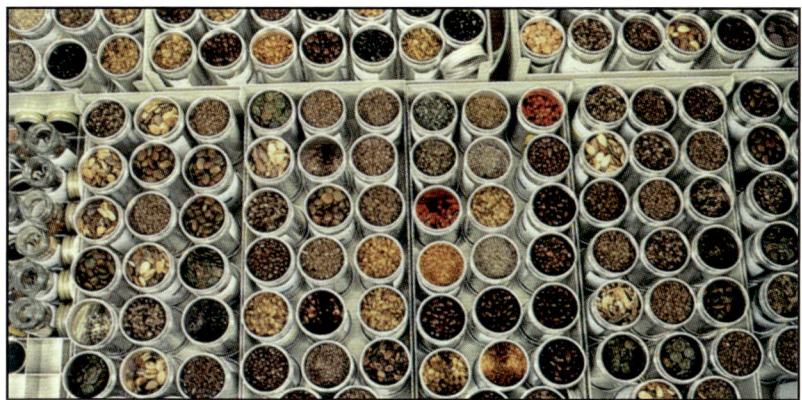

Abb. 13: Pflanzensamendosen in der »Jahrtausendsamenbank« von Kew. Weltweit bemühen sich Forscher, das Saat- und Erbgut von Pflanzen zu sammeln. Die bislang größte Sammlung befindet sich im Botanischen Garten von Kew in der Nähe von London. Bis zum Jahr 2000 möchten britische Wissenschaftler alle eintausendvierhundert in Schottland, Wales und England lebenden Pflanzen in Form von deren Samen in der »Millenium Seed Bank« zusammenbringen. Bis 2010 sollen sogar fünfundzwanzigtausend Pflanzenarten in die Samenbank aufgenommen werden – gut ein Zehntel aller Pflanzenarten der Erde. (Foto: Royal Botanic Gardens Kew)

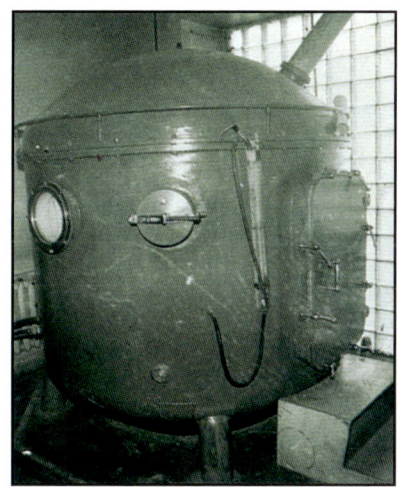

Abb. 14: Die erste künstliche Lebenswelt für Mensch und Pflanze, der luftdicht abgeschlossene Metallkessel des russischen Forschers Jewgeni Schepelew. 1963 schloß sich der Wissenschaftler im Institut für Biomedizinische Probleme in Moskau unter der Aufsicht seiner Kollegin Gana Meleschko in diesen nur fünf Kunikmeter großen Kessel ein, der mit der Biolunge (einem Behälter voller Algen in Wasser) verbunden war. Die Algen verwandelten das Kohlendioxid wieder in Sauerstoff. Das Experiment glückte. (Foto: G. Meleschko)

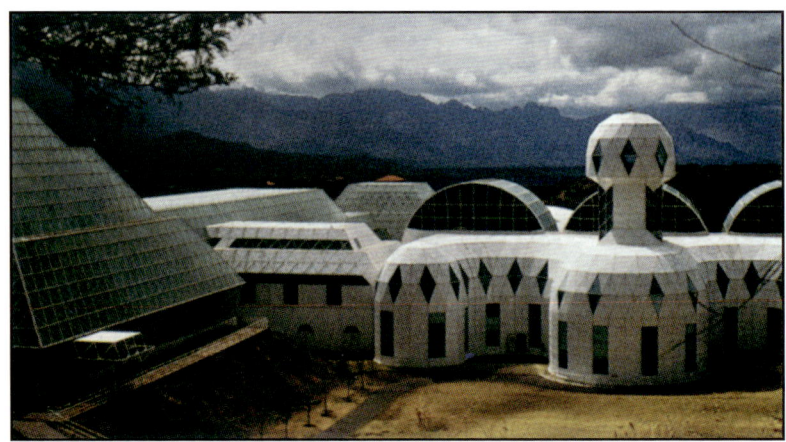

Abb. 15: Der Arbeits- und Wohnblock der Biospähre in der Wüste von Arizona. In dieser künstlichen Welt wohnten und arbeiteten zwei Jahre lang acht Forscher, um herauszufinden, ob Menschen in einem geschlossenen Biosystem überleben können. Unter einer schönen Glaskuppel befinden sich ein Tropenwald, ein Meer, eine Steppe, Äcker und ein neun Meter hoher Wasserfall. (Foto: Nancy Dise)

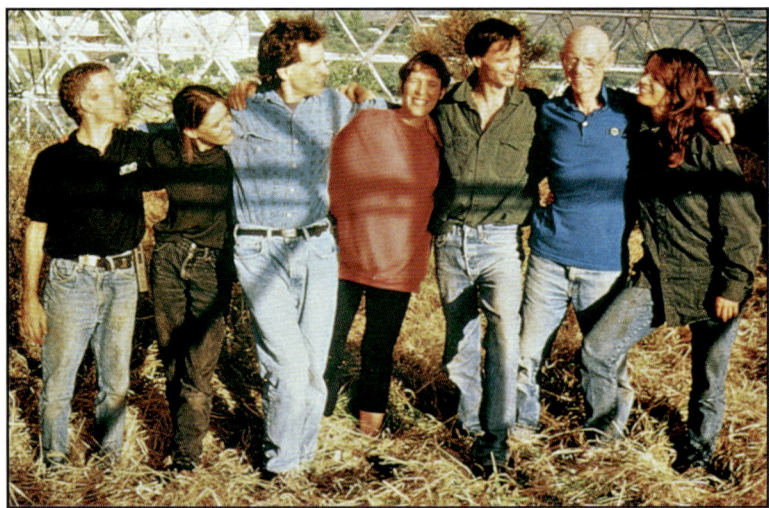

Abb. 16: Die acht Bionauten. Das Foto zeigt die Bewohner der Biosphäre zwei Monate vor ihrem Verlassen der künstlichen Welt. Von links: Mark Nelson, Abigail Alling, Taber McCullem, Sally Silverstone, Mark van Thillo, Roy Walford, Jane Poynter. (Foto: Mark Nelson, © Biosphere Ventures)

DRITTER TEIL

Die Unsterblichkeit des Einzelnen:

Mögliches und (heute) Unmögliches

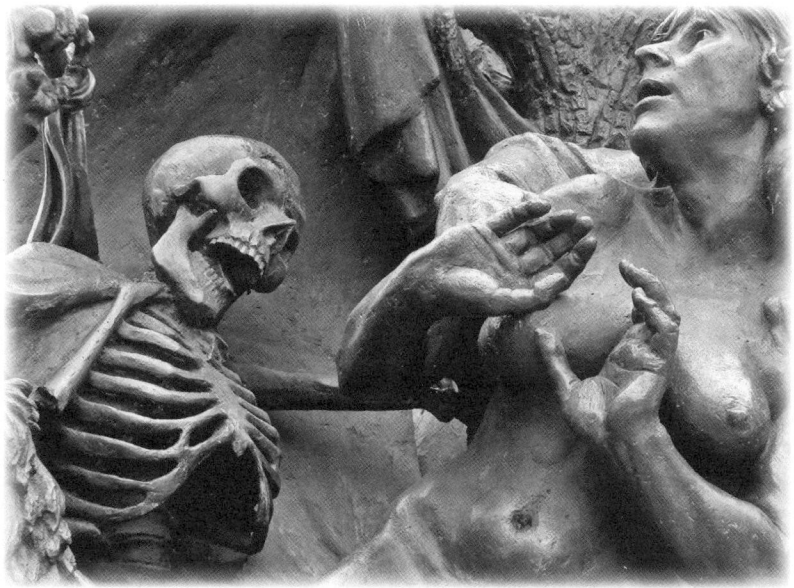

„Was ist Langlebigkeit? Das Grauen, in einem menschlichen Körper gefangen zu sein, dessen Fähigkeiten schwinden; eine Schlaflosigkeit, die mit Jahrzehnten gemessen wird, nicht mit Zeigern aus Stahl; das Gewicht von Meeren und Pyramiden, von alten Bibliotheken und Dynastien, nicht nichtzuwissen, dass ich verdammt bin zu meinem Fleisch, zu meiner abscheulichen Stimme, zu meinem Namen, zu einer Routine von Erinnerungen, zum Spanischen, mit dem ich nicht umgehen kann, zur Nostalgie nach dem Latein, das ich nicht beherrsche, dazu, mich in den Tod versenken zu wollen und nicht in den Tod sinken zu können, zu sein und zu währen."

Jorge Luis Borges

WANN IST EIN MENSCH TOT?

Bis in die Sechzigerjahre des 20. Jahrhunderts war es einfach, den Tod festzustellen. Stand das Herz still oder hörte die Atmung auf (durch den unter die Nase gehaltenen Spiegel leicht festzustellen), so war der Mensch gestorben. Tote der heutigen Zeit können dagegen die Beine bewegen, einen versteiften Penis haben und im Reflex die Krankenschwester oder den Pfleger umarmen, während diese gerade das Bett des Patienten richten. Was geschah seit den Sechzigerjahren, dass unser Bild des Todes dergestalt durcheinander geraten ist?

Es war zunächst die Erfindung der Herz-Lungen-Maschine. Sie erlaubt es, den Kreislauf eines Menschen auch dann noch aufrechtzuerhalten, wenn das Herz eigentlich stillsteht. Der Herzstillstand konnte so nicht mehr für den Eintritt des Todes entscheidend sein. Deshalb setzte ein Regierungsausschuss (President's Commission) in den USA 1968 ein völlig neues Todesmerkmal fest: den Hirntod. Nach einem Herzstillstand sind innerhalb kurzer Zeit (eine knappe Stunde genügt) die Kraftreserven der Körperzellen verbraucht. Die Muskeln können sich nicht mehr entspannen, und die Totenstarre tritt ein. Je nach Umgebungstemperatur beginnt nun mehr oder minder rasch die Zersetzung des Körpers durch Pilze und Bakterien sowie durch geplatzte Bläschen mit zersetzender Flüssigkeit in den Zellen.

Ganz anders verhält es sich mit Hirntoten. Das menschliche Gehirn ist aus Bereichen von unterschiedlicher Wichtigkeit zusammengesetzt. Tief liegende Teile steuern zum Beispiel die Atmung, den Schlaf-Wach-Rhythmus und Reflexbewegungen. Je weiter außen ein Gehirnteil liegt, desto weniger lebenswichtig ist seine Funktion. Die im Vergleich zur

Atmung oder zur Bewegung weniger wichtige Sehrinde beispielsweise liegt direkt unter der schützenden Schädeldecke, am Außenrand des Gehirns.

Wenn die weniger lebensnotwendigen Bereiche des Gehirns absterben, können die anderen Bereiche noch lange weiterarbeiten.

Das ist der Grund, warum Alzheimerkranke oft bis zu zehn Jahre auf einer Pflegestation verbringen. Bei ihnen wird nach und nach das im Hinblick auf Lebensfunktionen »weniger wichtige« Gehirnmaterial abgebaut; die über Leben und Tod entscheidenden Gehirnbereiche funktionieren aber weiterhin. Da der Hirntod bereits als eingetreten gilt, wenn die randständigen Bereiche sowie viele, aber nicht alle grundlegenden Gehirnteile brachliegen, kann der Tote nicht nur wie ein Schlafender aussehen, sondern sich auch so anfühlen. Sein Körper ist durchblutet, denn das Herz schlägt noch. Detlef Linke, der als Arzt an der Bonner Universität Hirngewebe verpflanzt, malt sich daher aus: »[Heutige] Leichname können demzufolge noch atmen. Man könnte sich entscheiden, ob man sie beerdigen oder noch aufbewahren möchte.« Und das, so kann man hinzufügen, fast unbegrenzt lange. Denn sorgsame Pflege und die nötigen technischen Geräte erlauben es, den Körper zu erhalten.

Dass sich auch Ärzte unbehaglich fühlen, wenn sie den »modernen Tod« diagnostizieren, zeigt Professor Linke in seinem Buch Hirnverpflanzung. Die erste Unsterblichkeit auf Erden auf:

> Bisweilen [wird] vom »Hirntod*syndrom*« gesprochen, obwohl ein *Syndrom*, also ein Krankheitsbild, normalerweise nur einem *lebenden* Menschen zugeschrieben wird [Kursivsetzung durch M. B.]. Der Tod ist in den Köpfen der behandelnden Ärzte unfreiwillig zu einem Krankheitsbild geworden! Selbst Medizinern fällt es also schwer, die Festlegung auf den Hirntod gefühlsmäßig anzunehmen.

Nicht nur die Angehörigen, sondern auch die Ärzte selbst haben in ihrem Innersten Zweifel am Tod des Toten. Detlef Linke veranschaulicht den Zwiespalt mit einem Beispiel:

HERZ-LUNGEN-MASCHINE UND HERZTRANSPLANTATION

Das erste Organ, das sowohl verpflanzt als auch ganz durch ein künstliches ersetzt werden konnte, war das Herz. (Zwar gelang Joseph Murray in Boston bereits 1954 die Verpflanzung einer Niere, doch können Nieren bislang nicht künstlich nachgebildet werden.)

Herzchirurgen hatten sich schon lange gewünscht, am ruhenden, nicht blutenden Herz arbeiten zu können. Während dieser Zeit musste die Funktion des Herzens von einem Gerät übernommen werden, damit das Blut während der Operation weiter durch den Körper des Patienten floss.

Der Amerikaner John Gibbon hatte schon vor dem Zweiten Weltkrieg (1937) Herz und Lunge von Katzen kurzfristig durch eine Maschine ersetzt. Wegen des Krieges, in dem die Forschung weitgehend darniederlag, wurde aber erst am 6. Mai 1953 eine Herz-Lungen-Maschine bei der Operation eines Menschen eingesetzt:

Die von John Gibbon konstruierte Maschine übernahm sechsundzwanzig Minuten lang die Herz- und Lungenfunktion einer achtzehnjährigen Frau.

Zur gleichen Zeit begann man damit, künstliche Herzteile in lebende Herzen einzubauen – heute gibt es bereits komplette Kunstherzen, die aber noch nicht zur vollen Serienreife gelangt sind (auch die seelische Belastung der Patienten mit Kunstherz ist schwer).

1959 verpflanzten die amerikanischen Chirurgen Richard Lower und A. Schumway zum ersten Mal ein Herz, allerdings bei einem Hund – das Tier überlebte nur wenige Tage. Beim Menschen gelang die Operation am 3. Dezember 1967.

Der Chirurg Christiaan Barnard überführte am Groote-Shuure-Krankenhaus in Kapstadt das Herz von Denise Darwall dauerhaft in den Brustkorb des Lebensmittelhändlers Louis Washkansky.

Heute leben Menschen unter Umständen sogar mit zwei Herzen ihrem eigenen und einem zweiten »Huckepackherzen«. Ein solches Hilfsherz pflanzten 1991 Ärzte an der Uniklinik Münster der kleinen Jacqueline aus Hagen ein. Das Team um Deniz Kececioglu hatte bei Jacqueline zuvor einen angeborenen Herzfehler operiert; dieser Defekt hatte das Organ aber so stark geschwächt, dass Jacqueline nicht hätte überleben können. Vier Jahre lang unterstützte das Hilfsherz Jacquelines eigenes Herz, während dieses sich langsam erholte

– dann wurde ihr das Fremdherz wieder entnommen. Seit Ende der sechziger Jahre gelingen auch Herz-Lungen-Übertragungen.

Mittlerweile können zehn- bis siebzigjährige Empfänger Herzen erhalten. 1986 wurde sogar einem neugeborenen Kind ein anderes Herz eingepflanzt. Generell dürfen die Empfänger auf keinen Fall an Immunschwäche leiden: Um zu verhindern, dass das neue Organ vom Körper abgestoßen wird, muss das Immunsystem des Empfängers mit Medikamenten unterdrückt werden. Jede zusätzliche Anfälligkeit für Umwelteinflüsse kann dann den Tod des Menschen bedeuten. Diese bei den Gründe – Abstoßung und Infektion – sind innerhalb des ersten Jahres nach der Operation die Haupttodesursachen für Herzempfänger. Weil etwa ein Siebtel aller Herzempfänger schon im ersten Jahr nach der Transplantation eine starke Gefäßverkalkung erleben, muss mit der steigenden Zahl von Fremdherzträgern in Zukunft vermutlich immer häufiger eine zweite Herztransplantation stattfinden.

Beim Hirntoten ist an Lebensäußerungen noch vieles möglich, was ihm im Leben vielleicht manchmal sogar verwehrt war. So kann es bei einem solchen ›Toten‹ durchaus noch zu einer dauerhaften Erektion kommen. Aus der Sicht der Nervenfunktionskunde handelt es sich lediglich um einen Rückenmarksreflex. Aber was heißt hier ›lediglich‹?[1]

---

[1] Linke, D. (1993) *Hirnverpflanzung. Die erste Unsterblichkeit auf Erden*, Reinbek.

GEFANGEN IM LEBLOSEN KÖRPER

Das ausschlaggebende Todesmerkmal eines Menschen ist per Vereinbarung der Tod des Gehirns. Müssen wir befürchten, irgend wann als Untote mit teils noch funktionierendem Gehirn erstarrt an ein Krankenhausbett gefesselt zu sein?

Ja und nein. Ja, weil es einen Fall gibt, in dem Gehirn und Körper tatsächlich voneinander gelöst sind. Nach einem Schlaganfall in der hinteren Schädelgrube, im Bereich grundlegender Lebenserhaltungsfunktionen, kann es geschehen, dass das Gehirn den Körper nicht mehr wahrnimmt. Der medizinische Fachausdruck dafür ist »Locked-in-Syndrom«. Nur die – in die Ferne gerichteten – Augen ermöglichen noch einen Zugang zum Gehirn der betreffenden Person. Manche Personen, die derart in ihrem eigenen Körper gefangen sind, können die Augen noch ein wenig nach oben und unten bewegen. Heute versucht man, sich mit den Kranken zu verständigen, indem etwa eine Aufwärtsbewegung der Augen als »Ja« und eine Abwärtsbewegung als »Nein« vereinbart wird. Der französische Journalist Jean-Dominique Bauby, den das furchtbare Unglück ereilte, schrieb mit Hilfe einer Assistentin ein eindrucksvolles Buch[2] über sein Erlebnis. Er buchstabierte es mit den Bewegungen der Augen. Es gibt aber auch Schlaganfallpatienten, die nicht einmal mehr ihre Augen bewegen können. Das Gehirn dieser Personen ist bis zu seinem Tod, eben dem Gehirntod, im Körper eingekerkert. Obwohl solche Menschen ausgeprägte beziehungsweise normale Gehirnströme aufweisen, sind sie körperlich tot. Dennoch wird kein Mensch, der noch einen Funken Bewusstsein in sich hat, aus Versehen für tot erklärt. Deshalb muss die Frage nach einem Dasein als Untoter heute letztlich mit ›Nein‹ beantwortet werden.

Der Grund: Der Hirntod gilt erst als sicher, wenn keine Gehirnströme mehr messbar sind und der Hustenreflex ausgefallen ist. Die Pupillen dürfen sich bei Lichteinfall nicht mehr zusammenziehen. Das Bewusstsein muss ausgeschaltet sein, das heißt, es dürfen keine Blickbewegungen (zum Beispiel dem vorgehaltenen Finger mit den Augen folgen) und keine Reaktionen auf Schmerzreize, etwa einen Nadelstich in die Nasenschleimhaut, mehr auftreten. Dauert dieser Zustand über vierundzwanzig Stunden, so

---

[2] Bauby, J.-D. (1997) *Schmetterling und Taucherglocke*, Wien.

gilt der betreffende Mensch als hirntot. Eine Ausnahme stellen Vergiftungen dar, die einen vorübergehenden Ausfall der Lebensfunktionen bewirken und dadurch den Gehirntod vortäuschen können.

Arme, Beine und Geschlechtsorgane dürfen noch Bewegungen ausführen, denn für diese ist nicht das Großhirn zuständig, sondern seine Verlängerung, das Rückenmark. So erklärt sich auch das scheinbare Horrorszenario der Toten, die ihre Pfleger umarmen. Die Toten handeln, ohne sich dessen bewusst zu sein und ohne Absicht. Solche Bewegungen sind auch von Erhängten und Ertrinkenden bekannt. Das Beben, das den sterbenden Körper durchfährt (sowie gelegentlich das Harn- oder Kotlassen), wird nicht vom Gehirn, sondern vom Rückenmark in der Wirbelsäule veranlasst. Das Gehirn ist in diesen Fällen bereits funktionsuntüchtig, weil die Blutzufuhr unterbrochen ist.

WIE TOT IST EIN TOTES GEHIRN?

»Keine Hirnströme mehr messbar«, »Hustenreflex ausgefallen« – warum gab es trotz dieser scheinbar eindeutigen Hirntodmerkmale noch lange wissenschaftliche Auseinandersetzungen zum Thema Hirntod? Das liegt daran, dass das Gehirn aus sehr verschiedenen Bereichen besteht, die sehr verschiedene Funktionen haben. Einige dieser unterschiedlichen Gehirnbereiche können schneller sterben als andere. Besonders wichtig für die Definition des Hirntods ist, wie oben angedeutet, der Unterschied zwischen dem Neuhirn (Neocortex, Großhirn) und dem Hirnstamm. Der Hirnstamm sitzt in der Nähe des Nackens und ist der entwicklungsgeschichtlich älteste Hirnteil. Manchmal wird er auch als »obere Verlängerung des Rückenmarks« bezeichnet. Damit will man ausdrücken, dass das Stammhirn, genau wie das Mark der Wirbelsäule, nur sehr grundlegende Körperfunktionen steuert.

Unser Bewusstsein hingegen sitzt direkt unter der gesamten knöchernen Schädeldecke, also überall da, wo (meist) die Haupthaare wachsen. Die sehr umfangreiche äußere Gehirnschicht unter der oberen Schädeldecke ist das Neuhirn. Es erlangte in der Entwicklung des Lebens erst spät eine bedeutende Rolle. Bei Fröschen zum Beispiel ist das Neuhirn ungefähr so groß wie die übrigen Hirnteile. Hier ist das Großhirn also

GEHIRNSTRÖME

Gehirnströme sind sehr schwache elektromagnetische Wellen. Physikalisch ähneln sie den Radiowellen und Röntgenstrahlen. Gehirnströme haben absolut nichts Geheimnisvolles. Ihre Schwingungen sind etwa so langsam wie die Schwingungen des Stromes, der »aus der Steckdose kommt«. Die elektrischen Ströme entstehen an den Zellen der etwa drei Millimeter dicken Neuhirnschicht des Großhirns. Dort sind sie so angeordnet, dass man mit einer Hirnstromableitung auf der Kopfhaut eine negative Ladung misst. Der Elektroenzephalograph (EEG) macht die Hirnströme sichtbar.

Wenn ein Mensch zum Beispiel schläft, sendet er zu bestimmten, vorhersagbaren Zeiten eine bestimmte Sorte der schwachen Weilen aus. Da die gemessenen Hirnströme aus sehr vielen gleichzeitig abgesandten Wellen zusammengesetzt sind, ist ihre Deutung nicht ganz einfach. Sie ist aber möglich. Man kann mittels Hirnstromableitung mit aufwändigen mathematischen Verfahren sogar sehr genau (auf einen Millimeter) berechnen, von welcher Stelle im Gehirn eine bestimmte elektrische Erregung ausgeht. Insgesamt ergeben Momentaufnahmen von Gehirnwellen recht deutliche und einmalige Bilder, zum Beispiel bei Persönlichkeitsspaltung (Schizophrenie), Depressionen und Alkoholsucht.

Mittlerweile ist es sogar gelungen, Hirnströme zur Steuerung einfacher Geräte zu benutzen. Dazu werden, ähnlich wie beim EEG, Elektroden auf die Kopfhaut gesetzt. Das von ihnen empfangene Signal wird verstärkt und von einem Computer ausgewertet, der beispielsweise zwischen drei Hirnstrommustern unterscheidet: »Person möchte linke Hand heben«, »Person möchte rechte Hand heben« oder »Person möchte rechten Fuß bewegen«. Wird der Erkennungscomputer mit einem Motor verbunden, so kann auch ein vollständig gelähmter Mensch einen Rollstuhl, einen Sprachcomputer und so weiter steuern. »An vier Testpersonen durchgeführte Untersuchungen haben ergeben, dass nach nur zwei Trainingssitzungen, bei denen der Computer jeweils die besonderen EEG-Muster einer Testperson erlernen muss, eine Klassifizierungsgenauigkeit von über sechzig Prozent möglich war«,

berichtet der Grazer Biomedizintechniker Gerd Pfurtscheller. Das bedeutet, dass die in Graz gebauten Geräte bereits gut, wenn auch noch lange nicht perfekt arbeiten. Für die Anwendung von Hirnströmen als Steuerbefehle wurde damit jedoch die Tür aufgestoßen.

noch nicht der entscheidende Gehirnteil. Bei Ratten wiederum ist das Riechzentrum im Vergleich zum Neuhirn auffallend groß. Diesen Tieren kommt es also ganz besonders auf die geruchliche Wahrnehmung an. Uns Menschen verschafft das besonders große Neuhirn unter anderem die Sprachfähigkeit und die Wahrnehmung unserer selbst.

Die meisten Biologen und Mediziner glauben, dass die persönliche Einmaligkeit eines einzelnen Menschen in der einzigartigen Struktur seines jeweiligen Neuhirns besteht. Das ist der heikle Punkt bei der Diskussion um den Hirntod. »Ohne Bewusstsein kann es keine Persönlichkeit und keine Person geben«, findet auch Dr. Shann, der Leiter der Intensivstation des Kinderkrankenhauses in Melbourne. Allein das Bewusstsein soll darüber entscheiden, ob ein Mensch lebt. Dann gilt in Shanns Worten:

> Wenn eine Person bei Bewusstsein ist, dann lebt sie − unabhängig davon, ob sie nicht mehr atmen kann, feststehende Pupillen ohne Pupillenreflexe hat, keinen Hustenreflex mehr zeigt und auf Schmerz nicht mehr reagiert. Wir wissen, dass der Tod des Stammhirns nicht den Tod des restlichen Körpers nach sich ziehen muss, weil Körper mit einem toten Gehirn durch Infusionen niedriger Dosen von Vasopressin und Adrenalin monatelang am Leben erhalten wurden.

Dennoch kümmern sich manche Intensivmediziner gerne um Gehirne, die kein Bewusstsein, also keine Persönlichkeit mehr haben. Denn der Tod eines Neuhirns könnte auf Umwegen bestimmte Organfunktionen beeinträchtigen. »Diese Organveränderungen muss man unbedingt kontrollieren, wenn die Organe bei einer Transplantation optimal erhalten sein sollen«, erläutern die australischen Intensivmediziner Dres. Power und van Heerden.

Eine Organentnahme bei vollem Bewusstsein, wie sie zum Beispiel im Kinofilm *Der Sinn des Lebens* dargestellt wird, ist vollkommen ausgeschlossen. Bevor die Organe entnommen werden, wird der Gehirntod unzweifelhaft festgestellt und gegebenenfalls auch sichtbar gemacht. Erst eine halbstündige »Nulllinie« oder »hirnelektrische Stille« auf dem Elektroenzephalographen (EEG) gilt bei Erwachsenen als sicherer Nachweis des Hirntodes.

Wenn die Ableitung der Gehirnströme mit dem EEG aus technischen Gründen nicht möglich ist, können stattdessen zur Hirntodfeststellung Kontrastmittel oder radioaktive Substanzen in die Blutbahnen des Gehirns eingespritzt werden. Dann wird der Kopf geröntgt. Bleibt das Gehirn auf dem Röntgenschirm dunkel, so ist kein Kontrast- oder radioaktives Mittel ins Gehirn gelangt. Das bedeutet, dass kein Blut mehr ins Gehirn fließt und somit auch kein Sauerstoff hineintransportiert wird. Und ohne Sauerstoff stirbt das Gehirn innerhalb von fünf Minuten unwiderruflich ab.

Es gibt noch weitere Verfahren, die sich zur Hirntodfeststellung eignen, zum Beispiel die Ultraschalluntersuchung und die Resonanztumorographie. Sie haben den Vorteil, dass in beiden Fällen sofort ein auswertbares Bild entsteht. Während die Aufzeichnung von Hirnströmen oder das Einspritzen von Kontrastmitteln wertvolle Minuten kosten, kann sich ein Arzt mit Tumorographie und Ultraschall des Hirntodes eines Menschen sofort vergewissern. Weil dabei echte Bilder anstelle gezackter EEG-Linien entstehen, spricht man hier von bildgebenden Verfahren.

Wie man sieht, besteht aus rein technischer Sicht kein Problem bei der Hirntoddiagnose. Einziges Ziel: Man möchte bei der Todesfeststellung so schnell wie möglich sein. L. H. Monsein, Röntgenarzt an der Johns-Hopkins-Universität in Baltimore, erklärt, warum die neuen Techniken am beliebtesten sind: »Bildgebende Verfahren«, so Monsein, »erlauben es, den Hirntod früher festzustellen und so den Erhaltungszustand von Transplantationsorganen zu verbessern und die Kosten zu verringern.«

Es gibt einige Faustregeln, wie man den Körper einer hirntoten Person richtig versorgen muss, damit die Organe möglichst funktionstüchtig bleiben. Die intensivmedizinische »Regel der Hundert« zum Beispiel lautet, dass ein Hirntoter so behandelt werden soll, dass er einen Blutdruck von über hundert Millimeter Quecksilbersäule, eine Herzschlagrate von weniger als hundert pro Minute und einen Urinfluss von mehr als hundert Milliliter pro Stunde hat. Die »Regel der Hundert« gilt sowohl für normale Intensivpatienten als auch für Hirntote. Die Behandlung nach der »Regel der Hundert« muss öfters durch die Gabe von Sauerstoff und manchmal auch durch Hormone wie »T3«, ein Schilddrüsenhormon, ergänzt werden.

Es gibt also zuverlässige medizinische Regeln bei der Feststellung des Hirntodes. Dennoch prallt die an sich sehr vernünftige Einstellung der Organtransplanteure und Intensivmediziner mit voller Wucht auf eine ganz andere, aber ebenso richtige Sicht der Dinge.

Ihr zufolge werden die Organe des Menschen mittlerweile nur noch als Allgemeingut verstanden und nicht mehr als etwas, das einmal eine Person mit ausgemacht hat. Ein fürchterlicher Konflikt! Möchten (oder müssen) wir unseren Mitmenschen Organe spenden, um deren Leben zu sichern? Oder gehören unsere Organe als fester Bestandteil zu unserer körperlichen, persönlichen Einheit?

Diese Fragen werden angesichts folgender Entwicklung immer dringlicher: Die Menschen in den Industrieländern erreichen ein immer höheres Alter. Zugleich verbessern sich die Operationstechniken. Deshalb werden immer mehr Organe für immer mehr ältere Menschen oder ehemals »hoffnungslose Fälle« benötigt. Eine schwierige Entwicklung, die jedoch durch ein bedeutendes Problem aufgehalten werden kann: Um mehr Organe zu übertragen, benötigt man mehr Blut, denn Organtransplantationen sind ausgesprochen blutige Operationen. Da es aber nicht mehr, sondern immer weniger Blutspender gibt, könnte der ganze Traum von der zügigen Organverarbeitung schlicht und einfach am Mangel von Blut in den Blutbanken zerplatzen.

Eine kleine Gruppe von Medizinern kann sich mit der Vorstellung, dass Organe eines hirntoten Menschen Allgemeingut sind, leicht anfreunden. Wenn man wie Dr. Shann der Meinung ist, dass es ohne ein lebendes Neuhirn keine Persönlichkeit geben kann, dann gehören die Organe eines hirntoten Menschen ohnehin niemandem mehr.

SICHERE TODESZEICHEN UND LEICHENERSCHEINUNGEN

Um sicherzugehen, dass ein Mensch nicht lebend begraben wird (was praktisch nicht vorkommt), prüft ein Arzt beziehungsweise früher auch ein sachkundiger Nichtmediziner den Zustand der Leiche. Abgesehen von Herz- und Atemstillstand sowie dem Hirntod ist ein auffälliges Merkmal eines toten Körpers die Leichenstarre (*rigor mortis*). Die Leichenstarre entsteht durch die Zersetzung der Verbindung ATP, die unsere Muskeln zur Entspannung benötigen

(ATP wird wegen dieser Wirkung gelegentlich anschaulich als »Weichmacher« bezeichnet). Etwa zwei Stunden nachdem der Tod eingetreten ist, verfestigen sich die Muskeln, oft zuerst am Kiefergelenk. Ein einzelner Mensch kann die Totenstarre nach sechs bis zwölf Stunden kaum noch »brechen«, das heißt, die Gelenke sind jetzt vollkommen unbeweglich. Bei Raumtemperatur löst sich die Starre oft nach ungefähr zwei Tagen, weil nun die eigentliche Zersetzung der Muskeln beginnt.

Eine noch frühere Todeserscheinung sind die Leichenflecken. Sie entstehen bereits etwa eine Stunde nach dem Tod, weil das Blut in die kleinsten Hautblutgefäße, die Hautkapillaren, absackt und von dort nicht mehr abtransportiert wird. Anfangs lassen sich die meist roten Totenflecke noch durch Druck verschieben, nach etwa zwei bis drei Tagen sind sie unverrückbar; das Blut ist nun eingedickt und geronnen.

Wenn schließlich Fäulniserscheinungen auftreten, ist ein letztes sicheres Todesmerkmal gegeben, das aber zur Todesdiagnose nicht mehr unbedingt notwendig ist. Ein merkwürdiges Bild liefern dabei Adern, die oft erst einige Wochen nach dem Tod unter der Körperoberfläche sichtbar von Bakterien befallen werden. Sie schimmern dann als »durchschlagende Adernetze« durch die Haut und haben bereits manchen Maskenbildner zur Nachahmung angeregt – zuletzt für den 1996 angelaufenen Kinofilm *Sieben*.

Zur Todesfeststellung nicht mehr erforderlich, aber hochinteressant, ist die dauernde Besiedlung einer Leiche mit Gliederfüßern. Schon kurz nach dem Tod beginnen Schmeißfliegenweibchen damit, ihre Eier auf Nase, Mund und Ohren eines Verstorbenen zu platzieren. Während die Maden innerhalb weniger Tage heranwachsen und die Leiche später als erwachsene Fliegen verlassen, geben sich weitere Insekten, vor allem Fliegen und Käfer, ein Stelldichein. Je nach Zersetzungszustand der Leiche nähren sich Speckkäfer, Käsefliegen, Kurzflügler und viele weitere Gliederfüßer am toten Körper. Anhand der Insektenbesiedlung einer Leiche können Spezialisten auch nach vielen Monaten den Zeitpunkt des Todeseintrittes (je nach Umweltbedingungen mehr oder weniger genau) zurückrechnen – eine wertvolle Hilfe für Kriminalisten, Todesermittler und Rechtsmediziner.[3]

---

[3] Weiteres dazu unter „Crime" auf http://www.benecke.com.

NIEMALS ALT WERDEN – NEOTENIE

Der mexikanische Lurch Axolotl bleibt gleichsam für immer jung. Obwohl er die Eigenschaften des jungen, unreifen Tiers beibehält, wird seine Keimbahn (die für die Fortpflanzung ausschlaggebenden Zellen, der Keim des neuen Wesens, siehe Seite 74) erwachsen: Das Tier wird geschlechtsreif, unterzieht sich aber nicht der mühevollen Umwandlung des übrigen Körpers – eine biologische Eigenart, die man als Neotenie bezeichnet. Neotene Tiere sehen aus, als seien sie gerade geboren oder befänden sich noch im Embryonalstadium. Sie können aber Nachkommen hervorbringen und werden Eltern, ohne zu altern. Wenn man einen Axolotl im Labor durch Hormongaben zwingt, vom Erscheinungsbild her erwachsen zu werden, entsteht nach einer Umwandlung (ähnlich der von der Kaulquappe zum Frosch) ein »anderes« Tier, ein Lurch namens Amphystoma. Die gleiche erstaunliche Fähigkeit besitzen auch sehr viele Salamander und eine ganze Reihe anderer Tiere. Im Sinne der »egoistischen Keimbahn« (deren einziges »Interesse« es ist, sich »fortzupflanzen«)[4] könnte man sagen: Die Keimbahn entwickelt sich unverhältnismäßig schnell und »überholt« dabei den Körper in der Entwicklung.

Auch beim Menschen sind Zeichen von Neotenie sichtbar. Einige Teile des menschlichen Körpers erinnern Zoologen stark an typische Kennzeichen von Menschenaffen-Embryonen. Dazu zählen das im Verhältnis zum übrigen Körper große Gehirn, der unbehaarte Körper und die helle Hautfarbe.[5]

---

[4] Die Theorie von den egoistischen Genen findet sich in: Dawkins, R. (1996) *Das egoistische Gen*, Reinbek.

[5] Im Gegensatz zu den embryonalen Merkmalen, die auch erwachsene Menschen aufweisen, gibt es im Tierreich echte Rückbildungen. Einige Tausendfüßler sind dazu in der Lage, sich beispielsweise nach einem Leben als (sich fortpflanzende) Männchen durch eine Häutung zurück in das letzte Larvenstadium zu begeben. Diese Männchen heißen Schaltmännchen und können sich bei einer weiteren Häutung wieder in geschlechtsreife Tiere verwandeln. Weil sich bei jeder Häutung zusätzliche Beine bilden, sind die Schaltmännchen länger als ihre normalen Artgenossen, die sich nicht verwandeln können. Der Zoologe K. W. Verhoeff berichtet, dass sich das Leben der betreffenden Tiere durch den besonderen Häu-

Den ewig jungen Salamandern fehlt eine bestimmte Botensubstanz, ein Hormon. Ob man alternde Menschen mit einem Medikament behandeln sollte, das eine vergleichbare Wirkung hat, ist sehr fraglich. Im Gegensatz zu den Lurchen, die mit der ewigen Jugend offenbar eine geeignete Überlebensmethode entwickelt haben, sind nie erwachsen werdende Menschen eben keine Menschen. Ihnen fehlt vermut lich alles, was das Leben erst verlängernswert machen würde. Ein besonderes Problem ist dabei die Keimbahn, sprich die Fortpflanzung. Wenn der gesamte Mensch durch Medikamente auf »jung« geschaltet wird, um länger zu leben, dann entwickelt er im Gegensatz zu echten neotenen Tieren keine Keimzellen (Spermien oder Eizellen) mehr. Keine Keimzellen – keine Fortpflanzung; dieser Weg zum ewigen Leben führt beim Menschen also in die Sackgasse.

Umgekehrt kommt es vor, dass Lebewesen zu schnell altern. Das betreffende Krankheitsbild beim Menschen ist immer wieder Gegenstand erschütternder Berichte in der Presse. Der französische Danny etwa ging im Jahr 1994 als »das älteste Kind der Welt« durch die Medien.

Die sehr seltene Krankheit Progerie (Hutchinson-Guilford-Syndrom) führt zu derart schneller Alterung, dass den Betroffenen bereits im Kindesalter Haare und Zähne ausfallen. Wenige Jahre später kommen Rheuma, Herzerkrankungen und grauer Star hinzu. Bis heute ist die Krankheit nicht heilbar.

Den Veränderungen des Erbgutes, die zu einer ähnlichen Krankheit, dem Werner-Syndrom (so benannt nach dem Arzt Dr. Werner, der sie als Erster beschrieb), führen, kam man hingegen bereits auf die Schliche. Im April 1996 berichtete ein Team aus Forschern des Veterans Health Care System und der Firma Darwin Molecular aus Seattle erstmals von der Entdeckung eines veränderten Proteins bei Werner-Syndrom-Kranken. Die Krankheit bricht im Gegensatz zur Progerie erst im Erwachsenenalter aus. Auch sie führt zu verfrüht auftretenden Alterserscheinungen wie der Zuckerkrankheit, grauen Haaren und brüchigen Knochen.

David Galas, Vizepräsident von Darwin Molecular, freut sich darüber, dass »die Funktion des (beim Werner-Syndrom defekten) Genprodukts so

---

tungsvorgang, Periodomorphose (»sich wiederholende Umwandlung«) genannt, von zwei auf bis zu sechseinhalb Jahre verlängert.

ZUR KOPFFORM VON »UFO-INSASSEN«

Die neotenen Merkmale eines jungen Menschen decken sich mit der landläufigen Vorstellung von Ufo-Insassen: großer, nackter Kopf, große Augen, vergleichsweise kleiner Körper. Fast alle Zeichnungen und gefälschten Fotos von erdachten oder eingebildeten Außerirdischen weisen genau die Merkmale auf, die auch Wissenschaftler für »neoten« (jung in einem ansonsten gereiften Körper) halten: ein großer Kopf ohne Haare, wenig ausgebildete Körperformen, kleine Hände und Füße. (Die Firma Schwa von Bill Baker verkauft seit einigen Jahren mit reißendem Absatz Skimützen, Baseballkappen, T-Shirts und Tassen, auf denen dieses Idealbild unnachahmlich verballhornt wird: Das Logo ist der Kopf eines Außerirdischen mit großer Stirn und überdimensionalen Schlitzaugen. Das Zeichen leuchtet angeblich rot auf, wenn Aliens in der Nähe sind.)

Dies müsste keineswegs die Idealvorstellung eines Außerirdischen sein. Wenn wir von der Möglichkeit absehen wollen, dass solche Beschreibungen auf wirklichen Begegnungen mit Außerirdischen beruhen, müssen Biologen und Psychologen annehmen, dass dieses Bild in unseren Köpfen auf irgendeine Weise sehr fest verankert ist.

Auch die englische Psychologiedozentin Susan Blackmore von der Universität Bristol glaubt, dass das neotene Bild in unseren Köpfen festgelegt ist: »Wie können gesunde, intelligente und freundliche Menschen glauben, dass einen Meter zwanzig große Außerirdische unseren Planeten besuchen und Leute entführen? Alle Geschichten über Entführungen durch Außerirdische ähneln sich sehr stark. Sie schreien geradezu nach dem Vergleich in Märchen und Sagen wie der vom neufundländischen Alten Hag, der sich nachts zu seinen Opfern schleicht und sie zu ersticken versucht. Die Anregung bestimmter Gehirnbereiche, zusammen mit kulturell und persönlich vorgeformtem Material, könnte für die immer gleichen Erlebnisse verantwortlich sein. Es ist also nicht die Frage, ob es Außerirdische gibt oder nicht, sondern was die Entführungserfahrungen uns über unseren Geist und unser Gehirn sagen.«[6] Erstaunlich, dass auch der zukünftige Mensch (eventuell eine neue Unterart) dasselbe Aussehen haben soll wie »heutige Außerirdische«: großer, nackter Kopf, flache Nase, große Augen – eine Fortentwicklung der Menschheit in Richtung embryonaler Merkmale.

---

[6] Blackmore, S. (1994) *Minds Possessed. Dark White: Aliens, Abductions and the UFO Obsessions, Nature,* 372, 17.11.1994, S. 290.

offensichtlich klar ist«. Tatsächlich erlaubt die Entdeckung des Forscherteams aus Seattle einen Einblick in Alterungsvorgänge. Das Werner-Syndrom wird durch die Fehlfunktion eines Proteins ausgelöst, das an der Vervielfältigung der Erbsubstanz beteiligt ist. Genauer gesagt, windet das Protein die beiden Stränge der DNA auseinander, so dass sie als Vorlage für die Herstellung neuer DNA dienen. Wenn sich eine Zelle durch Teilung vermehrt, erhalten beide Tochterzellen je einen alten und einen neuen DNA-Strang. Forschungsgruppenleiter Gerard Schellenberg weist darauf hin, dass dieses Protein, eine »Helicase«, nicht nur für die Vervielfältigung der Erbsubstanz, sondern auch für deren Reparatur eine Rolle spielt. Die Forschungsergebnisse aus Seattle stärken die Idee, dass körperliches Altern unter anderem die Folge immer größerer Schäden der Erbsubstanz sein könnte. Nun kann man erste Behandlungsmethoden für das Werner-Syndrom zu entwickeln versuchen.

VERÄNDERUNG DES ERBGUTES DURCH GENTHERAPIE

Im ersten Teil dieses Buches war bereits von den DNA-Schutzkappen (Telomeren) der DNA die Rede, die sich bei jeder Zellteilung im natürlichen Alterungsprozess gleichsam abnutzen. Wenn man diesen Abnutzungsprozess unterbinden könnte, wäre das Altern vielleicht aufzuhalten. Welche besseren Möglichkeiten gäbe es, das Altern (und Sterben) mit biotechnischen Methoden zu besiegen?

Um dies einschätzen zu können, ist es notwendig, die Techniken des Eingriffs ins Erbgut zu verstehen. Die Grundideen dieses biomedizinischen Arbeitsgebietes sind recht einfach.

Um die Erbsubstanz bereits vorhandener Zellen (zum Beispiel bei einem Jugendlichen oder Erwachsenen mit einer erblichen Erkrankung) zu verändern, muss man eine verbesserte Version des krankmachenden DNA-Bereiches in den Körper einschleusen. Das Problem: Ein ausgewachsener Körper besteht aus Billionen von Zellen. Von diesen müssen bei einer Gentherapie wenn nicht alle, so doch sehr viele verändert werden. Wie soll das gelingen, wo doch jede einzelne Zelle mikroskopisch klein ist? Eine einzelne Eizelle kann man noch in einen so genannten Mikromanipulator legen, mit einer sehr dünnen Glasnadel in sie hineinstechen und neue DNA einspritzen. Man kann aber einer Lunge, die aus kranken Zellen besteht, nicht jede einzelne Zelle entnehmen, diese verändern und anschließend zurücksetzen.

Ein möglicher Ausweg aus diesem Dilemma sind winzige biologische »Nadeln«: Viren. Man kann die gewünschte Erbinformation in sie einspeisen, sie außerhalb des Körpers züchten und schließlich in den erkrankten Körper bringen. Dort tragen sie die neue Erbinformation in die erkrankten Zellen. Ein Virus ist ein Wesen, das weder lebt noch tot ist und aus nichts als einem Stückchen Erbsubstanz und einer Proteinhülle besteht. Manche Viren haben einen Bereich auf ihrer Hülle, der dem Andocken an eine Zelle und dem Einspritzen der Virus-DNA dient. Andere Viren haben so etwas nicht: Sie verschmelzen mit der Zielzelle.

Bei einer Gentherapie schneidet der Virusforscher aus dem DNA-Faden eines Virus alle für ihn (den Forscher) unnötigen Teile heraus und ersetzt diese durch »gesunde« Erbinformationen, die »kranke« Erbinformationen eines lebenden Menschen ersetzen sollen.

Eine Traumvorstellung wäre es, die Viren mit etwas Flüssigkeit in ein Zerstäuberfläschchen füllen zu können. Der Kranke könnte den Mund öffnen, auf den Zerstäuber drücken und die Viren tief einatmen. Auf diese Weise gelangen die Bionädelchen an den Ort ihres Wirkens, hier die Lunge. Sie befallen die Lungenzellen und spritzen die »gesunde« DNA hinein. Diese neue Erbinformation wird von den Lungenzellen erkannt und in Proteine übersetzt. Stellte die Lunge zuvor eine wichtige Substanz *nicht* her, kann sie diese nun dank der neuen Information bilden. Vorstufen dieser Methode funktionieren bereits. Sie gehören zur somatischen, also körperlichen, Gentherapie (im Unterschied zur Keimbahn-Gentherapie, bei der nicht der Körper, sondern die Keimbahn verändert wird). Weil nur Veränderungen an der Keimbahn an die Nachkommen weitergegeben werden, war die somatische Gentherapie in Deutschland von Anfang an recht wenig umstritten. Sie könnte zur Heilung vieler Krankheiten beitragen, die mit den herkömmlichen Methoden nicht heilbar wären.

Gentherapien sind heute schon in Ansätzen möglich und werden in Nordamerika bei manchen Krankheiten auch schon durchgeführt. Sie sind aber sehr teuer, höchst aufwändig und nur selten erfolgreich.

Die Geschichte der ersten somatischen Gentherapie ist im spannenden Buch *Der Fall Ashanti* von Larry Thompson beschrieben. Der Eingriff wurde ab dem 14. September 1990 an der vierjährigen Ashanti DeSilva an den National Institutes of Health im amerikanischen Bethesda vorgenommen. Ashanti leidet an einer Immunschwäche, die durch ein Stück veränderter DNA (das ADA-Gen) in ihren Blutzellen ausgelöst wird. Diese spezielle Immunschwäche (»Schwere kombinierte Immunschwäche«, SCID) hat im Gegensatz zur Immunkrankheit AIDS nichts mit Viren zu tun, sondern ist von Geburt an im Erbgut festgeschrieben. SCID-Patienten müssen abgeschlossen in einem Plastikzelt im Krankenhaus leben, damit absolut jeder Kontakt mit Krankheitserregern vermieden wird. In ihren weißen Blutzellen fehlt die Erbinformation für eine hochwirksame Substanz namens ADA, einem Enzym für die Abwehr von Krankheiten. Vor der Einführung der Gentherapie war ein Junge namens David der älteste Überlebende von SCID: In einer Plastikblase im *Baylor College of Medicine* in Hauston verbrachte er zwölf Jahre. Bei einer Knochenmarksübertragung, die David heilen sollte, steckte ein Herpesvirus den Kleinen an und tötete ihn.

In Ashantis Fall kam es anders. Eine vom Arzt und Wissenschaftler French Anderson geführte Arbeitsgruppe wendete folgende Technik an, um Ashanti zu heilen: Man entnahm der vierjährigen Patientin alle weißen Blutzellen. Ihnen fehlte eine ganz bestimmte Erbeigenschaft. Die Zellen wurden in sterilen Plastikbeuteln ins Labor gebracht und dort eine Woche lang zur Vervielfältigung und zum Wachstum angeregt. Das Gen, das die der Kranken fehlende Eigenschaft verleiht (und das jeder gesunde Mensch besitzt), bauten die Forscher derweil in Viren ein, die sie zuvor ungefährlich gemacht hatten. Dann nutzten sie die Viren als biologische »Nadeln«. Sie brachten diese Bionadeln dann mit den weißen Blutzellen, die sie Ashanti entnommen hatten, zusammen. Die Viren »infizierten« die Blutzellen mit dem *gesunden*, fehlenden Gen. Anschließend spritzten sie die nun gentechnisch veränderten weißen Blutzellen in die Blutbahn des Mädchens zurück.

Die Behandlung war insofern erfolgreich, als Ashanti wieder mit ihren Freundinnen und Freunden außerhalb des Krankenhauses spielen darf und zur Schule gehen kann. Da die weißen Blutzellen die neue Erbinformation jedoch leicht verlieren, muss die Genbehandlung regelmäßig wiederholt werden.

Trotz einiger Anfangserfolge in den letzten Jahren ist die Gentherapie noch immer nicht ausgereift. Das liegt unter anderem daran, dass es Tausende von Krankheiten gibt, die jeweils von einem einzelnen veränderten Gen ausgelöst werden. Jede Gentherapie kostet aber zurzeit noch mehrere zehntausend Euro, und es stellt sich aus Kostengründen die Frage, welche erblichen Krankheiten man behandeln soll und welche nicht. (Derzeit werden Gentherapien noch im Rahmen von Forschungsprogrammen durchgeführt, so dass sie die wenigen Patienten nichts kosten. Das würde sich aber bei einer breiten Einführung ändern.)

Die Heilungsmöglichkeiten durch die gezielte Veränderung des Erbgutes sind aber nicht allein durch die hohen Entwicklungs- und Behandlungskosten eingeschränkt. Das größte Problem ist auch die noch geringe Erfolgsquote der Behandlung. Schwerwiegender ist vielleicht auch das abweisende Verhalten der Kranken beziehungsweise der möglicherweise zukünftigen Kranken. Schon 1996 brachte die *Süddeutsche Zeitung* es auf den Punkt: »Test auf Erbkrankheit findet kein Interesse«. Die Geschichte dazu: Die Ärztin Ellen Wright Clayton von der medizinischen Fakultät der Vanderbilt-Universität hatte den Einwohnern der US-amerikanischen Stadt Nashville einen kostenlosen Gentest angeboten. Mit diesem Test konnte sie ermitteln, ob die Erwachsenen Träger eines kranken Gens sind, das für eine schwere Stoffwechselkrankheit verantwortlich ist: die Cystische Fibrose (auch Mukoviszidose genannt). Von tausend Neugeborenen hat durchschnittlich eines die Krankheit. Als so genannte rezessiv erbliche Krankheit kommt sie nur dann zum Ausbruch, wenn ein Kind *von beiden* Elternteilen ein krankes Gen geerbt hat. Die Eltern selber müssen aber nicht erkranken, wenn sie nur eine Kopie des kranken Erbgutabschnitts besitzen. Daher ist die Vorhersage der Krankheit nicht durch bloße Beobachtung möglich.

Cystische Fibrose ist quälend und tödlich, weil sie unter anderem zu einer stark verschleimten Lunge führt. Von den Hunderttausenden von Menschen, die Dr. Clayton in ihrem Versuch mit Flugzetteln und Aushängen ansprach, meldeten nur gut zweihundert ihr Interesse an. Zwei Drittel der gleichzeitig befragten US-Amerikaner gaben an, dass sie Angst davor hätten, bei einem positiven Testergebnis aus der Krankenversicherung ausgeschlossen zu werden. Doch Clayton hatte noch mehr Pech: Als sie ihrer kleinen Gruppe von Interessenten erklärte, dass ihnen für den Test ein Tropfen Blut aus dem Finger entnommen werden sollte, sprangen weitere achtundfünfzig Probanden ab.

KURZINTERVIEW ZUR GENMEDIZIN

Professor Walter Doerfler ist Molekulargenetiker, Biochemiker und Arzt. Von 1972 bis 2002 war er Direktor am Institut für Genetik der Universität zu Köln. Er beschäftigt sich mit DNA-Viren, medizinischer Genetik und neuerdings mit der Aufnahme fremder DNA in den Säugetierkörper über die Nahrung.

Wie weit wird man Ihrer Meinung nach finanziell – weniger ethisch – bei der Entwicklung von Gentherapien gehen können?

Die Molekularbiologie, nicht nur die Humangenetik, hat bereits eine sehr zentrale Rolle in der klinischen Medizin. Die von mehreren Genen gleichzeitig verursachten Krankheiten versteht man aber noch zu wenig, um über die Behandlung eine Vorhersage machen zu können. Genetisch therapierbar könnten die zum Glück seltenen monogenetischen Erkrankungen sein.

Verglichen mit den zahlenmäßig stark vertretenen Krankheiten, wie Herz-Kreislauf-Krankheiten, Tumorerkrankungen oder Infektionskrankheiten, gibt es von den genetischen Erkrankungen wirklich nur eine verschwindend kleine Zahl. Andererseits sind die Patienten, die betroffen sind, elementar beeinträchtigt. Um diese Menschen muss man sich ebenfalls kümmern, und das wird auch getan.

Bei Krankheiten, die von nur *einem* veränderten Gen herrühren, beispielsweise bei der Mukoviszidose, sind schon erste Versuche gemacht worden, um auch am Menschen gentherapeutische Maßnahmen durchzuführen. Vielleicht gelingt das auch.

Ich bin allerdings nicht so optimistisch, dass die Gentherapie in absehbarer Zeit auf breiter Basis anwendbar sein wird, aber sie könnte ein interessanter Beitrag zur Krankenheilung sein. Ich denke, es ist der erste Schritt auf einem langen Weg, der jetzt begonnen wird. Bei manchen Erkrankungen, etwa Tumorerkrankungen, wird bereits sehr viel an gentherapeutischen Maßnahmen geforscht.

Ihre Vorhersage wäre also, dass die Gentherapie sich vor allem bei der Behandlung von Krebserkrankungen durchsetzen könnte?

Ich weiß, dass viele Gruppen in dieser Richtung arbeiten, aber ob es gelingen wird ... Wissen Sie, über die Gentherapie wird zur Zeit sehr viel geschrieben und geredet und Positives gesagt. Das ist ja auch richtig. Ich würde nur gleichzeitig sagen: Liebe Leute oder liebe Patienten, erwartet nicht zu viel. Die Gentherapie ist nur eine Möglichkeit, die zudem ganz am Anfang steht. Es wird da sicher etliche Tiefschläge geben, und die Behandlungstechnik wird nur langsam zu vervollkommnen sein. Hier sollte man eher an Jahrzehnte der Entwicklung denken.

Auch andere Therapien haben ihre Zeit bis zum endgültigen Einsatz benötigt. Eine Tumortherapie beispielsweise ist heute ja schon etwas ganz anderes als zu der Zeit, als ich vor vierzig Jahren, ganz am Anfang der Chemotherapie, auf einer Tumorstation an der Medizinischen Klinik der Universität München gearbeitet habe. Damals war es sehr gefährlich, eine Chemotherapie durchzuführen. Heute gibt es dabei gegenüber früher Heilerfolge ungeahnten Ausmaßes. Gentherapeutisch sind wir ganz am Anfang, so wie vor fünfunddreißig Jahren mit der Chemotherapie. In zehn oder zwanzig Jahren sind wir da vielleicht schon sehr viel weiter. Man sollte den Patienten nur nicht zu früh zu viel versprechen, denn dann kommt das ganze Fach Genetik noch einmal in die meines Erachtens ohnehin völlig ungerechtfertigte Kritik.

Wäre Ihre Prognose, dass die Gentherapie einfach ein Bestandteil der medizinischen Technik sein wird, oder wird es in der ärztlichen Behandlungsstrategie eine Revolution geben?

Beides. Die Revolution hat es eigentlich schon gegeben. Uta Franke, eine Humangenetikerin, die in Stanford arbeitet und mit der ich in einem Freisemester gearbeitet habe, hat gesagt: »Die molekulare Biologie hat für die Medizin eine Renaissance gebracht. Durch die neue Denkweise, die neuen Konzepte, die Ansätze ergeben sich für die jungen Forscher, die die neuen Methoden beherrschen, vielerlei interessante Möglichkeiten.«

Ich glaube schon, dass sich aus der Gentechnik eine kleine Revolution für die Medizin entwickeln wird. Das heißt aber nicht, dass die Welt morgen in bester Ordnung ist. In einem langsamen Prozess wird die Gentherapie qualitative Veränderungen in der Medizin bringen.

Lohnt es sich, den großen gentherapeutischen Aufwand zu betreiben, um Menschen zu heilen, während es andere drängende Probleme wie die Überbevölkerung und die sich daraus ableitenden Schwierigkeiten bei der Energieversorgung gibt?

Auch die genannten Probleme müssen angegangen werden. Die Energieversorgung muss die Physiker beschäftigen, die Überbevölkerung könnte Populationsgenetiker beschäftigen. Überbevölkerung ist sicher ein äußerst ernsthaftes Problem, das man aber offensichtlich nicht damit lösen kann, dass man den Menschen, die jetzt leben und krank sind, sagt: »Ihr müsst jetzt sterben.« Das bedeutet nicht, dass man als Arzt notwendigerweise immer weiter das Leben verlängern kann. Da sind, glaube ich, natürliche Grenzen gesetzt. Aber wenn man den Menschen in der Zeit, in der sie alt werden und leben wollen, die Gelegenheit schafft, gesund zu bleiben und sich selbst zu versorgen, dann wäre das ein enormer Fortschritt in der Medizin.

DOLLY, DAS BERÜHMTESTE SCHAF DER WELT

Ein abgeschnittener Zweig kann neue Wurzeln treiben, wenn man ihn in Wasser oder feuchte Erde stellt. Auch ein in fünfzig Zylinderehen zerlegter Ast kann zu zahlreichen neuen Pflanzen heranwachsen. Sogar ein Tupfen Pflanzenbrei, der aus Stängel, Blüte und Wurzeln hergestellt wird, kann auf einem geeigneten Nährboden wieder zu einer Pflanze werden. Für Menschen, die sich nach Unsterblichkeit sehnen, böte sich daher folgende traumhafte Aussicht:

Sie opfern ein wenig unnützes Körpermaterial (einen Zeh, ein Ohrläppchen, etwas Muskelgewebe) und versuchen, dieses genauso wie die Pflanzenbreimakronen zu züchten, bis ein oder mehrere Menschenkopien hergestellt sind. Diese lassen sich in einer Kühltruhe mit flüssigem Stickstoff lagern, bis zu gegebener Zeit (vor oder nach dem Tod des »Originals«) einer der Ersatzmenschen aufgetaut wird.

Warum führt niemand diese Idee aus? Das Problem ist (biologisch) schlicht, aber schwerwiegend. Nur Pflanzen und besonders einfach gebauten Tieren gelingt es, einen ganzen Körper aus einem Breitupfen neu aufzubauen.

Warum das so ist, dazu gibt es verschiedene Theorien. Sie laufen aber alle auf dasselbe hinaus: Ein kompliziert gebauter Körper verliert die Fähigkeit, aus einem Gewebepüree aufzuerstehen; das ist der Preis für seinen hohen Organisationsgrad. Doch viele technische Probleme, die in der Vergangenheit unlösbar erschienen, wurden eines Tages doch durch neue Methoden und Techniken gelöst. Und so ist anzunehmen, dass auch die Rekonstruktion eines Körpers aus beliebigen Körperzellen irgendwann möglich sein wird.

Es gibt aber bereits eine andere Technik, Kopien eines Lebewesens herzustellen. Noch vor etwa dreißig Jahren kannten fast nur Fachleute den Begriff für diese Methode. Heute ist er als Schlagwort im Zusammenhang mit gentechnischen Methoden in aller Munde: das Klonen.

Ins öffentliche Bewusstsein gelangte die Methode sofort nach dem 27. Februar 1997. Eine Arbeitsgruppe des *Roslin Institutes* und der Firma PPL Therapeutics aus der schottischen Stadt Roslin hatte in der Zeitschrift Nature berichtet, es sei ihr erstmals gelungen, ein großes Säugetier vollständig zu klonen, das heißt zu kopieren. »Vollständig« bedeutet, dass wirklich ein lebender Nachkomme – das Schaf 6LL3 oder Dolly – geboren wurde. Die Forscher hatten erstmals nicht einfach sehr junge befruchtete Eizellen, beispielsweise Vieroder Achtzellstadien, in einzelne Zellen zerlegt und daraus genetisch völlig gleiche Nachkommen wachsen lassen. (Diese Methode, die Zerlegung und getrennte Hege einer befruchteten Zelle, die sich schon mehrmals geteilt hat, ist schon länger bekannt. Sie hat mit dem echten Klonen nichts zu tun.) Die Rosliner Forscher hatten stattdessen die Erbinformation einer erwachsenen Körperzelle in eine Eizelle gebracht und diese DNA noch einmal vom ersten Entwicklungsschritt an für den Aufbau eines neuen Körpers exakt nach dem Bauplan des bereits existierenden, erwachsenen Schafes verwendet.

Zwar konnten schon 1977 Zellkerne von Hautzellen erwachsener Frösche dazu gebracht werden, entkernte Froschkulturzellen zu Kaulquappen heranwachsen zu lassen. Da Lurche und Frösche aber sogar abgeschnittene Gliedmaßen neu bilden können, glaubte man, dass sich außer Kaulquappen keine andere Tiere klonen ließen. Zudem hatte keines der zukünftigen Fröschchen das Kaulquappenstadium überlebt.

Schaf 6LL3 brachte die Wende. Es überstand eine Tragzeit von 148 Tagen und wurde nach seiner Geburt (Geburtsgewicht: 6,6 Kilogramm) über Nacht zum bekanntesten Lamm der Welt. Obgleich sowohl der Experimentator Ian Wilmut als auch andere Wissenschaftler wie Colin Stewart noch zweifelten, ob Dolly nicht einfach ein Abkömmling älterer, in ihrer Entwicklung bereits festgelegter Zellen ist, wurde die Technik der entkernten Zellen (Dolly-Technik) jedenfalls für große Säugetiere erstmals erfolgreich durchgeführt.[7]

Diese Art des Klonens ist eigentlich recht einfach. Der Teufel steckt eher im Detail, wie man an den vielen Arbeitsschritten des Klonens erahnen kann: Die schottischen Forscher hatten zunächst einem Schaf der Rasse »Scottish Blackface« Eizellen entnommen und daraus den Zellkern entfernt. Da der Zellkern jeder Zelle die komplette Erbsubstanz des Trägers enthält, besitzen kernlose Eizellen praktisch keine Erbinformation mehr (abgesehen von geringen Mengen DNA, die in kleinen Zellbestandteilen, den Mitochondrien, steckend). Je eine entkernte Eizelle vereinigte die Arbeitsgruppe um Ian Wilmut mit Hilfe eines sehr schwachen Stromstoßes entweder mit einer DNA-haltigen Zelle eines Schafsembryos, der am 26. Schwangerschaftstag aus dem Mutterleib entnommen worden war, oder mit Haut- oder Bindegewebszellen älterer Tiere. So gelangt die Erbsubstanz eines wachsenden oder ausgewachsenen Tieres in eine frische Eizelle.

Mit einer ganz ähnlichen Methode vereinigt man auch wenig bewegliche Spermien von Männern mit aus ihren Partnerinnen stammenden Eizellen. Die beiden entscheidenden Unterschiede zum Klonen sind, dass die Eizelle nicht entkernt wird und dass es sich bei Spermium und Ei um Keimzellen, also nicht um Zellen aus bereits entwickeltem Gewebe, handelt.

---

[7] Nicht alle Genetiker glauben, dass Dolly ein echter Klon ist. Auch ein weiteres geklontes Lamm namens Polly, das im Juli 1997 geboren wurde, könnte möglicherweise einer experimentellen Ungenauigkeit entstammen. Dann wären die beiden Schafe gewöhnliche, aus einer künstlichen Befruchtung hervorgegangene Tiere. Das würde aber nichts daran ändern, dass Klonen möglich ist. In Deutschland verbietet das Embryonenschutzgesetz das Klonen von Menschen: »Wer künstlich bewirkt, dass ein menschlicher Embryo mit der gleichen Erbinformation wie ein anderer Embryo, ein Fötus, ein Mensch oder ein Verstorbener entsteht, wird mit Freiheitsstrafe bis zu fünf Jahren oder mit Geldstrafe bestraft.«

Bei den geklonten Schafen wurden die nun mit fremder DNA gefüllten Eizellen bis zum »Maulbeerstadium« (wenn ein Klümpchen von etwa 64 Zellen entstanden ist) in einer Nährlösung oder in abgetrennten Eileitern gehalten und dann in die Gebärmutter eines Leihmutter-Schafes eingepflanzt. In zwanzigtäglichem Abstand wurde das schwangere Tier mit Ultraschall untersucht. Einige geklonte Schafe – die Nummern 6LL2, 6LL6 und 6LL9 – mussten per Kaiserschnitt entbunden werden.

Es scheint allen beteiligten Forschern bis heute, als könne man das Experiment technisch ohne weiteres auf Menschen übertragen. Die Arbeit der Rosliner Forscher zielt aber nicht auf solche Versuche ab, sondern vorwiegend auf die Erforschung von Veränderungen der Zellkern-DNA und der Umsetzung der auf ihr gespeicherten Information während des Wachstums. Dennoch fragte der Pariser Molekulargenetiker Axel Kahn schon siebzehn Tage vor Veröffentlichung der Rosliner Versuchsergebnisse auf der World-Wide-Web-Seite der Zeitschrift *Nature*: »Säugetiere klonen – Menschen klonen?«

Mitte Juli 2001 wurde diese Frage endgültig mit Ja beantwortet. Sowohl das *Jones Institute for Reproductive Medicine* als auch die Firma *Advanced Cell Technology* ließen bekannt geben, dass sie seit längerem menschliche Embryonen *nur* deshalb klonen, um daraus Stammzellen (eine Art Alleskönnerzellen) zu gewinnen. Solche Zellen werden benötigt, wenn beispielsweise das Blut eines Menschen komplett neu gebildet werden muss, weil seine Blutzellen erkrankt sind. Die in diesen Firmen geklonten Embryonen entwickeln sich also nicht zu Menschen, sondern sind ein Bio-Ersatzteillager. Noch ist die Embryonenzucht zur Stammzellgewinnung im deutschsprachigen Raum verboten. Es ist aber fraglich, ob das so bleibt, und auch, warum es so bleiben sollte.

Interessanter könnte das Klonen echter, lebender Menschen werden, beispielsweise wenn unfruchtbare Menschenpaare biologische, also genetisch eigene Nachkommen haben möchten. Eine denkbare Lösung des Paarproblems wären auch hier Klonungstechniken. Bei einer Anhörung in der Akademie der Wissenschaften in den USA Anfang August 2001 gaben immerhin schon drei Forscher zu, direkt am Klonen von Menschen zu arbeiten. »Sobald das erste Klonbaby seinen ersten Schrei tut, wird die Welt es in sein Herz schließen«, meint etwa Panos Zavros, der in Kentucky eine Privatklinik für künstliche Befruchtungen unterhält. Zur-

KLONEN UND KLONIEREN

Als Klon (von griechisch »Zweig«) bezeichnet man Kopien aus einem Mutterorganismus. Will man aus Pflanzen Klone herstellen, braucht man nur eine beliebige Zelle der Pflanze als Grundlage. Aus ihr kann eine vollständige Pflanze gezogen werden, die der Mutterpflanze bis ins Detail gleicht.

Ein Säugetier dagegen kann man nur mit Hilfe einer Eizelle klonen. Körperzellen eines erwachsenen Tieres lassen sich zwar unter Umständen vermehren – es ist also möglich, etwa ein Stückchen Haut in einem geeigneten Nährmedium wachsen zu lassen-, doch lässt sich daraus kein vollständiges Wesen, sondern nur ein Gewebestück heranziehen. Das ist eigentlich verwunderlich, weil ja jede einzelne Körperzelle die Bauanleitung für den gesamten Organismus in sich trägt. Warum aus einer Körperzelle dennoch kein ganzes Wesen entstehen kann, wissen die Forscher selbst noch nicht genau. Das Sensationelle der Nachrichten über das (vermutlich) geklonte Schaf Dolly besteht nun darin, dass man sehr wohl eine Körperzelle verwendet hat, aber – weil sie selbst als Grundlage ja nicht ausreicht – ihre DNA in eine Eizelle einbrachte, der zuvor der eigene Erbinformationsfaden entnommen worden war.

Die Klonierung ist etwas anderes. Meist beschreibt man damit eine Technik, mit der die Erbsubstanz eines Wesens verändert (also nicht nur kopiert) wird.

Es gibt verschiedene Methoden, die Erbsubstanz eines Organismus zu verändern. Das Prinzip ist jedoch immer dasselbe. Man schneidet ein Stückchen aus der Erbsubstanz eines Lebewesens heraus und ersetzt es durch ein anderes Stückchen Erbsubstanz eines anderen Lebewesens. Der neue Abschnitt DNA verleiht dem Wesen bestimmte Eigenschaften oder Fähigkeiten, die es zuvor nicht hatte. Das größte Anwendungsgebiet für diese gentechnische Methode ist die Herstellung von Medikamenten oder Impfstoffen. Man schleust beispielsweise die Bauanleitung für Insulin in Bakterien ein, die sich anschließend vermehren und den Stoff in großen Mengen produzieren. Aber auch in der Landwirtschaft spielt die Klonierung eine immer größere Rolle. Man verändert Nutzpflanzen so, dass sie gegenüber Insekten, Viren oder Pilzen unempfindlich werden oder dass sie unbeschadet »Giftduschen« überstehen, mit denen das Unkraut auf den Feldern vernichtet werden soll.

zeit gibt es aber noch technische Schwierigkeiten. So stellte sich 2001 in einer Forschungsgruppe um Rudolf Jaenisch vom Whitehead Institute for Biomedical Research in Cambridge heraus, dass aus Stammzellen geklonte Mäuse Erbgutschäden in sich tragen. Diese erklären vielleicht auch, warum Klonmäuse im Moment noch früh sterben, obwohl sie auf den ersten Blick gesund erscheinen. Auch die Schöpfer der Klonschafe aus Schottland stellten fest, dass die DNA ihrer Tiere bei näherem Hinsehen gealtert erschien. Sollte dieses Problem nicht durch Labormethoden gelöst werden, würde das Klonen von Kindern umso sinnloser: Sie wären schon bei der Geburt gleichsam vorgealtert und eventuell fehlgebildet.

»Als ob Klonen die einzige Möglichkeit wäre«, schimpft hingegen Genetiker Kahn, der die althergebrachte Adoption für einen besseren Weg aus der Kinderlosigkeit hält. Doch Adoptionen könnten wegen der neuen Technik aus der Mode kommen. Wozu eine Notlösung wählen, wenn das Kind doch eine Kopie des Vaters oder der Mutter (mit etwas Geschick auch aller beider) werden könnte? Noch einmal Kahn: »Es ist ein großer Vorteil, dass sich Kinder von ihren Eltern unterscheiden. Deswegen lieben Eltern ihre Kinder so, wie sie sind, und versuchen nicht, sie nach ihren Vorstellungen zurechtzubiegen – Kinder von Menschen sind nicht einfach biologische, sondern auch kulturelle und emotionale Nachkommen.«

Das ist auch der Grund dafür, warum eine Schreckensvorstellung, die im Zusammenhang mit Gentechniken immer wieder entworfen wird, nicht Wirklichkeit werden kann: die Technik, beliebig viele Kopien eines Menschen herzustellen, um diese Wesen dann für politische Zwecke zu missbrauchen. Machtgierige Herrscher könnten zwar ein Heer gleicher Soldaten klonen, das durch entsprechenden Drill willfährig alle Befehle ausführen würde. Doch die Umwelt, in der die identischen Mehrlinge aufwüchsen, ließe sich nicht steuern; man könnte die Menschen zwar völlig gleich zu behandeln versuchen, man könnte ihnen die gleichen Mahlzeiten servieren, die gleichen Filme zeigen, die gleichen Bücher zu lesen geben und so weiter. Es würde aber nichts helfen. Die geklonten Menschen würden dennoch verschiedene Dinge erleben und sich deshalb unterschiedlich entwickeln.

Beispiele: Ein Blatt fällt in dem Augenblick vom Baum, in dem nur eines der »Geschwister« hinsieht. Ein Lichtstrahl fällt dem einen von ihnen ins Auge, dem anderen nicht. Ein Geruch zieht flüchtig an nur einer

Nase vorbei, löst in nur einem Gehirn eine Erinnerung aus, stärkt nur eines der Wesen in einem bestimmten Gedanken. Die Menschen werden sich ihrer verschiedenen, zufälligen Erlebnisse wegen immer voneinander unterscheiden – glücklicherweise. Selbst körperverwachsene Zwillinge haben verschiedene Persönlichkeiten. Das bekannteste Paar solcher Menschen, Chang und Eng aus dem heutigen Thailand, hatten sogar getrennte Familien.

Es bleibt dabei – der Reiz des Lebens liegt in seiner Einmaligkeit und Endlichkeit. Der Forscher Gunther Stent machte das deutlich, als er bemerkte: »Es wäre vielleicht reizvoll, Marilyn Monroe zur Nachbarin zu haben, ihr aber auf Schritt und Tritt in vieltausendfacher Kopie zu begegnen, müsste Alpträume auslösen.« Das Gleiche, so möchte ich hinzufügen, gilt auch für Brad Pitt, Albert Einstein und den Papst.

KEHREN DIE DINOSAURIER ZURÜCK?

Das Klonen von Menschen mit dem Ziel, völlig identische Wesen zu schaffen, scheitert also daran, dass unser biologisches Erbe noch lange nicht unsere Persönlichkeit ausmacht. Diese ist nicht allein in den Zellen festgelegt, sondern entwickelt sich auch in unserem Kopf. Der Gedanke, anstelle der bloßen DNA unser Gehirn, unser Bewusstsein für ein zweites Leben zu konservieren, wenn der Körper alt und krank verfällt, scheint von daher nur logisch. So legen schon heute Menschen bei Lebzeiten fest, dass ihr Kopf oder auch der ganze Körper nach ihrem Tod tiefgefroren aufbewahrt wird. Wenn man eines Tages die Krankheit, an der sie vielleicht sterben werden, heilen und gegebenenfalls auch den Körper ohne Schäden aus seinem eisigen »Schlaf« holen könnte, ließe sich das Leben fortsetzen. Wenn aber nur das Hirn zu retten wäre, müsste ein neuer Körper her. Die optimale Lösung wäre selbstverständlich, den eigenen Körper neu »herzustellen«, ihn aus Zellen des alten Körpers zu klonen. Dass wir ihn nicht aus einem Zellhäufchen des alten Körpers heranzüchten können, wie das bei Pflanzen funktioniert, wurde oben beschrieben. Die Hürde ist der zu komplizierte Aufbau des menschlichen Organismus. Doch eine Hürde, die nicht überschritten werden kann, kann *unter*schreitbar sein. In unserem Fall bedeutet dies, dass man Zellen, die nicht als Ganzes vermehrbar sind, zunächst in noch kleinere Untereinheiten zerlegt, um an die grundlegende Information zu gelangen, die den Körper überhaupt erst aufgebaut hat. Diese Untereinheit der Zelle ist die DNA.

Aus einem einzigen DNA-Faden einer einzigen Zelle könnte theoretisch ein kompletter Mensch neu beziehungsweise in seiner ursprünglichen Gestalt wiederhergestellt werden.

Ob und wie so etwas möglich wäre, wurde dem Publikum im Roman *Dino Park* von Michael Crichton und in der Verfilmung dieses Buches, *Jurassic Park* von Steven Spielberg, vorgeführt. Hier ging es zwar nicht um Menschen, sondern um Tiere, die vor langer Zeit lebten, doch das Prinzip ist das gleiche. Im Dino Park sollen Dinosaurier rekonstruiert werden. In Bernstein eingeschlossene Insekten aus der Dinosaurierzeit liefern den Wissenschaftlern die DNA der Kolosse. Die Idee, die dahinter steckt: Insekten könnten sich zu ihren Lebzeiten am Blut der Riesentiere gütlich getan haben. Wie man allerdings herausfinden soll, ob ein Insekt Dinosaurier- oder irgendein anderes Blut geschlürft hat, bleibt offen. Wahrscheinlich würde der Versuch schon an dieser Stelle scheitern.

In Film und Buch stehen die Wissenschaftler außerdem vor dem sehr realen Problem, dass die Dino-DNA aus den Bernsteininsekten in viele Stücke zerbrochen ist. DNA zerbricht im Laufe der Zeit in Stücke, entweder, wenn sie von Bakterien und anderen Kleinstlebewesen angegriffen wird, oder durch chemische Einwirkung. Erbsubstanz ist gegen Umgebungseinflüsse durch Säuren sehr empfindlich. Säuren treten unter anderem im Erdboden auf, zum Beispiel in Humus, der Huminsäuren enthält. Auch wenn DNA mit Sonnenlicht bestrahlt wird, zerbricht sie. Sonne, oder genauer ihre ultraviolette Strahlung, wirkt zwar nicht sofort zerstörerisch, wenn aber DNA über viele Stunden, ganz zu schweigen von Jahrtausenden, dem Dauerbeschluss mit Lichtteilchen ausgesetzt ist, zerfällt sie unweigerlich. Im *Jurassic Park* lösen die Forscher all diese technischen Probleme. Wie aber sieht es damit in der Realität aus?

Bis vor wenigen Jahren war es ganz unmöglich, auch nur entfernt an eine Wiederherstellung von Dino-Erbgut beziehungsweise alter, zerbrochener DNA zu denken. Heute ist das anders. Denn der DNA-Informationsfaden konnte früher nur abgelesen werden, wenn er vollständig war – wie ein Buch, das alle Seiten haben muss, damit man seinen Inhalt begreifen kann. Aus vereinzelten DNA-Stücken, besonders wenn sie so stark angegriffen sind wie bei den alten Dinosaurier-Funden, kann keine lebende Zelle mehr den Bauplan herauslesen. Und wollten Forscher die DNA-Stücke wie eine Loseblattsammlung in eine sinnvolle Reihenfolge bringen, würde die Lebenszeit von vielen Forschern – zumindest zurzeit – nicht ausreichen.

Die entscheidende Hilfe für die Zusammensetzung von DNA-Stücken kam von dem amerikanischen Chemiker Kary Mullis. Als er eines Nachts mit seiner Freundin Jennifer eine Straße entlangfuhr, dachte er über eine bestimmte Sorte Moleküle nach, die im Kühlschrank seines Labors bei der Firma Cetus zuhauf eingefroren waren und von denen niemand so recht wusste, was man mit ihnen anfangen sollte. Diese Moleküle waren künstlich hergestellte kurze DNA-Stückchen. Plötzlich kam ihm der Gedanke, sie mit Hilfe des Enzyms DNA-Polymerase zu kopieren: Die Polymerasekettenreaktion (PCR) war geboren – eine unglaublich nützliche Technik für Biologen und Mediziner, die heute tagtäglich in allen biomedizinischen Labors der Welt Anwendung findet. 1993 erhielt Mullis den Nobelpreis für seine Idee. Seine Methode erlaubt es, DNA-Stücke in einem Reagenzgefäß gezielt in riesigen Stückzahlen herzustellen.

Doch was nützt es im Fall der Dino-DNA, noch mehr zerbrochene Erbsubstanz zu produzieren? Die Antwort: Erstens gibt es dem Forscher mehr Spielraum. Er kann verschiedene Methoden zur Wiederherstellung der Ursprungs-DNA ausprobieren. Ohne die vorherige Vervielfältigung hätte er bei einem einzigen fehlgeschlagenen Versuch sein gesamtes Ausgangsmaterial verbraucht. Zweitens können die Kopien der DNA-Stücke versuchsweise in andere Lebewesen eingebaut werden. Deren Zellen lesen dann die eingeschleuste DNA ab und führen vielleicht die darauf beschriebenen Bauanweisungen aus. Diesen Vorgang nennen die Genetiker Klonieren. (Der Unterschied zum *Klonen*: Beim Klonen werden ganze Lebewesen kopiert, beim Klonieren nur kleine DNA-Bereiche, die in fremde Lebewesen geschleust wurden. Das Lebewesen, in das am häufigsten fremde DNA eingebaut wird, ist das bekannte Darmbakterium *E. coli*.)

Bei alter Dinosaurier- (oder auch Mumien-)DNA nützt es nichts, einzelne Dino-Erbanweisungen verstreut in Darmbakterien einzubauen. Es soll ja ein echter Dinosaurier entstehen, kein Bakterium mit Dinozähnen. Ein einzelliges Bakterium kann aber biologisch nicht so ausgetrickst werden, dass es große Mengen der Erbinformation eines Wirbeltieres umsetzt. In *Jurassic Park* funktioniert das Klonieren daher ausgefeilter: *Viele* DNA-Stückchen werden an zahlreichen Stellen in *einen* DNA-Faden eines nicht ausgestorbenen, Sauriern ähnlichen Tieres eingebaut. Genauer gesagt: Es werden nicht alle, aber sehr viele Informationen des Sauriers in eine befruchtete Eizelle einer heute noch lebenden Echse gebracht. Man hofft, dass die DNA-Einfügestellen gut gewählt sind, so dass die fremden DNA-Stücke nicht auffallen oder gar die Entwicklung des Tiere durcheinander bringen. Das in der normalen Echseneizelle ohnehin angelegte Entwicklungsprogramm »Echse« soll durch die hinzugepfuschte DNA einfach in Richtung Dinosaurier umprogrammiert werden.

Die Echseneizelle liest dabei die gesamten in ihr befindlichen Erbinformationen ab und setzt sie um – sowohl die Echsen – als auch die Dinosaurierbestandteile. Mit viel Glück könnte dabei ein Wesen entstehen, das dem ehemaligen Saurier ähnelt. Es wird aber niemals genauso aussehen wie die Tiere der Urzeit, denn die Entwicklung des Tieres wird nicht nur von der Erbsubstanz beeinflusst, sondern auch von dem Zellgewebe um sie herum – vom Zytoplasma. Immerhin ist es eine reizvolle Vorstellung, aus einem fast gewichtslosen Stäubchen zerstückelter DNA ein tonnenschweres lebendes Ungetüm zu erschaffen. Diese Denkmöglichkeit ist aber reine Zukunftsmusik, die wegen des enormen und nutzlosen Aufwandes in absehbarer Zeit nicht Wirklichkeit werden wird. Doch nicht nur Geld- und Zeitmangel verhindern die Auferstehung der Dinos.

Entwicklungsbiologen wissen, dass Embryonen, die Erbinformationen zweier verschiedener Lebewesen in sich tragen, meist tödliche Körperveränderungen aufweisen und früh sterben. Sie wären zwar im Prinzip fortpflanzungsfähig oder könnten es als erwachsene Tiere werden, aber so weit kommt es erst gar nicht – die Tiere haben keine Chance, länger als einige Tage zu leben. Das komplizierte Zusammenspiel aller Zellbestandteile beim Heranwachsen eines Tieres kommt durch die Informationen einer zusammengesetzten DNA zu stark durcheinander. Mit sehr viel Glück und Fingerspitzengefühl könnte man eines Tages vielleicht DNA-Stücke von ausgesprochen ähnlichen Tieren zusammenbringen. Das ausgestorbene Quagga war zum Beispiel eine Zebraart, die auf dem Hinterkörper keine Streifung hatte. Würde man nur die Erbinformation für »Hinterkörper nicht streifen« aus altem Quagga-Gewebe gewinnen und in eine Zebraeizelle einsetzen, könnte möglicherweise ein normales Zebra entstehen, dessen Hinterleib nicht gestreift ist. Die oft riesigen Saurier und die heutigen Echsen sind sich aber so unähnlich, dass selbst ein Vorversuch mit nur einem einzigen Stückchen Dino-DNA vermutlich scheitern würde.

Wie groß der Aufwand für die Übertragung eines Stückchens DNA wirklich ist, verdeutlichen die ersten Versuche, ein genetisch verändertes Schwein herzustellen. 1986 spritzten Forscher der kalifornischen Firma Genentech mit einer Hohlnadel in achttausend Eizellen jeweils ein kleines Stückchen fremder Erbsubstanz – es stammte von einer Kuh. Dieses DNA-Stückchen sollte danach in jeder Zelle des aus je einem Ei entstehenden erwachsenen Schweins vorhanden sein. Die Erfolgsquote war niederschmetternd. Von den achttausend befruchteten und mit Nadeln bearbeiteten Eizellen entwickelten sich nicht mehr als dreiundvierzig zu Schweinen mit geringfügig veränderter Erbsubstanz.

STAMMBÄUME DES LEBENS

Einer der Menschen, die über die Möglichkeiten und Unmöglichkeiten alter DNA am besten Bescheid wissen, ist Svante Pääbo vom Max-Planck-Institut für Evolutionäre Anthropologie in Leipzig. Er arbeitet mit sehr alter Erbsubstanz, die er aus Mammuts, Mumien und anderen Geweben reinigt. Dem breiten Publikum wurde der Biochemiker bekannt, als er 1985 erfolgreich Teile der DNA aus Haut einer Kindermumie der 27. Dynastie aus dem Ägyptischen Museum in Berlin vervielfältigte. Pääbos Ziel ist es, Teile der alten Erbsubstanz Baustein für Baustein zu untersuchen. Wissenschaftler nennen das »sequenzieren« – nach dem lateinischen Wort *sequentia* für »Aufeinanderfolge«. Der Sinn der Sache:

Je stärker die Reihenfolge der hintereinander angeordneten DNA-Bausteine der eines anderen Tieres ähnelt, desto enger sind die beiden Lebewesen verwandt. Viele der heutigen Unklarheiten in unserem Bild der Entwicklung des Lebens können so beseitigt werden.

Forscher möchten beispielsweise gerne wissen, wie stark sich Dinosaurier und uralte Vogelüberreste auf der DNA-Ebene ähneln. Für den Zoologen und Mediziner Pääbo ist es darüber hinaus besonders interessant, die Verwandtschaft zwischen ausgestorbenen und heute noch lebenden

Tieren zu ergründen. Ähneln sich Mammut und Elefant wirklich so stark, wie es den äußeren Anschein hat? Und wie stark unterschieden sich die Mammuts aus verschiedenen Erdteilen? Die pelzigen Ungetüme lebten immerhin weit verbreitet in Afrika, Eurasien und Amerika. Das Material für die Untersuchungen wird Pääbo nicht ausgehen: Er vermutet, dass noch Hunderte oder gar Tausende von brauchbaren Mammutüberresten in der Welt zu finden sind.

Wenn man Teile der (mitochondrialen) DNA von etwa zehn bis zwanzig dieser Mammuts vergleicht, wird man erste Aussagen über die genetischen Unterschiede zwischen ihnen machen können. Vier Mammuts konnte Pääbos Arbeitsgruppe bereits erfolgreich und mit wiederholbaren Ergebnissen untersuchen. Das ist wegen des schlechten Zustandes der alten DNA eine Leistung, die von großem technischem Geschick und viel Erfahrung zeugt. Bei Mumien aus dem Niltal sah das Ergebnis wesentlich magerer aus: Nur zwei von hundertzehn Leichen lieferten brauchbare (das heißt in mehreren Versuchsdurchgängen genau gleich darstellbare) DNA-Sequenzen. Pääbo vermutet, dass die DNA der insgesamt gut erhaltenen Niltal-Mumien durch die dort herrschende Wärme geschädigt wurde. Kälte und Luftabschluss wie bei den Mammuts sind bei alten Geweben bessere Bedingungen, um die DNA zu erhalten.

(Moderne DNA, zum Beispiel aus den Blutzellen lebender Menschen, lässt sich im Vergleich dazu verhältnismäßig einfach sequenzieren: Der DNA-Faden aus frisch aufgebrochenen Zellen zerfällt zunächst nicht. Lange im Freien gelagerte DNA hingegen altert. Von dem dünnen Säure faden bleiben nach einiger Zeit nur noch Bruchstücke übrig. Ist es in der Rechtsmedizin manchmal schon fast unmöglich, die Erbsubstanz einer zehn Jahre alten Leiche zu untersuchen, so gilt das erst recht für Professor Pääbos vierzig- bis fünfzigtausend Jahre altes Mammutgewebe aus dem sibirischen Permafrost und die dreitausend Jahre alten ägyptischen Mumien.)

DNA-Bruchstücke, die man aus altem Mumiengewebe erhält, sind nur noch bis zu dreihundert DNA-Bausteine lang. Das ist wenig, reicht aber oft aus, um Stammbäume von Lebewesen zu berechnen. Es ist aber praktisch unmöglich, daraus wieder das gesamte Erbgut eines Lebewesens in seiner ursprünglichen Reihenfolge zusammenzusetzen. So etwas wird noch lange Science-Fiction bleiben.

Svante Pääbo bestätigt das. Als ich den Professor während eines Kongresses in Toulouse um »einen griffigen Satz« bat, der beantworten sollte, ob es »jemals möglich sein könnte, in irgendeiner Form kleine Dinosaurier auszubrüten oder alte Pflanzen wieder zum Leben zu erwecken«, lautete Pääbos eindeutige Antwort: »Nein. Ist das griffig genug?« Der Dino- und Mumien-Park bleibt also wohl auch in Zukunft das, was er immer war: ein modernes Märchen.

SPEICHELSPENDE FÜR DIE EWIGKEIT

Vielleicht werden wir Menschen uns einmal aus unserer eigenen Rippe (oder der Nase, wenn es nach einem Film des Regisseurs Woody Allen aus dem Jahr 1973 ginge) immer wieder selbst herstellen können, wenn wir uns zu alt fühlen. Doch schon der heutige Mensch braucht sich diesbezüglich nicht entmutigen zu lassen. Im Grunde genügt es schon, eine kleine Menge der eigenen DNA in sichere Aufbewahrung zu geben. Sie kann dann, sollte sich dazu später einmal Gelegenheit finden, zur Wiederherstellung (Klonung) des Besitzers verwendet werden. Solch ein DNA-Nachlass kann zum Beispiel aus etwas Blut – für Ängstliche: auch Speichel – gewonnen werden und lässt sich bis zur Stunde X bequem und vor allem kaum zerbrechend aufbewahren – etwa in einem kleinen Plastikgefäß, nicht größer als eine Fingerkuppe, in einer Tiefkühltruhe oder auf speziell behandelten Filterpapierstückchen. (Nobelpreisträger Kary Mullis, der Erfinder der Polymerasekettenreaktion, versuchte über die Firma Stargene eine Zeit lang sogar Uhren zu verkaufen, auf deren Ziffernblatt das zuvor zigfach kopierte Erbgut von Berühmtheiten wie Einstein oder Marilyn Monroe in einer kleinen Kapsel eingeschlossen ist.) Die Kosten für diese Art der DNA-Aufbewahrung liegen natürlich weit unter denen, die für eine Ganzkörperaufbewahrung in flüssigem Stickstoff anfallen, wie sie beispielsweise einige Jahre lang von der Firma Alcor angeboten wurde.[8]

---

[8] Schon in den Sechzigerjahren ließ sich der Amerikaner James Bedfort, der an Krebs gestorben war, einfrieren, allerdings bei zunächst nur minus 90 Grad Celsius. Das letzte Foto von Bedfort zeigt ihn in mehrere Lagen silberner Folie eingewickelt in einem für heutige Verhältnisse komplizierten System aus Kühlrohren.

TIEFKÜHLLAGERUNG VON LEICHEN

Anfang 1995 hatten sich bereits achtundzwanzig Menschen in der Wüstenstadt Phoenix im amerikanischen Staat Arizona in Tiefkühlbehältern einfrieren lassen. Genauer gesagt, waren elf Menschen zu diesem Zeitpunkt komplett eingefroren, von siebzehn weiteren dagegen hatte man nur die Köpfe auf Eis gelegt. Die Firma Alcor, die diesen Service anbietet, verlangt dafür hundertzwanzigtausend beziehungsweise fünfzigtausend Dollar, Auslandskunden zahlen zehntausend Dollar Aufschlag. Die meisten Kunden, die noch nicht im Alcor-Lager liegen, haben eine Lebensversicherung abgeschlossen, die nach ihrem Tod den teuren Tieffrierspaß bezahlt.

Die mobile Einsatztruppe, die am Bett des Sterbenden auf dessen Ableben wartet, wird von Tanya Jones geleitet. Sie schreibt nebenher Science-Fiction-Geschichten und arbeitete eine Zeit lang für das amerikanische Verteidigungsministerium.

Wenige Minuten nach dem klinischen Tod wird der Tote in eine eisgefüllte Plastikwanne gelegt und mit eiskaltem Wasser umspült. Derweil wird der Brustkorb von einem Automaten gehoben und gesenkt, damit die Durchblutung weiterläuft. Frau Jones schneidet dann die Luftröhre auf und legt einen Schlauch hinein, um frischen Sauerstoff in die Lungen zu pumpen. Zugleich wird der Leichnam an den Tropf gelegt und mit einer zuckrigen Nährlösung versorgt, die in die Adern fließt. Anschließend wird eine Hauptschlagader in der Leistengegend geöffnet. Eine Blutpumpe tauscht das Leichenblut gegen Viaspan aus, eine Blutersatzlösung, die man normalerweise verwendet, um Spenderorgane bis zu einem Tag lang frisch zu halten. Der ganze Vorgang dauert bis dahin etwa fünf Stunden; dann ist der Körper mit Viaspan gefüllt und auf etwa zwei Grad Celsius herabgekühlt. In einer mit Trockeneis gefüllten Kiste wird der Tote nun zum Lager von Alcor gebracht.

Dass die Mediziner den Toten für tot halten, freut den Chef der Firma Alcor, Stephen Bridge. Keiner der Angestellten ist nämlich Arzt, daher dürfen die Mitarbeiter keine Lebenden behandeln. Tote jedoch dürfen sie problemlos zersägen, leer pumpen oder einfrieren. »Wir sind natürlich sehr dankbar für die Möglichkeiten, welche die Mediziner uns eröffnen«, meint Firmenchef Bridge. Und außerdem: Wären die Patienten nicht tot, würde die Lebensversicherung nicht zahlen.

Bei Alcor angelangt, wird dem Kunden der Brustkorb aufgeschnitten, die Lungenblutgefäße werden vom Herzen getrennt, und das Gehirn wird direkt mit dem Herzen verbunden. Die Viaspan-Flüssigkeit in den Adern des Patienten wird dann gegen das Frostschutzmittel Glyzerin ausgetauscht – weitere sechs Stunden vergehen. Dabei löst sich das Gehirn von der Schädeldecke, weil es sozusagen trockengelegt wird. Soll nur der Kopf eingefroren werden, so wird dieser nun abgetrennt und der restliche Körper verbrannt. Soll der gesamte Körper erhalten bleiben, wird er vernäht, in ein Eis-Öl-Bad gebracht und eineinhalb Tage vorgekühlt. Zuletzt wird er langsam in den flüssigen Stickstoff versenkt, wo er auf unbestimmte Zeit bei fast minus zweihundert Grad Celsius verbleibt.

Der eigentliche (schlechte) Witz an diesem Verfahren ist, dass wegen der langen Lagerung bei einer solch superkalten Temperatur die Erbsubstanz angegriffen wird. Letzten Endes muss also vor der erhofften Wiederauferstehung erst einmal die DNA wiederaufgebaut werden. Damit sind wir aber wieder beim Dino-Problem. Mit anderen Worten: Möglicherweise ist es kaum ein Unterschied, ob man den Körper für hundertzwanzigtausend Dollar in Stickstoff einfrieren lässt oder für fünfzig Euro die DNA aus dem eigenen Blut gewinnt und in einem babyfingergroßen Gefäß in den Kühlschrank stellt oder die komplette DNA-Basenabfolge einfach auf einer Diskette speichert.

Dies sind nur die biologischen Fakten zu dem Thema. Zur ethischmoralischen Frage des Einfrierens von Leichen äußerte sich in einer Magazinbeilage der Frankfurter Allgemeinen Zeitung Hans Mohr, Biologieprofessor und Vorstandsmitglied der Akademie für Technikfolgenabschätzung in Stuttgart: »Das ist eine Perversität, die ich nicht nachzuvollziehen vermag und die nur in einer Gesellschaft möglich wird, in der überschießender Reichtum und entsetzliche Armut täglich aufeinanderprallen. Erstens ist so etwas biologisch nur im Kino zu bewerkstelligen, zweitens ist dies in einem Staat, in dem jedes zehnte Kind unterernährt ist, auch moralisch nicht zu verantworten ... Der gelassene Umgang mit dem Tod sagt auch viel über die geistige Gesundheit einer Gesellschaft aus.«

Ein vollständiger, gut aufbewahrter DNA-Faden kann jederzeit in eine Eizelle eingebracht werden. Im Unterschied zur Dinosaurier-DNA muss solches Erbgut nicht mit Zusatzinformationen aus ähnlichen Lebewesen vollendet werden — es enthält ja schon alle nötigen Baupläne. Daher entnimmt man im Falle eines Falles einer Spenderinnen-Eizelle schlichtweg ihre DNA und ersetzt diese durch die aufbewahrte DNA, mit welcher der Mensch rekonstruiert werden soll. Am sinnvollsten verwendet man dafür eine Keimzelle eines menschlichen Spenders, zur Not könnte aber vielleicht auch eine Schimpansen-Eizelle genügen. Genaueres ist dazu nicht bekannt; man hat solche Versuche mit Kleintieren aber bereits mehrfach erfolgreich durchgeführt.

Der einzige Nachteil der preiswerten DNA-Aufbewahrungsmethode (aus Speichel oder Blut) liegt darin, dass der Mensch, nachdem er neu gezeugt, das heißt geklont, wurde, komplett neu »aufgezogen« werden muss. Wie oben bereits dargelegt wurde, wird durch diese nun veränderten Erziehungseinflüsse aber doch noch ein anderer Mensch entstehen; zumindest was den Geist, die Psyche, betrifft, wird dieser geklonte Mensch ein anderer sein.

Wie also könnte man auch die Persönlichkeit eines Menschen für ein zweites Leben erhalten? Um diese Frage zu beantworten, beschäftigt sich der folgende Abschnitt mit einem anderen schwer glaublichen Thema. Es hat schon viele fantasiereiche Menschen beschäftigt, die sich mit dem Tod nicht abfinden wollten.

Sein Körper ruht auf einer Art weißen Luftmatratze. Auch in Frankreich bildeten sich damals schon so genannte Gefrierclubs, die angesichts der noch wenig entwickelten Tieffriertechniken allerdings bittere Häme ertragen mussten.

GEHIRNVERPFLANZUNG –
WUNSCHTRAUM ODER KÜNFTIGE WIRKLICHKEIT?

Der Tod, der uns ängstigt, ist der Tod unseres Gehirns. Vor allem das Großhirn, der Sitz der Persönlichkeit, nimmt bei Sauerstoffmangel schon nach wenigen Minuten dauerhaft Schaden. Sehen, Sprechen und Planen, vor allem aber die Erinnerung sind unwiederbringlich verloren, wenn das Großhirn stirbt. In diesem Moment hören wir auf, wir selbst zu sein. Unsere Seele ist dahin. Tiefer liegende Bereiche des Gehirns können den Körper dennoch am Leben erhalten. Könnte man nicht ein noch recht neues Gehirn aus einem sterbenden Körper in einen gerade noch funktionierenden Körper einbauen?

Für viele Menschen ist es undenkbar, dass ein Gehirn von einem Körper in einen anderen gebracht werden kann. Echte technische Probleme gibt es aber im Grunde nicht. Obwohl das Verfahren sehr teuer ist, könnte es in absehbarer Zeit zur Anwendung kommen. In den USA wurde Menschen, die an der parkinsonschen Krankheit leiden, bereits Gehirngewebe abgetriebener menschlicher Embryonen ins Mittelhirn gepflanzt – mit wechselndem Erfolg. Der erstarrte Gesichtsausdruck, die kleinen Schritte und das Zittern der Hände konnten manchmal scheinbar gelindert werden.

Wenn Mediziner über die Möglichkeit der Gesamthirnverpflanzung nachdenken, stehen zwei Fragen im Vordergrund. Erstens: Stimmt es, dass der Hirntod als Tod des ganzen Menschen zu verstehen ist? Wenn ja, wie kann die Linie zwischen Leben und Tod so scharf gezogen werden, obwohl nach dem Hirntod noch Teile des Gehirns aktiv sind und der Körper sich gelegentlich noch bewegt? Und zweitens: Wer spendet wem Gehirngewebe? Angenommen, ein Kranker und ein Unfallopfer besitzen jeweils noch Teile brauchbaren Hirngewebes: Soll dann der (beispielsweise) Alzheimerkranke dem (beispielsweise) verunglückten Motorradfahrer seine noch gesunden Gehirnbereiche zur Verfügung stellen oder umgekehrt der Motorradfahrer dem Alzheimerkranken? Wer von beiden verdient es mehr, am Leben erhalten zu werden? Wie soll man entscheiden, wenn eine der Personen ein wichtiges Amt innehat – vielleicht der Fußball-Bundestrainer? Und wessen Seele bleibt bei einem Gehirnaustausch erhalten, wessen Seele geht verloren? Die Antworten darauf sind spannend,aber unbekannt.

Dazu auch das folgende, aus der Philosophie bekannte Gedankenexperiment von Alan Shewmon: Eine Person willigt in ein medizinisches Experiment ein. In einem Operationssaal wird diesem Menschen das Gehirn entnommen. Das Gehirn wird gut versorgt in die andere Ecke des Saales getragen. Auf der einen Seite des Saales liegt dann das Gehirn, auf der anderen Seite der dazugehörende, enthirnte Körper. Auch der Körper ist medizinisch versorgt, an Maschinen angeschlossen, durchblutet und ernährt. Beide leben. Wo im Saal liegt nun der Mensch?

Die Antwort lautet heute: Dort, wo das Gehirn liegt. Tatsächlich ist es, wie gesagt, unbestritten, dass alle Leistungen, die wir für menschlich halten, vom Gehirn bewirkt werden. Am deutlichsten hat das in letzter Zeit der New Yorker Arzt Israel Rosenfield dargestellt, der betont, dass zum Menschsein unabdingbar das Bewusstsein zählt. Der Sitz des Bewusstseins ist aber eindeutig das Gehirn; genauer gesagt, entsteht das Bewusstsein durch das Zusammenspiel der dortigen Nervenentladungen. Der Körper selbst gehört nicht zwingend zum »bewussten Menschen«. Die meisten Menschen nehmen große Teile ihres Körpers sogar deutlich als von ihrem Bewusstsein und Geist getrennt wahr, etwa bei einem Schnitt in den Finger: Es blutet »der Finger«, nicht »ich«.

Ohne Hirn als Mensch zu leben ist ohnehin unmöglich. Daraus leiten wir ab, dass alle anderen Lebensäußerungen, zum Beispiel der Kreislauf, weniger wichtig als die Gehirnaktivität sind. Der Leib wird in dieser Betrachtungsweise zum Anhangsorgan des Gehirns.

Bis vor wenigen Jahrzehnten sah man aber umgekehrt nicht das Gehirn, sondern das Herz als Mittelpunkt des Menschen an. Die Herztätigkeit war daher der Maßstab für Leben oder Tod. Noch 1950 entschied ein kalifornisches Gericht (im Fall Thomas gegen Anderson), dass der Tod erst eintritt, »wenn das Leben endet, und das geschieht erst, wenn das Herz aufhört zu schlagen und die Atmung endet«.

Das eigene Gehirn könnte also ohne allzu große Gewissensbisse durch die Übertragung in einen neuen, gesunden Körper gerettet werden. Wenn dieser Prozess beliebig oft wiederholt würde, wäre vielleicht einer neuen Art der Unsterblichkeit die Tür geöffnet. Im Grunde wäre es aber nicht einmal nötig, das ganze Gehirn zu verpflanzen, denn aus medizinischer

Sicht kommt ja nur ein Teil des Gehirns – das Großhirn – als Sitz der Seele in Frage.

Dazu noch einige Gedanken aus der Medizingeschichte. Alle Reize, beispielsweise das Sehen eines waagerechten Striches, bewirken eine schwache Stromentladung in einem begrenzten, (mehr oder weniger) vorhersagbaren Gebiet des Großhirns. Das Gleiche gilt für das Hören, die Deutung des Gehörten, das Sprechen und Vorformulieren von Gedanken und so weiter. Das Wissen um den Ort der Entladung sagt zwar nichts über das damit verbundene Gefühl aus, aber zwischen dem Reiz und der Weiterleitung des Reizes an eine bestimmte Stelle besteht eine eindeutige Beziehung. Mit anderen Worten: Das Gehirn bildet die Grundlage, auf der diese Reize bearbeitet werden. Oder wer sonst sollte der Endempfänger für alle in Nervenerregungen umgewandelten Umweltreize sein?

Die einzige, heute aber überholte Überlegung zu einem zusätzlichen, nachgeschalteten Endempfänger aller Nervenentladungen stammt vom Neurologen und Nobelpreisträger John Eccles, dem Entdecker der Signalübertragung zwischen den Nerven. Da Eccles' Überlegungen sehr anschaulich sind, sollen sie im Folgenden kurz geschildert werden. Sie zeigen einerseits, dass das Bewusstsein im Gehirn liegen muss, und andererseits, dass die krampfhafte Vorstellung von einer darüber hinaus arbeitenden Seele eher gewollt erscheint.

Eccles ging von den wirklich vorhandenen, winzigen Stromentladungen der Nerven des Großhirns aus. Diese Entladungen erfolgen blitzschnell, sind weit über die Großhirnrinde verstreut und lassen sich technisch nur schwer erfassen. Beim Anschauen eines Schachbrettes beispielsweise entsteht nicht etwa ein schachbrettartiges Entladungsmuster an irgendeiner Stelle im Gehirn. Wie wird das Schachbrett dennoch als solches erkannt? Eccles half sich und seinen Zuhörern mit der anschaulichen Annahme, dass jede Entladung an der betreffenden Stelle des Gehirns ein winziges Lämpchen zum Leuchten bringe. Jedes Lämpchen entspricht dabei einer Untereinheit des Gehirns, die sich aus etwa viertausend Nervenzellen zusammensetzt. (Die angenommenen Gehirnuntereinheiten zu je viertausend Zellen hat man bei radioaktiven Markierungen der äußeren Gehirnschicht entdeckt.) Man käme damit pro Gehirn auf etwa zwei bis drei Millionen Eccles'scher »Lämpchen«.

Aus einiger Entfernung betrachtet, würde ein geöffneter Schädel also ein wogendes Muster von Lichtern – das heißt an verschiedenen Orten ausgelösten Nervenerregungen – ergeben. Eine Schnappschussaufnahme auf das »Gehirn-Lichtermeer« könnte uns an New York bei Nacht erinnern. Sir Charles Sherrington, der berühmte englische »Philosoph des Nervensystems«, beschreibt das schicke Gedankenspiel so: »Das Gehirn ist ein verzauberter Webstuhl, auf dem Millionen von blitzenden Webschiffchen ein verwirrendes, aber stets sinnvolles Muster weben, das freilich sehr vergänglich ist.«

Die Auswertung der Lichtermuster, so vermutete Eccles, übernimmt die Seele als, wie er es nannte, »selbstbewusster Geist«. Die Seele wäre in der Lage, die schnellen Wechsel der Muster zu erkennen, auszuwerten und zu deuten, zum Beispiel in die Information »Schachbrett«. Ein selbstbewusster Seelengeist muss jedoch nicht nur Muster erkennen, sondern sie auch in einen zeitlichen Zusammenhang bringen. Diese Fähigkeit ist besonders wichtig, da Zeit möglicherweise nur in unseren Köpfen stattfindet.

Ist die Seele eine derart über den Dingen – über dem Gehirn – schwebende Instanz? Wohl kaum. Die »Seele« ist und bleibt die Gesamtheit aller dem Gehirn innewohnenden Nervenentladungsmuster und gespeicherten Informationen. Als diese sollte sie auch verpflanzt werden können.

Was technisch möglich ist, ist ethisch aber noch lange nicht gerechtfertigt. Das vorliegende Buch bietet keinen Rahmen für eine solche Diskussion; es zeigt nur auf, welche Möglichkeiten der medizinischen Technik bestehen (können). Dazu gehört auch das Schockfrieren und Aufbewahren des Gehirns. In US-amerikanischen Lagerhallen gibt es, wie gesagt, schon seit Jahren tiefgefrorene Hirne Verstorbener, die auf den Tag ihrer Wiederbelebung warten. Wenn keine Eiskristalle die kalt gelagerten Hirne zerstechen, werden sie vielleicht irgendwann in hirnlose Gastkörper verpflanzt werden können. Wäre das medizinisch wirklich unproblematisch?

ALTES GEHIRN, NEUER KÖRPER

Wir können heute nur Vermutungen darüber anstellen, welche Schwierigkeiten auftreten, wenn ein Gehirn sich in einem neuen Körper zurechtfinden müsste, denn unser Wissen darüber ist noch sehr begrenzt. Das nächstliegende Problem wird vielleicht das unangenehmste sein. Der neue Körper hat einen etwas anderen Aufbau als der dem Hirn vertraute – kein Körper gleicht dem anderen. Selbst eineiige Zwillinge unterscheiden sich geringfügig, weil unterschiedliche Erfahrungen den Körper unterschiedlich prägen. Zwei Körper haben mit hoher Wahrscheinlichkeit auch verschiedene Empfindlichkeiten für Sinnesreize. Dabei ist weniger die Verteilung der Reize empfangenden Nervenenden an der Körperoberfläche entscheidend als der Aufbau des Gehirns, das die Reizsignale empfängt und verwertet. Ein Gehirn, das in einem bestimmten Körper »trainiert« wurde, ist wahrscheinlich nur begrenzt dazu fähig, sich umzustellen, das heißt die Sinneseindrücke in anderen Bereichen des Gehirns sinnvoll zu bearbeiten. Genau in dieses Dilemma könnte aber ein Gehirn gelangen, das von einem Körper in einen anderen verpflanzt wird. Es ist beispielsweise sehr fraglich, ob ein Gehirn die Bewegungen eines fremden Körpers auf Anhieb kontrollieren kann, da die im Hirn eingehenden und dort zu verarbeitenden Informationen zweier Körper deutlich verschieden sein können – jedes kleinste Gebrechen, jede typische Bewegung, jede über Jahre eingeübte Mimik der Gesichtsmuskulatur ist nicht nur vom Aufbau des Gehirns abhängig, sondern umgekehrt ist die Feinstruktur des Gehirns auch davon geprägt, wie häufig ein bestimmter Bewegungsablauf stattgefunden hat und welche Nervenverbindungen sich gebildet haben. Wenn Sinneseindrücke auf einmal in anderer Stärke oder anderer Ausformung das Gehirn erreichen, kann deren Auswertung also schwierig werden. Wird etwa der Tastsinn zu fein, kann er zur Plage werden, wird er zu schlecht, stößt und schneidet man sich, ohne es zu bemerken. Wenn Geschmacksempfindungen in Sehbereiche übertragen werden, kommt es zu skurrilen Sinneserlebnissen wie dem Schmecken von Farben, und wenn nahe verwandte Form- und Sehwahrnehmungen gekoppelt oder vertauscht werden, entsteht das (allerdings sozial verträglichere) zwanghafte Zuordnen von Farben zu Zahlen und umgekehrt.

In Maßen können solche Wahrnehmungsveränderungen erheiternd oder zumindest interessant sein, werden sie jedoch zur dauerhaften Störung, leiden die Betroffenen gewiss sehr darunter. Schon wenn einzelne Wahrnehmungen verloren gehen, wird das als starker, niederdrückender Verlust wahrgenommen, wie Edwin Morris, ein Fachmann für Duftstoffe und Aromatherapie, am Beispiel eines Patienten im *New Yorker*, einem US-amerikanischen Magazin, beschrieb. Der betroffene Mann hatte von heute auf morgen seinen Geschmackssinn verloren: »Natürlich musste ich essen – ich wollte nicht sterben. Aber das meiste schmeckte wie Pappkarton«, berichtete er. Müsste man also damit rechnen, dass ein Gehirn sich in einem fremden Körper nicht zurechtfände und die Sinneswahrnehmungen gestört wären? Wir wissen es nicht und können es derzeit auch nicht herausfinden. Es gibt aber Tierversuche aus den frühen Achtzigerjahren, die nahe zu legen scheinen, dass das Gehirn in der Lage ist, sich zumindest teilweise auf den neuen Körper einzustellen.

Damals untersuchte der Gehirnforscher Michael Merzenich, der heute an der Universität von Kalifornien in San Francisco arbeitet, Affen, denen einzelne Finger amputiert wurden. Wie er in den darauf folgenden Monaten feststellte, blenden sich im Gehirn des Affen die für die betreffenden Finger zuständigen Bereiche nicht einfach aus, sondern sie übernehmen neue Aufgaben.

Zur selben Zeit kam auch der Nervenforscher Tim Pans zu dem Schluss, dass das Gehirn sehr anpassungsfähig ist. Zehn Jahre nachdem eine Gruppe von Tierschützern seinem Kollegen Ed Taub Laboraffen mit künstlich zerstörten Nerven entführt hatte, konnte Pons die Tiere noch einmal untersuchen. Es zeigte sich, dass diejenigen Gehirnbereiche, die ein Jahrzehnt zuvor Reize aus den Händen und Armen empfangen hatten, nun – nach der Zerstörung der ehemals funktionsfähigen Nerven im Rückenmark – das Streicheln des Gesichtes erkannten. Affengehirne passen sich demnach laufend an neue Körperverhältnisse an und verteilen beispielsweise die Steuerung für die Gliedmaßen um, wenn das sinnvoll ist. Ob das beim Menschen auch der Fall wäre, wissen wir noch nicht.

SINNLICHE WAHRNEHMUNG WÖRTLICH GENOMMEN

Unsere Sinnesorgane sind das Resultat einer evolutiven Anpassungsleistung an unsere Umwelt. Wenn wir davon reden, dass sich uns bei einer unangenehmen Begebenheit »die Haare sträuben«, erinnern wir mit dieser Ausdrucksweise an die Zeit, als unsere Vorfahren ihre Körperumrisse durch das Aufstellen von Haaren vergrößerten, um den Feind durch vorgetäuschte Muskelmasse zu beeindrucken. Augen und Ohren, Nase und Mund, die Empfangsstationen für Tastempfindungen, Gehör, Gleichgewicht, Geruch und Geschmack sind auf bestmögliche Weise den physikalischen Reizen angepasst, die uns erreichen und für uns wichtig sind. In der flächigen Netzhaut des Auges etwa verändert Licht bestimmte Moleküle, die später wieder in ihren Urzustand zurückverwandelt werden. Das Ohr hat einen schneckenartig gewundenen, mit Hörhärchen besetzten Gang. Schallwellen biegen die feinen Härchen beiseite, und zwar in Innenohrteilen, in denen die Tonhöhen durch die verschiedene Nachgiebigkeit des Hörgewebes beziehungsweise die Gangweite des Hörröhrchens festgelegt sind. Im Auge findet zuerst eine chemische Umsetzung statt, im Ohr hingegen steht eine mechanische Verbiegung an erster Stelle. Diese beiden Arten des Reizempfangs sind die grundsätzlich im Körper verwendeten und kommen gleichermaßen beim Tasten, Riechen und Schmecken zum Einsatz. Starke Unterschiede – beispielsweise zwischen Auge und Ohr – gibt es allerdings in der Anbindung an das Gehirn. Während vom Auge her nur Informationen in Richtung Gehirn abgesendet werden, kann das Ohr auch Nervensignale des eigenen Gehirns empfangen. Hier findet sich ein kompliziertes Geflecht von Nervenverbindungen und -wirkungen, das nicht ohne weiteres von einem verpflanzten Gehirn verarbeitet werden kann.

Die Empfangsstationen (Rezeptoren) für die Sinnesempfindungen sind über den ganzen Körper verteilt. Es gibt oberflächlich gelegene Sensoren, die Druck wahrnehmen, solche, die Kälte oder Wärme wahrnehmen, andere, die das Abbiegen von feinsten Härchen auf der Haut erspüren, und wieder andere im Mund, die verschiedene Geschmacksrichtungen aufnehmen. In der Tiefe des Körpers messen weitere Empfangsstationen die Dehnung von Muskeln, den so genannten Tiefenschmerz (ein nicht genau ortbarer Schmerz tief unter der Körperoberfläche), die Stellung der Gelenke (um dem Körper die richtige Haltung geben zu können) und vieles andere. Auch diese Wahrnehmungen können sich von Körper zu Körper stark unterscheiden: Die so genannten »sensorischen« Nervenverbindungen im Körper eines Langstreckenläufers, eines arthritischen Rauchers und eines grübelnden Schriftstellers haben sich im Laufe von deren Leben sehr verschieden verschaltet.

Es bleibt nach Abwägung dieser Tatsachen unklar, ob sich ein Gehirn nur im eigenen Körper oder auch nach einer Verpflanzung wandeln und anpassen kann. Vieles spricht dafür, dass nur Ersteres zutrifft. Denn eine grundlegende Erscheinung werden wir nicht aufhalten oder überbrücken können: Ab dem fünfzehnten Lebensjahr eines Menschen teilen sich die Nervenzellen des Gehirns nicht mehr. Das Gehirngewicht nimmt stetig ab, und täglich gehen fünfzig- bis hunderttausend Hirnnervenzellen verloren. Bei anfangs vierzehn Milliarden Hirnnervenzellen hält sich der Verlust während eines normalen Erdenlebens zwar in Grenzen. Die fünfhunderttausend Kilometer Nervenbahnen des Großhirns bieten zeitlebens genügend Platz für Informationen. Ganz anders könnte das in einem immer weiter verpflanzten Gehirn aussehen. Wenn die Nervenbahnen zusehends dahinschmelzen, geht auch der Wert des verpflanzten Gehirns und damit jede mögliche Lebensqualität verloren. Das programmierte Zellaltern und -sterben macht uns daher vermutlich einen Strich durch die Transplantationsrechnung. Es hat also seinen guten Grund, dass bislang nur kleine Teile frischen, entwicklungsfähigen Hirngewebes aus abgetriebenen Föten in stellenweise veränderte Gehirne von Erwachsenen, die an Parkinson leiden, unter strengen rechtlichen Auflagen in den USA eingepflanzt wurden.

FRISCHZELLEN ALS VERJÜNGUNGSMITTEL?

Anders sieht die Rechtslage in Russland und einigen anderen Ländern aus. Im April 1994 machten beispielsweise ein deutscher Kinderarzt und ein US-amerikanischer Schönheitchirurg von sich reden. In einem Seitentrakt einer Moskauer Klinik, den sie »Internationales Institut für Biologische Medizin« nannten, boten sie kostenlose Abtreibungen an. Tausende mittelloser Frauen nutzten die Chance in einer verzweifelten Situation.

Die toten, bis zu sieben Monate alten Embryonen wurden tiefgefroren, weiterverarbeitet und Patienten aus aller Welt gegen fünfstellige Summen als Frischzellen gespritzt. Die Behandlung sollte, so das Versprechen der Ärzte, sogar gegen Erkrankungen wie das Down-Syndrom (dreifaches Vorliegen von Chromosom 21) wirken. In Wahrheit ist das Down-Syndrom wie die meisten anderen genetisch bedingten Erkrankungen heute unheilbar. Der Fall zeigt, dass der Wunderglaube von Menschen eine ausreichende Nachfrage schafft, die von Geschäftemachern immer ausgenutzt wird.

Die Frischzellenmethode wurde ursprünglich von dem Schweizer Sanatoriumsarzt Paul Niehans entwickelt. Er behandelte zweitausend Männer und Frauen im »Rückbildungsalter«, also betagte Menschen, welche die Kur subjektiv als erfolgreich erlebten. Da sich unter ihnen berühmte Persönlichkeiten befanden, gewann das Verfahren schnell an Ansehen. Adenauer, Churchill, Pius XII., aber auch Castro waren Kunden des Schweizers. Niehans ging es vor allem darum, altersbedingte geistige Schwächen zu bekämpfen. Er selbst hat nie behauptet, mit Frischzellen das Altern aufhalten zu können.

Hinter der Frischzellenbehandlung steckt folgende Idee: Embryonale Zellen enthalten große Mengen an Wachstumsfaktoren. Diese Substanzen, die schon im ersten Kapitel angesprochen wurden, regen Körperzellen zur Vermehrung und Instandhaltung an. Der Körper braucht sie, auch um aus dem kindlichen Organismus einen erwachsenen entwickeln zu können.

Zusätzliche Wachstumsfaktoren könnten ein Hauptproblem des alternden Körpers beheben, der darauf programmiert ist, langsam alle Zellen absterben zu lassen oder – noch unangenehmer – gealterte Zellen nicht mehr zu ersetzen. Die Haut wird runzlig, weil darin und darunter liegende Zellen erschlaffen; die Haare ergrauen, weil keine Haarfarbstoffe mehr gebildet werden.

Würden die teuren, in die Muskeln der kurwilligen Patienten gespritzten Zellen aber wirklich Körperzellen in den alternden Organismen zum Wachsen anregen, bedeutete das den sicheren Tod der Patienten. Denn es würden dabei wahllos Zellen zum Wachstum angeregt, darunter auch solche, deren Wachstum gar nicht erwünscht ist. Dass niemand Schaden an den Kuren nimmt, liegt nur daran, dass die teuren Spritzen im Hinblick auf das erwünschte Ziel vollkommen wirkungslos sind.[9]

Eine fortentwickelte Methode der Frischzellentherapie hat Daniel Rudman, ein Internist aus Madison, entwickelt. Sein Team spritzte über Sechzigjährigen gereinigte Wachstumsfaktoren aus Zellkulturen *gezielt* in unbestimmte Gewebe ein. Nach etwa sechs Monaten zeigte diese Behandlung tatsächlich eine positive Wirkung: Die Haut wurde wieder dicker und straffte sich. Mit anderen Typen von Wachstumsfaktoren sollten sich auch andere Körperbereiche jung erhalten lassen.

Die Frischzellen- oder Wachstumsfaktorenkur kann den vom Erbprogramm endgültig bestimmten Todeszeitpunkt des Körpers dennoch nicht hinausschieben. Innerhalb der genetisch festgelegten Lebensspanne bleibt der Körper aber vielleicht vital und frisch; ein Vergnügen, das sich oft nur reiche Menschen leisten können.

Frischzellen und Gehirnverpflanzungen sind, wie die beiden vorigen Abschnitte gezeigt haben, vermutlich ungeeignet, um ewiges Fortleben Einzelner zu fördern. Ganz anders sieht es mit der Verpflanzung von Organen wie Niere, Herz, Leber und Bauchspeicheldrüse aus. Hier sind die medizinisch-technischen Hindernisse weitgehend überwunden, und Spenderorgane verlängern jedes Jahr das Leben vieler tausend Menschen. Dennoch ist das Gebiet der Organverpflanzungen alles andere als unproblematisch. Werfen wir einmal einen Blick auf einige Schwierigkeiten, die auftreten, wenn der Mensch sein Leben mit Hilfe fremder Organe oder allgemeiner gesagt – mit Hilfe fremden Gewebes verlängern will.

---

[9] Medizinisch gesehen gibt es Einwände gegen die Frischzellentherapie, die allerdings vermutlich nichts mit Wachstumsfaktoren zu tun haben. So verbot das Bundesgesundheitsamt 1987 die Verwendung von Trockenzellpräparaten und meldete zugleich schwere Bedenken gegen die Darreichung echter Frischzellen an, die von Schulmedizinern Übrigens nicht als Heilmethode anerkannt wird. In jüngster Zeit wird Über einige Fälle berichtet, in denen die Gabe der körperfremden Zellen oder Zellbruchstücke zu entzündlichen und gelegentlich auch tödlichen Erkrankungen des Nervensystems führte. Allergien gegen die Frischzellen treten hingegen erstaunlich selten auf.

WEM GEHÖRT DIE ZWEITE NIERE DES BUNDESPRÄSIDENTEN?

Wie viele andere Menschen, so wird sich auch unser Bundespräsident irgend wann einmal gründlich überlegt haben, ob er eines Tages – nach seinem (Hirn-)Tod – mit seinen Organen das Leben eines anderen Menschen verlängern helfen möchte oder nicht. Niemand wird ihm in diese Entscheidung hineinreden. Entscheidungsfreiheit hat nicht nur der angeblich »erste Bürger« unseres Staates, sondern auch der letzte.

Ist das aber wirklich so? Einige Kritiker der modernen Biomedizin fürchten, dass der Blick vieler Ärzte sich schon jetzt immer weiter von der Behandlung eines einzelnen Menschen ab- und zum »Leben an sich« hinwendet. Die zweite Niere des Bundespräsidenten könnte aus diesem Grunde irgendwann zum Allgemeingut erklärt werden, wenn jemand anderer sie dringender brauchen könnte. In diesem Sinne äußerte sich beispielsweise die Hamburger Internistin Doris Saynisch, die in einem Leserbrief an die *Ärzte Zeitung* daran erinnerte, dass die künstliche Beatmung nach dem Hirntod eines Menschen nichts anderes sei als eine Todesverzögerung im Interesse eines anderen vom Sterben bedrohten Menschen, der auf eine Implantation (Einsetzen des Spenderorgans) angewiesen ist. Mit anderen Worten: Die Organe des Toten gehören mit dessen Hirntod bereits der Allgemeinheit, genauer gesagt, einem Organempfänger.

Wegen des hohen Bedarfs an Spenderorganen wurde 1996 in der Bundesrepublik über ein Gesetz beraten, das jeden Menschen ungefragt zu einem möglichen Organspender hätte werden lassen, wenn er dies nicht ausdrücklich verboten hätte. Obwohl diese spezielle Regelung zuletzt abgelehnt wurde, könnte es eine Frage der Zeit sein, bis sie doch noch Gesetzeskraft erlangt: Nicht nur das schlechte Verhältnis von Angebot zu Nachfrage spricht dafür (von den jährlich rund neunhunderttausend Verstorbenen in Deutschland kommen nach vorsichtiger Schätzung nur etwa fünftausend als Spender für Herz, Leber, Lunge, Bauchspeicheldrüse und Darm in Betracht). Vor allem die eindrucksvollen, das Herz rührenden Berichte der Geretteten, die dank eines gespendeten Organs wieder sehen, gehen oder im Kreise ihrer Lieben weiterleben können, müssten eine gesetzliche Regelung moralisch erzwingen.

Solange der Einzelne einer Explantation (Organspende nach Hirn-tod) noch widersprechen darf, mag die Vorstellung vom Menschen als lebendem Organträger oder -aufbewahrer gerade noch erträglich sein. Schwieriger sind jedoch Formulierungen wie die des australischen Philo-sophen Peter Singer, der Organe als »Gesundheitsrohstoffe« betrachtet, die gerecht verteilt werden müssen, zum Beispiel von kranken an jün-gere Menschen. Unzumutbar wird es, wenn Kranke ohne Möglichkeit zum Widerspruch beforscht werden sollen. Genau dies steht uns jedoch in naher Zukunft möglicherweise bevor, je nachdem, wie die so genannte Bioethik-Konvention in verschiedenen Ländern umgesetzt wird.

Die linke Publizistin Erika Feyerabend befürchtet, dass mit der euro-päischen Bioethik-Empfehlung mehr die Idee der »Volksgesundheit« und weniger das Ziel des Wohlergehens jedes Einzelnen verankert wird. Die Forschung am Menschen dient dann vor allem dem Erkenntnisgewinn und der Gesundheit der Allgemeinheit – der Einzelne muss demgegen-über seine Ansprüche zurückstecken. Im Extremfall könnte dies dazu führen, dass Schwerkranke ohne ihre Einwilligung untersucht und ihnen Gewebe, zum Beispiel Blut oder Knochenmark, entnommen werden dürfen. Solche Eingriffe in die körperliche Selbstbestimmung könnten damit gerechtfertigt werden, dass Kranke der menschlichen Gesellschaft ein »soziales Verpflichtungsgefühl« entgegenbringen müssten. Sie wür-den durch ihre Gewebespende helfen, die Krankheit zu verstehen und gegebenenfalls zu behandeln. Ein ähnlicher moralischer Druck könnte auch auf gesunde Organspender ausgeübt werden. Die deutsche Arbeits-gemeinschaft der Transplantationszentren hat sich daher einen eigenen Kodex gegeben: Nur wenn der Sterbende einen Organspenderausweis bei sich trägt oder wenn die Verwandten ihre Zustimmung geben, werden Organe entnommen. Spenden von Lebenden sind nur in Ausnahmefällen und nur zwischen nahen Verwandten zulässig.

DIE BIOETHIK-KONVENTION

Eigentlich war es eine gute Idee: Mit einer europaweiten Vereinbarung über ethische Maßstäbe wollte man dem Missbrauch biomedizinischer Forschungen quasi gesetzlich vorbeugen, indem bestimmte Forschungsbereiche klar erlaubt und andere ebenso eindeutig untersagt wurden. Von den neununddreißig Mitgliedstaaten, denen die Europäische Union diese Vereinbarung vorlegte, konnten sich nach langem Hin und Her am 4. April 1997 jedoch nur Spanien, Frankreich, Italien, Portugal, Schweden, Finnland und Rumänien dazu durchringen, das Dokument zu unterzeichnen. Großbritannien, Deutschland, Russland und Belgien erklärten von vornherein ihre Ablehnung. Da aus Verfahrensgründen jedoch die Unterschriften von fünf Ländern genügten, traten die Regelungen eines der umstrittensten Schriftstücke Europas in Kraft. In Deutschland bleiben indessen die eigenen, strengeren Landesvorschriften gültig.

Mit der Bioethik-Konvention wurde grundsätzlich geregelt, dass am menschlichen Erbgut nur dann geforscht werden darf, wenn es der Krankheitsvorbeugung und -erkennung dient und wenn zudem das Erbgut möglicher Nachkommen nicht beeinflusst wird. Auch die Geschlechtsbestimmung von Ungeborenen wird verboten, es sei denn, sie hilft bei der Erkennung einer schweren Erbkrankheit. Als wichtigste Regelung betrachten viele Deutsche die sehr genauen Vorschriften über biomedizinische Untersuchungen an Personen, die solche Eingriffe nicht ablehnen können (das heißt Kinder, Alte und Behinderte). Während gerade die Regelung der Rechte von besonders Schutzbedürftigen europaweit als Fortschritt gewertet wurde, glaubten deutsche Politiker, dass dadurch in Wahrheit unbeabsichtigt eine Hintertür geöffnet wird, die in besonderen Fällen eben doch genetische Tests an den nicht einwilligungsfähigen Menschen gestattet. Aus diesem Grund lehnte Deutschland die Bioethik-Konvention auch ab.

Heute stellt sich heraus, dass die deutschen Politiker sich damit möglicherweise einen Bärendienst erwiesen haben: Die bei den meisten Menschen sehr unbeliebten Tests auf genetische Krankheiten wie Brustkrebs, Mukoviszidose, Chorea Huntington und die Creutzfeldt-Jakob-Krankheit, die eventuell von Lebensversicherungen gerne gefordert werden, könnten sich nun leichter durchsetzen, während sie von der Bioethik-Konvention möglicherweise eher verhindert würden. Der Grund: Die Bioethik-Konvention würde diese Gentests regeln, während sie in Deutschland zurzeit recht ungeregelt und damit frei handhabbar sind. Bisher nimmt man allerdings noch an, dass die strengen deutschen Gesetze dem entgegenwirken, vielleicht sogar besser, als die Konvention es in ihrer jetzigen Form könnte.

Die Geschichte der Bioethik-Konvention reicht zurück in das Jahr 1991, als das Europaparlament eine Vereinbarung forderte, die angesichts der »rasanten Fortschritte von Medizin und Biologie« den »Schutz der Menschenrechte im Umfeld der Biomedizin« sichern sollte. Während die erste Fassung der Konvention wegen Ungenauigkeiten und Regelwerkslücken schon 1994 vom Europaparlament abgelehnt wurde, konnte der zweite Entwurf im Herbst 1996 endlich abschließend behandelt werden. »Es war klar«, berichtet das Schweizer Kommissionsmitglied Gian-Reto Plattner, »dass die von der Geschichte dieses Jahrhunderts stark geprägte deutsche Delegation in der Debatte den medizinischen Eingriffen und der fremdnützigen Forschung an nicht einwilligungsfähigen Personen weiterhin mit Skepsis begegnen würde ... Trotzdem musste die Versammlung bezüglich der Forschung an Embryonen einen heiklen Kompromiss suchen, der den Parlamentarierinnen und Parlamentariern aus ganz Europa trotz der Vielfalt ihrer kulturellen und religiösen Prägungen die Zustimmung ermöglichte.« Tatsächlich dürfen nach den Buchstaben der Konvention nun auch menschliche Embryonen innerhalb einer 14-Tage-Frist beforscht werden, wenn sie bei den Vorbereitungen einer künstlichen Befruchtung »übrig bleiben«, das heißt nicht in die mütterliche Gebärmutter eingepflanzt werden. Im Zusammenhang mit der Möglichkeit, nicht zustimmungsfähige Menschen zu untersuchen und ihnen gegebenenfalls Blut zu Genuntersuchungen abzunehmen, löste dies eine Protestwelle der Behindertenverbände, der Internationalen Ärzte gegen den Atomkrieg und anderer Organisationen aus.

Dass neben den vollkommen berechtigten, sachlichen Einwänden gegen die Vereinbarung aber auch eine gute Portion deutscher Moralbesserwisserei mitschwingt, zeigte Helmut Laschet, Kommentator der *Ärzte Zeitung*, im Oktober 1996. Warum, fragt Laschet, gilt der von den Deutschen geforderte bedingungslose Embryonenschutz nicht auch für diejenigen Embryonen, die tagtäglich abgetrieben werden? Warum darf das Geschlecht eines Kindes nicht verändert werden, um eine Erbkrankheit zu verhindern, während das Kind jedoch mit der Erbkrankheit abgetrieben werden darf? Warum dürfen überzählige Embryonen, die bei der Vorbereitung einer künstlichen Befruchtung anfallen, nicht beforscht werden, während künstliche Befruchtungen an sich, die diese Embryonen Überhaupt erst hervorbringen, erlaubt sind? Warum dürfen an Kindern Arzneimittel erprobt werden, während dies bei verwirrten alten Menschen nicht gestattet sein soll?

Man sieht: Die Biomedizin stellt nicht nur die medizintechnische Welt auf den Kopf, sie fordert eine ethisch-moralische Diskussion. Mit sturer Verneinung sind die durch sie aufgeworfenen Fragen nicht zu beantworten.

NICHTBIOLOGISCHE PROBLEME DER ORGANVERPFLANZUNG

Einer der in der deutschen Öffentlichkeit bekanntesten Bioethiker ist der australische Philosophieprofessor Peter Singer vom *Centre for Human Bioethics*. Er ist der Meinung, dass nicht jeder lebende Mensch ein bedingungsloses Recht auf Weiterleben hat. Peter Singer ist daher, besonders in Deutschland, heftig umstritten und wird so stark angefeindet, dass er in den letzten Jahren praktisch alle geplanten Vorträge in Deutschland absagen musste oder – unter öffentlichem Druck – kurzerhand wieder ausgeladen wurde.

Singer ist sich mit anderen Philosophen darüber einig, dass es ethische Richtlinien geben sollte, die dazu führen, dass kein Mensch leidet (denn leiden möchte niemand). Auch darüber, dass die Dauer beziehungsweise die Stärke des Leidens

so kurz wie möglich und die der Lust und Freude so lang wie möglich sein sollen, besteht zwischen Singer und anderen Einigkeit. Diese Auffassung ist der Kern der Nützlichkeitslehre. Sie stand schon bei Karl Marx im Ruf, krämerisch zu sein. »Krämerisch« soll bedeuten, dass es dabei notwendig ist, Kosten gegen Nutzen aufzurechnen, um den Endnutzen einer Handlung zu ermitteln.

In Singers Augen lohnt es sich zwar, Personen am Leben zu erhalten. Menschen jedoch, die »nur« leben, aber beispielsweise wegen eines sehr schweren Gehirnschadens keine Erinnerung, kein Urteilsvermögen und kein Selbstbewusstsein haben, sind bei Singer keine Personen, sondern »nur« lebende Wesen. Zwischen Menschen (Personen) und Wesen besteht nach seiner Auffassung ein Unterschied: Personen haben ein Interesse daran, Lust zu empfinden und Leid zu vermeiden. Bloße lebende Wesen haben dieses Interesse nicht, weil sie überhaupt keine Interessen haben – sie nehmen sich noch nicht einmal selbst wahr. Hätten sie ein Interesse – so Singer –, wäre es das der Leidensminderung. Weil Schwerstbehinderte angeblich vor allem leiden, dürfen sie im Prinzip umgebracht werden, wenn die Umstände das erforderlich machen. Erstens beendet das ihr eigenes angenommenes Leiden, und zweitens beendet es das Leiden der Angehörigen.

Wahnsinn? Unsinn? Unwichtiges Gerede eines Einzelnen?

Keineswegs. Manche glauben, dass diese Art des Gegeneinanderaufwiegens von Lust und Leid das Denken der gesamten modernen Biowissenschaften und der klinischen Medizin beherrscht. Der Gesellschaftskritiker Ivan Illich meint, dass die heutige Medizin so in einem ethisch leeren Raum steht.

Besonders stark kritisiert wird in diesem Zusammenhang beispielsweise die manchmal geübte Praxis, den Patienten nicht mehr nach seinem Einverständnis zu einer Organverpflanzung zu fragen. Das wurde weiter oben schon angedeutet, soll hier aber noch einmal kurz vertieft werden.

1996 verhinderte der Deutsche Bundestag erstmals und nur knapp, dass ein Mensch sofort nach seinem Tod »explantiert« werden darf, auch wenn er niemals sein Einverständnis dazu erklärt hat. Es ist dabei vorbildlich, dass die Frau des ehemaligen Bundespräsidenten Herzog in aller Öffentlichkeit einen Organspendeausweis ausgefüllt hat. Wer das Leben eines anderen Menschen durch eine Organspende retten oder verbessern möchte, der soll dies auch tun können, denn es gibt zu wenig Spender. Noch finden aber die meisten Menschen nicht, dass die Organe eines gerade Verstorbenen der Allgemeinheit gehören. Darauf müssen Politiker und Mediziner Rücksicht nehmen, auch wenn allein in Deutschland jährlich zweitausend Menschen auf eine neue Niere, fünfhundert auf ein neues Herz und sechshundert auf eine neue Leber hoffen dürfen, aber weitere zehntausend Deutsche auf der ewigen Warteliste für Spendernieren stehen.

Die Idee, nach der jeder Deutsche »explantiert« hätte werden dürfen, solange er sich nicht zu Lebzeiten dagegen ausgesprochen hätte, ist wegen der mangelnden Einsicht und Spendenfreudigkeit der Menschen leider

DER RUNDERNEUERTE MENSCH

Künstliche Organe und Ersatzteile	Transplantate von Mensch oder Tier
Glasauge	Augenhornhaut
Steigbügel im Innenohr	Ohr
Hörgerät	Trommelfell
Ohrmuschel	Lunge
Wange aus Silikon	Herz
Nase	Herzklappen
Zähne	Leber
Kinn und Unterkiefer	Blut
Blom-Singer-Sprechapparat (Kehlkopfersatz)	
Luftröhre	Bauchspeicheldrüse
Schultergelenk	Insulinerzeugende Inselzellen
Kunstherz	Fettgewebe
Herzschrittmacher	Nerven
Brust-Silikonkissen	Knochen
Brustwarze aus Silikon	Knochenmark
Herzklappen	Sehnen
Wirbel und Bandscheiben	Haut
Ellenbogen	
Armprothese	
Medikamentenpumpe (elektronische Dosierung von Insulin)	
Blutgefäße aus Dacron	
Künstliche Niere	
Hüftgelenk	
Handgelenk	
Fingerknochen	
Blasenschließmuskel	
Hoden (aus Silikon)	
Schwellkörper (aus Kunststoff)	
Knie, Kreuzbänder	
Beinprothese, Fußgelenk	
Zehengelenk	

immer noch verfrüht. Wenn eines Tages die meisten Deutschen ihre Organe freiwillig spenden möchten und die Nichtspender in der Minderzahl sind, könnte das eigentlich praktischere »Widerspruchsverfahren« (Organentnahme ist nach dem Tod immer möglich, außer bei Widerspruch zu Lebzeiten) angewendet werden. Bis dahin kann nur das ausdrückliche Einverständnis des möglichen Spenders die Organentnahme möglich machen. Dass dies teils bizarre, teils erschütternde Folgen nach sich zieht, muss bis dahin in Kauf genommen werden. So bietet die Firma Three Star Japan aus Osaka privaten Kunden Nierentransplantationen auf den Philippinen an – zum halben Preis. Dabei zahlt der Kunde einmalig fünfhundert Dollar für einen Warteplatz sowie hundert Dollar für jeden Monat Wartezeit. Die Gesamtsumme wird zuletzt auf den Endpreis der Operation angerechnet.

KYBORGS, ANDROIDEN, MENSCHMASCHINEN UND KÜNSTLICHE ORGANE

Von den Organverpflanzungen kommend, kann man gedanklich noch einen Schritt weiter gehen: Wäre es nicht möglich, ganz und gar künstliche Menschen zu schaffen? Diese könnten gegen eine unwirtliche Umwelt wesentlich widerstandsfähiger sein als echte Menschen. Wirkliche Menschmaschinen wären solche, die nicht durch biologisches Klonen entstanden sind, sondern aus mechanischen (Ersatz-)Teilen zusammengesetzt werden. Diese Einzelteile könnten aus Keramik, Metall, Kunststoff oder Silikon bestehen. Aber auch echte Organe wie Spendernieren und -herzen könnten teils dazu zählen. Die bei der Wiederherstellung von Menschen mit Hilfe ihrer aufbewahrten DNA auftretenden Schwierigkeiten ließen sich mit solchen Ersatzteilen beispielsweise beheben.

Besonders leicht verschleißen die Gelenke. Für sie gibt es bereits ausgezeichneten Ersatz, zum Beispiel Knie-, Schulter-, Finger-, Ellenbogen- und Hüftgelenke. Hinzu kommen sollen aber noch ganz andere Produkte. Aus Kunststoff ließen sich Augäpfel, Nasenbeine, Luftröhren und Adern herstellen. Auch elektronische Bauteile könnte man einsetzen. Nach dem Prinzip eines Herzschrittmachers könnte auch die Urinabgabe mit einem Blasenstimulator gesteuert werden.

Schon 1995 gaben Forscherteams internationaler Forschungsstätten bekannt, sie hätten eine erste künstliche Netzhaut für das Auge entwickelt. Die Netzhaut ähnelt ein wenig einer Kinoleinwand – beim Menschen wird auf sie das Bild geworfen, das Pupille und Augenlinse durchlassen. Bei Mensch und Tier beginnt an der Netzhaut der Weg des Bildes ins Gehirn. Die Netzhaut wandelt das Bild in schwache elektrische Entladungen um; an der Sehrinde des Gehirns kommt also nicht das Netzhautbild an, sondern kleine elektrische Ströme.

Wissenschaftler vom Massachusetts Institute of Technology, der Harvard Medical School, der Johns-Hopkins-Universität und anderen Labors konnten eine Netzhautprothese entwickeln, die so dünn ist wie eine Lage eines Papierkosmetiktuches. Dieser Bildempfänger wurde bereits in Kaninchenaugen sowie bei drei erblindeten Menschen eingepflanzt. Die Ergebnisse sind vielversprechend, auch wenn der Augenforscher Ronald Bude vom Albert Einstein College of Medicine in New York meint, es werde noch mindestens fünfzig Jahre dauern, bis die Netzhautprothese richtig funktioniert. Letztlich werden nur echte Menschen beurteilen können, wie gut die künstliche Umwandlung der Bilder in Strom und der folgende Anschluss an die Sehrinde des Gehirns gelingt.

Das Fernziel ist eine Digitalkamera, die unauffällig auf oder in einem Brillengestell angebracht ist und ein Bild der Umwelt auffängt. Die Bilder werden dann (mit einem Laserstrahl) auf die künstliche Netzhaut gestrahlt. Die Netzhautprothese wandelt das Bild in Strom um und gibt diesen an die Sehnerven weiter. Bei Blinden funktioniert dieser Nerv oft noch. Ihr Gehirn kann also recht problemlos an die künstliche Netzhaut angeschlossen werden. Auch nach Gehirnverpflanzungen in einen Maschinenkörper könnte dies gelingen.

Der in Romanen immer wieder auftauchende Kyborg wäre ein Wesen, das nur noch ein echtes menschliches Originalgehirn besitzt, ansonsten aber vollkommen aus Geräteteilen besteht: ein Biogehirn in einem funktionierenden Maschinenkörper. Dieser Körper könnte einem echten menschlichen Körper in vielerlei Hinsicht gleichen. Ob und wie es eines Tages dazu kommt, bleibt dahingestellt. Liest man aber die – damals noch vollkommen phantastischen – Zukunftsideen vergangener Jahrzehnte, so muss man sich immer wieder wundern, wie schnell auch aberwitzig erscheinende technische Fortentwicklungen wahr werden.

In seiner unschönen Version besteht der Kyborg, der »menschliche« Roboter, vor allem aus einem Gehirn, das fühlt und sieht, ansonsten aber von der Umwelt abgeschnitten ist.

Ist es also überhaupt denkbar, ein lebendes Gehirn in einen Maschinenkörper zu verpflanzen? Die rein biologischen Probleme könnte man vielleicht überwinden. Es ist generell möglich, Nervenverbindungen vom und zum Gehirn sinnvoll und absichtlich zu knüpfen. Sogar die in Weltall-Abenteuerromanen dargestellte Direktverbindung von Mensch zu Computer könnte auf diese Weise Wirklichkeit werden – vielleicht. Man arbeitet bereits an so genannten Brain-Chips, mit denen Gehirnbereiche elektrisch angeregt oder abgetastet werden können. Auch winzige Schallempfänger, die Ertaubten ins Ohr eingepflanzt werden, können bald direkt mit dem Gehirn verschaltet werden – man spricht von Neuroprothesen. Ein Kyborg besteht im Grunde aus nichts als einer riesigen Ansammlung aufeinander abgestimmter Brain-Chips und Neuroprothesen. Ob das Gehirn sich allerdings in einem Maschinenkörper zurechtfinden würde, ist eine ganz andere Frage – es dürfte noch schwieriger sein als in einem fremden biologischen Organismus.

Als die Idee des Kyborgs erst einmal gedacht war, wurden auch Experimente angestellt. So hielt Robert White von der Case-Western-Universität ein aus dem Körper gelöstes Affengehirn immerhin drei Tage lang am Leben – während dieser Zeit, so White, konnten Gehirnstromsignale aufgezeichnet werden. Diese Signale sollen denen eines vernünftig funktionierenden Gehirns stark geähnelt, wenn nicht gar geglichen haben.

Die Zukunft hält sicher noch einige Überraschungen auf diesem Forschungsgebiet für uns bereit.

Wie dieses Kapitel gezeigt hat, haben weder Technik noch Moral je ernsthaft den menschlichen Kampf gegen den Tod aufgehalten. Unser Wille, das Machbare auch zu tun, ist heute größer denn je, und die ethischen Bedenken der weltweiten Forschergemeinschaft, was die Anwendung gentechnischer Methoden bei Mensch, Tier und Pflanze anbelangt, schmolzen zur Jahrtausendwende dahin wie ein Schneefleck im Frühling.

Oft geben die USA dabei den Takt an. Von dort kommen stets einige Jahre vor dem Rest der Welt die offensten Stimmen, die dafür plädieren, der Forschung keine Grenzen zu setzen. Die Diskussion um das Klonen menschlicher Embryonen zur Gewinnung von Stammzellen wurde in Europa erst im Jahr 2001 auf breitester Ebene geführt. Die *New York Times* titelte aber schon Anfang Dezember 1997, nur wenige Monate nach der heftigen Diskussion um die geklonten Schafe Dolly und Polly, über zwei Seiten: »Klonen von Menschen: Aus ›Niemals!‹ wurde ›Warum nicht?‹«.

So musste es kommen, und so wird es auch immer weitergehen. Alle hier beschriebenen Techniken, die Herzverpflanzung, die intensivmedizinischen Eingriffe bei Hirntoten, die darauf folgenden Organübertragungen und zuletzt die sich gerade entwickelnde Gentherapie, haben jeweils ähnliche Proteststürme ausgelöst, die uns heute schon gar nicht mehr bewusst sind. Doch ebenso schnell, wie sie aufbrausten, flauten die Bedenken zuerst in Forscherkreisen und dann meist auch in der Bevölkerung wieder ab. Eigentlich ist das kein Wunder. Denn wenn es darum geht, mit neuen Techniken das eigene Leben (lebenswert) zu verlängern, wer wird diese Möglichkeit dann schon ausschlagen wollen? Den Verlockungen der Unsterblichkeit wird sich wohl auch in Zukunft kaum ein Mensch widersetzen wollen.

VIERTER TEIL

Die Menschheit – unsterblich?

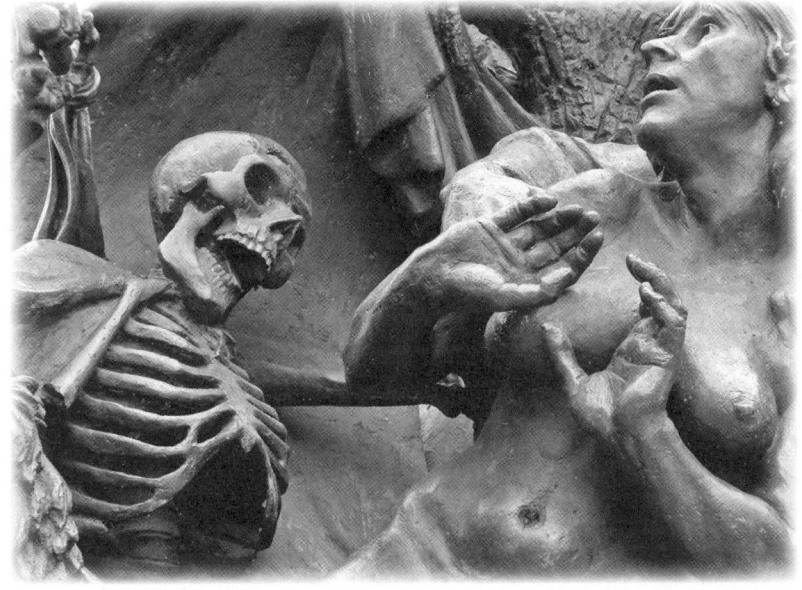

Leben ist irreversibel.

Nils Arvid Bringéus, 1995

WIR LEBEN NUR, WENN DIE ERDE LEBT

Im dritten Teil des Buches war die Rede von möglichen und unmöglichen Methoden, das Leben des Einzelnen zu verlängern oder gar Unsterblichkeit zu erlangen. Was nützen uns aber die schönsten Aussichten auf ein langes, gesundes Leben, wenn die Erde uns keine Lebensgrundlage mehr bietet? Sorgen wir nicht heute gründlich dafür, dass der Traum vom ewigen Leben, der für den Einzelnen vielleicht nicht verwirklichbar ist, auch für die Menschheit als Ganzes ein Wunschtraum bleiben muss? Wie steht es um unsere Chancen angesichts von Überbevölkerung, Klimakatastrophe, Artenschwund und verwandten Problemen?

Die Menschheit ist aus biologischer Sicht insofern nur ein unbedeutender, gleichwohl aktiver Teil der Erdoberfläche, als das übrige Leben auf der Erde nicht von ihr abhängig ist, um sich weiterzuentwickeln. Auch ohne uns – so stellte der bekannte Wissenschaftler James (Jim) Lovelock schon 1979 fest[1] – verhält sich die Erde »wie ein riesiger lebendiger Organismus. Wie ein Lebewesen regelt und stabilisiert sie die Zusammensetzung der Atmosphäre und das Klima, so wie sie für das eigene Leben und Überleben optimal sind.«

Lovelock benannte diesen lebenden Organismus nach der griechischen Erdgöttin Gaia. Den meisten Forschern gefällt es nicht, die »unbelebte« Erde mit einem Lebewesen gleichzusetzen, doch die Schüler Lovelocks sehen sich durch all ihre Arbeiten darin bestätigt, dass die Erde sich zumindest sehr ähnlich wie ein Lebewesen verhält. Nach Lovelocks Vorstellung

---

[1] Lovelock, J. (1993) *Das Gaia-Prinzip. Die Biologie unseres Planeten*, Übers. von P. Gillhofer, B. Müller, Frankfurt a. M.

PSYCHOLOGIE DES UMWELTSCHUTZES

Umweltschutz ist modern. Umweltschutz macht Spaß. Schon für Kinder gibt es hervorragende Umweltbücher (beispielsweise das Buch *Kinder machen 50 starke Sachen, damit die Umwelt nicht umfällt* von John Javna). Jugendliche können in hunderten von Greenpeace-Greenteams den Umweltschutz vor Ort üben. Abertausende interessieren sich für Entwürfe einer fortschrittsfördernden und zugleich rohstoffsparenden Wirtschaftswende (zurzeit für den in jeder Hinsicht brillanten Bericht an den Club of Rome, *Faktor Vier* von Ernst Ulrich von Weizsäcker und Amory und Hunter Lovins, sowie für *Das MIPS-Konzept* von Friedrich Schmidt-Bleek).

Manche Wissenschaftler wundern sich jedoch darüber, dass der Umweltschutz auf einmal so stark in den Vordergrund des öffentlichen Interesses gerückt ist. Vielleicht lässt sich das mit einer sehr einfachen Idee erklären.

Am Anfang steht unser natürlicher Wunsch nach Bequemlichkeit. Staubsauger, Flugzeuge, Tiefkühlkost – niemand möchte darauf verzichten. Am allerwenigsten lassen wir mit uns über den Verzicht auf das Autofahren reden. 70 Prozent aller Deutschen fahren nie oder höchstens einmal im Jahr mit einem Zug. Das Auto ist das zurzeit größte Heiligtum (im wörtlichen Sinne) unserer Gesellschaft.

Peter Marsh und Peter Collett, beide Psychologieprofessoren in Oxford, haben sich gefragt, warum viele Menschen solche Autonarren sind. Ihre Antwort: Mit Hilfe des Autos können sie ihr Einflussgebiet, ihr »Revier«, vergrößern. Durch eine angriffslustige Fahrweise üben sie Macht über die übrigen Bewohner in ihrem engen Revier aus, was in unserer Kultur ansonsten unerwünscht ist. Ein großer Autohersteller verdeutlichte dies anschaulich in einer Werbeanzeige: Ein Auto kommt aus einer Pistole geschossen, und die Bildunterschrift lautet: »Der Abzugshebel sitzt unter Ihrem rechten Fuß.«

Für die Menschen sind Autos ein Ausdrucksmittel. Eine enge persönliche Bindung an die Blechgefährten ist daher nichts Ungewöhnliches. Autos werden liebevoll mit Schmuckstreifen, Fuchsschwänzen und Spoilern verziert. In den Vereinigten Staaten der fünfziger Jahre verschönerten Tausende von Autobesitzern ihre fahrbaren Untersätze mit Plastikteilen, die angeblich Insekten abweisen. »Für die Autofahrer spielte es keine Rolle, dass sie nutzlosen Plastikschnickschnack an ihrem Auto befestigten, denn sie hatten eine Möglichkeit gefunden, um ihrem Auto eine persönliche Note zu geben«, stellen die Psychologen March und Collett fest.

In dieser Zwickmühle sind wir Menschen gefangen – wir lieben unsere Bequemlichkeit über alles und möchten bestimmte Dinge nicht mehr missen. Die einen wollen nicht auf ihr Auto verzichten, die anderen nicht auf Fernreisen, auf exotische Früchte oder andere umweltunverträgliche Konsumgüter. Und gleichzeitig wissen wir, dass der mit den Bequemlichkeiten und Luxusgütern verbundene Energiehunger unsere Erde zerstört.

Wir wissen mehr oder weniger bewusst, dass wir an den ausgedehnten Umweltzerstörungen selbst schuld sind. Da aber niemand persönlich die Verantwortung für die Vergeudung von Energie und Rohstoffen tragen möchte (und kann), muss die Schuld abgewälzt werden. Auf wen? Selbst »die Regierung« bietet sich nicht uneingeschränkt als Sündenbock an. Wir halten Ausschau und sehen, dass in Südamerika der Urwald gerodet wird. Wunderbar! Sofort werden Artikel veröffentlicht, Aktionsgruppen gebildet und Urwaldgrundstücke gekauft. Geld macht vielleicht nicht glücklich, erlaubt es aber, sich das Gewissen zu erleichtern. Jedes Stück geretteter Wald ist auch ein Stück gerettetes Seelenheil. Auf wessen Kosten das notwendige Geld verdient wurde, spielt keine Rolle.

Säure wird in die Meere geleitet. Hurra! Demonstrationen, Handzettel und Protestbriefe an seelenlose Firmen folgen stehenden Fußes. Endlich ein Ausgleich für den Lack und das Öl, die wir mehr oder weniger aus Versehen in unser örtliches Trinkwassernetz schütten.

Eine Ölplattform soll im Meer versenkt werden. Englische Wissenschaftler versichern, dass der Schwebeteilchenregen das Metallgerüst samt einigen Giftfässern innerhalb von zweihundertfünfzig Jahren vollständig begraben würde. Die Forscher sind davon überzeugt, dass die versenkte Ölplattform bis dahin einen nützlichen Schlupfwinkel für alle möglichen Meeresbewohner böte. Sie erklären außerdem, dass wir ohnehin in wenigen Jahrzehnten beginnen müssen, unseren Müll in der Tiefsee zu versenken, weil auf dem Land nicht mehr genug Platz sein wird und die Lagerung zu teuer würde. Doch alles Reden hilft nicht. In einem beispiellosen Handstreich zwingt Greenpeace die Ölfirma Shell und die britische Regierung zum »Aufgeben«. Das Wrack der Bohrinsel »Brent Spar«, in Deutschland mittlerweile fast ebenso berühmt wie das Kraftwerk Tschernobyl, wird an Land auseinander genommen. Warum? »Es ging ums Prinzip«, lautet die Antwort.

So nützlich der Einsatz westlicher Menschen für Tropenwälder und gegen Öl-plattformen ist, der Umwelteifer in der Ferne könnte durch geistige Ausgleichs-bewegungen unserer Gehirne mitbedingt sein. Was wir im eigenen Land nicht richten können, möchten wir an anderer Stelle wieder gutmachen.

stellt die Erde die Umweltbedingungen so ein, dass sie Leben fördern und ermöglichen. Der Salzgehalt der Ozeane zum Beispiel liegt ständig bei etwa 3 bis 4 Prozent und entspricht damit exakt den »Anforderungen« der Meerestiere. Wenn die Salzkonzentration über 6 Prozent stiege, würden die meisten Meereslebewesen vermutlich sterben, ohne sich vorher an die neuen Bedingungen anpassen zu können.

Unsere Atemluft enthält im Normalfall immer ungefähr 21 Prozent Sauerstoff. Mit weniger Sauerstoff könnten große und/oder fliegende Tiere nicht überleben. Nur mit Hilfe des Atemgases können sie viel Nah-rung verbrennen, um ihr energieaufwändiges Leben aufrechtzuerhalten. Umgekehrt dürfen nicht mehr als 21 Prozent Sauerstoff in die Luft ge-langen, da sonst jeder von einem Blitz entfachte Waldbrand zur Katastro-phe führen würde. Wie man ein Grillfeuer durch das Hineinblasen von Sauerstoff anfacht, so würde der erhöhte Anteil von Luftsauerstoff auch Waldbrände beschleunigen, die es in sommertrockenen Gegenden (ohne das Zutun des Menschen) immer wieder gibt. Unter diesen Bedingungen könnten sogar feuchte Pflanzen leicht brennen. Ein einziger Brand könnte dann riesige Landstriche oder sogar Erdteile verwüsten.

Wie die Erdgeschichte zeigt, übersteht die Erde durch die ausgleichen-de Kraft ihrer Natur auch Umweltkatastrophen großen Ausmaßes. Der Mensch spielt dabei so gut wie keine Rolle. Er ist nur ein kleiner Teil dieses wunderbaren Lebenszusammenhanges, doch er ist auf diesen, so wie er heute (noch) funktioniert, angewiesen − ein einseitiges Abhängig-keitsverhältnis.

Stephen Harding, ein Schüler Lovelocks, der am Internationalen Um-weltbildungszentrum im englischen Dartington arbeitet, fürchtet, dass der Mensch nicht weise genug ist, daraus die Konsequenzen zu ziehen. Wir haben uns durch die Lovelockschen drei C trotz allen Ausgleichs in eine Lage gebracht, die uns große Probleme bereitet: Cars, Cattle, Chain Saws (Autos, Rinder und Kettensägen). Die drei Begriffe stehen für die wichtigsten Ursachen, die dazu führen, dass die Lufthülle der Erde immer mehr Wärme aufnimmt. Verantwortlich dafür ist vor allem die zunehmende Produktion von Kohlendioxid, aber auch Methan. Autos (cars), aber natürlich auch Haushalte und Industriebetriebe erzeugen durch die Verbrennung von Treibstoff Kohlendioxid. Kettensägen (chain saws) holzen die Wälder ab, die das Kohlendioxid wieder in Sauerstoff umwandeln könnten. Und die Rinder (cattle) weiden auf den gerodeten Flächen und erzeugen dabei große Mengen von Darmgasen (Methan).

»Unsere Einwirkungen«, so Harding, »haben dazu geführt, dass die für uns notwendige Selbststeuerung nicht mehr stabilisiert werden kann. Das Wahrscheinlichste ist in den nächsten zwanzig bis dreißig Jahren ein Temperatursprung nach oben, auf ein heißeres Niveau, auf dem Gaia versuchen wird, sich neu zu stabilisieren.«

Wir wissen, dass der heutige Mensch sich nur an langsame Umweltveränderungen anpassen kann. Ein Temperaturumschwung könnte sich verheerend für uns auswirken. Für die Umweltforscher um Lovelock und Harding gibt es nur eine Möglichkeit, die Selbsterhaltungskraft der Erde für den Menschen zu nutzen: »Radikal umdenken.«

BEIFALL AUS UNVERMUTETER ECKE

Die meisten Philosophen und Biologen halten Gaia, wie gesagt, vor allem für eine schöne Wunschvorstellung. Der Zuspruch, den Gaia unter Nichtwissenschaftlern findet, erklärt sich nach Meinung des russischen Süßwasserkundlers Alexej Ghilarow größtenteils aus dem einprägsamen Namen. Doch die Gaia-Forscher erhalten auch Beifall aus einer ganz anderen Ecke, von Physikern und Mathematikern, die sich mit den komplexen, das heißt sich gegenseitig sehr stark beeinflussenden Erscheinungen und Zahlenketten beschäftigen. Im abstrakten, leblosen Reich der Zahlen haben sie mathematische Formeln gefunden, die – füttert man einen Computer damit – wunderschöne Gebilde, beispielsweise die bekannten Fraktale, wachsen lassen. Manche sehen aus wie Farnkraut oder Bäume, erinnern also tatsächlich schon vom Anblick her an die lebendige Welt. Wenn man diese Gebilde unter einem starken Vergrößerungsglas betrachtet (oder weitere Rechenschritte durchführt), erkennt man, dass das ursprüngliche Bild sich aus vielen kleinen Bildern zusammensetzt, die dem Gesamtbild gleichen. Die Forscher sprechen von der Selbstähnlichkeit der Strukturen und ziehen die Parallele zur wirklichen, biologischen Welt. Immer wieder bringen Lebewesen sich selbst ähnliche Strukturen hervor: ein ausgewachsener Baum etwa in dem sich immer feiner verzweigenden Astwerk. Tritt man näher an Pflanzen heran, betrachtet zum Beispiel genau die Blattoberhaut einer Schafgarbe, so erkennt man Bilder, die denen aus dem Rechner täuschend ähnlich sehen – oder umgekehrt?

Physiker und Mathematiker, die solche Bilder im Computer »wachsen lassen«, halten es für möglich, dass diesen Ähnlichkeiten Gesetzmäßigkeiten zugrunde liegen, die man noch nicht kennt. »Je tiefer wir in die Forschung eindringen«, erklärt daher Umweltexperte Harding, »desto erstaunlicher sind die Phänomene, so dass wir geneigt sind, Gaia nicht mehr nur als Metapher zu sehen.«

Der namhafte Astronom Paul Davies von der Universität Adelaide in Australien und sein ebenso bekannter Kollege John Gribbin gehen in ihren Überlegungen sogar noch einen Riesenschritt weiter. Sie sind davon überzeugt, dass von der Verflechtung des Lebendigen auf der Erde »ganze Sternensysteme und am Ende, wenn die Zeit reicht, auch ganze Galaxien« erfasst werden können. Am Ende könnte »ein lebendes kosmisches Geflecht wechselseitiger Abhängigkeit« entstehen. Ein lebendes All? Wir bleiben lieber auf der Erde und befassen uns näher mit den eingangs erwähnten Umwelteinflüssen, die das für unser Überleben notwendige gegenwärtige Gleichgewicht der Erde zerstören könnten.

DIE WELT PLATZT AUS DEN NÄHTEN

Der Gedanke, dass die Erde langsam, aber sicher von den auf ihr lebenden Menschenmassen erstickt wird, ist nicht neu. Der im Nachkriegsdeutschland sehr bekannte Chemiker Hermann Römpp beschrieb bereits allgemein verständlich, was wir heute abgestumpft als Übervölkerung bezeichnen:

Die Menschheit – unsterblich?

Es erscheint ziemlich fraglich, ob der Mensch in 100 Millionen Jahren noch am Leben ist. Zur Zeit kann man freilich den entgegengesetzten Eindruck erhalten; die Menschheit vermehrt sich in solch rasendem Tempo, daß in wenigen Jahrzehnten der Erdball bis an die Grenzen seiner Aufnahmefähigkeit erfüllt sein wird und naturnotwendigerweise ein Zeitalter des allgemeinen Hungers und der Massenverelendung einsetzen wird – wenn sich die Menschheit nicht eines Besseren besinnt.«[2]

Diese Worte stammen aus dem Jahr 1948, und wir konnten uns keines Besseren besinnen. Zwar verlangsamt sich das Bevölkerungswachstum mehr und mehr, dennoch steigt die Zahl der auf der Erde lebenden Menschen in den sich wirtschaftlich langsam entwickelnden Ländern immer weiter an. Schätzungen der Vereinten Nationen sagen für das Jahr 2050

---

[2] Dass die Zahl lebender Menschen steigt, steht fest. Im amerikanischen *World Population Profile* von 1996 wird der zu erwartende Mittelwert für die kommenden Jahre wie folgt angegeben:

2000: 6,1 Milliarden
2010: 6,9 Milliarden
2020: 7,6 Milliarden.

Die Anzahl der Geburten pro Frau sinkt dabei vermutlich von 2,8 im Jahre 2000 auf 2,3 im Jahre 2020. Sehr interessant in diesem Zusammenhang ist die schnell sinkende Zahl sterbender Menschen pro Jahr pro tausend Einwohner:

Region	1996		2020	
	Einwohner	Todesrate	Einwohner	Todesrate
Südsahara u. Afrika	594	103	1022	65
Naher Osten u. Nordafrika	294	55	483	22
China	1230	30	1440	17
Restl. Asien	2070	55	2760	38
Lateinamerika u. Karibik	488	43	643	21
Europa u. GUS	799	43	833	25
Nordamerika	295	8	361	5

eine Weltbevölkerung zwischen neun und fünfzehn Milliarden Menschen voraus, obwohl alle Frauen dann im Schnitt nur noch jeweils zwei Kinder zur Welt bringen werden. Der *künftige* Rückgang der Kinderzahl – 1985 hatte jede Frau im Mittel vier Kinder zur Welt gebracht, 2015 sollen es nur noch 1,8 sein – entschärft das jetzige Problem nur wenig.[3] Aus dem heute noch sehr interessanten *Bericht an den* [US-amerikanischen] *Präsidenten – Global 2000* stammt die bekannte Rechnung, dass die herkömmlichen Energieträger Kohle, Öl und Erdgas nur noch zwischen fünfzig und hundertzehn Jahre ausreichen werden, wenn die Menschen sich weiterhin mit anhaltend rasanter Geschwindigkeit vermehren. Da sich diese

---

[3] Es könnte aber auch ganz anders kommen. Eine befruchtete Eizelle teilt sich anfangs zwar rasch, insgesamt entsteht dabei aber keine sehr große Zahl von Zellen – die »Almwiese«. Erst wenn ein ordentlicher Zellhaufen herangewachsen ist, geht auf einmal alles sehr schnell. Aus dem Embryo entwickelt sich ein Kind, dann ein Jugendlicher und schließlich ein junger Erwachsener. Man kann beim Wachsen förmlich zusehen. Das entspricht der »Steilwand«: sehr rasches Wachstum und eine enorme Gewichtszunahme. Sobald ein Mensch diese »Steilwand« hinter sich hat, geht es wieder sehr gemächlich weiter – mit der »Hochebene«. Zellzahl und Körpergewicht bleiben ungefähr gleich. Auch Ansammlungen von Lebewesen verhalten sich so, zum Beispiel die von Biologen geschätzten Darmbakterien namens *Escherichia coli*. Lässt man sie in einer Nährlösung bei 37 Grad Celsius wachsen, erhält man in den ersten Stunden viele Bakterien. Ungefähr alle zwanzig Minuten teilt sich jede der Bakterien in der für sie schmackhaften Bouillon. Nun schaut man alle Viertelstunde unter dem Mikroskop nach, wie schnell sich die winzigen Schützlinge weitervermehren. Und tatsächlich: Mit einem Schlag zählt man viel mehr Bakterien als zuvor. Die Bakterien haben die seichte »Alm« überwunden und vermehren sich nun »mit der Steigung der Steilwand«. Nach einigen weiteren Messungen kehrt wieder Ruhe ein, und die Bakterienzahl bleibt hoch, aber gleich.

Diese Art des Wachstums – seichte Steigung, rasante Steigung, flache Hochebene – tritt bei Massen von Bakterien genauso auf wie bei einzelnen Menschen. Wäre es nicht möglich, dass dieses Prinzip auch auf das Wachstum der Menschheit zutrifft? Vielleicht erleben wir gerade die rasante Wachstumsphase. Sollte das zutreffen, könnte sich die Zahl der Menschen auf der Erde bei acht oder neun Milliarden einpendeln.

Entwicklung aller Voraussicht einstweilen fortsetzt, rechnen viele Wissenschaftler mit einer Katastrophe. Zahlreiche Bücher wurden Ende des 20. Jahrhunderts dazu geschrieben, und internationale »Klimakonferenzen« schaffen es heute auf die ersten Seiten der Zeitungen. Biologen denken bei der Überbevölkerung unwillkürlich an die Verhältnisse im Tierreich: In allen Zusammenschlüssen von Tieren führt die massenhafte Vermehrung ab einem bestimmten Grenzwert zur schlagartigen Ausrottung sehr vieler Mitglieder der Gruppe. Die verkleinerte Gruppe kann dann wieder heranwachsen, bis ein weiterer Zusammenbruch erfolgt.

KLIMAWANDEL UND DIE FOLGEN

Möglicherweise stellen einzelne Völker oder Kulturen die Einheiten dar, die man im Tierreich Arten oder Populationen nennt. Obwohl viele große menschliche Kulturen eines Tages ausgestorben sind, hat die Menschheit als Ganzes bislang überlebt. Aber schon mindestens einmal in der Geschichte der Erde gab es ein nahezu vollständiges Aussterben fast aller Lebewesen. Die meisten Paläontologen und Zoologen sind sich darin einig, dass die Erde vor einigen hundert Millionen Jahren von Lebewesen bewohnt war, die weder Tiere noch Pflanzen waren. Man nennt sie heute einfach Biophyten (was eigentlich auch nichts anderes als »Lebewesen« heißt). Diese Lebewesen sind – bis auf zahlreiche Fossilien – vor etwa 570 Millionen Jahren spurlos verschwunden (siehe auch Seite 44). Danach fand die »kambrische Explosion« statt, die sprunghafte Entfaltung einer reichen Tier- und Pflanzenwelt. Niemand kann mit Sicherheit sagen, wodurch das damalige Massensterben ausgelöst wurde. Ebenso wenig wissen wir mit endgültiger Sicherheit, was den Mayas, Ägyptern und Römern den Garaus gemacht hat, auch wenn es einige sehr spannende Überlegungen gibt, die deren Verschwinden erklären. So sind zum Beispiel langsame, natürliche Klimaveränderungen und darauf folgende Hungersnöte eine mögliche Erklärung. Genau vor solchen Katastrophen warnen uns heute Wissenschaftler. Anscheinend gibt es aber einen gravierenden Unterschied zwischen damals und heute. Eine neue Klimakatastrophe hätte die Menschheit durch übertriebene Schadstoffauspustung vielleicht selbst zu verantworten.

Vierter Teil

Welche Änderungen sich in unserer Umwelt künftig im Einzelnen abspielen werden, kann niemand mit Sicherheit sagen. Nur eines scheint zurzeit klar: dass sich die Erde erwärmt. Zumindest ist die mittlere Temperatur auf der Erdoberfläche seit 1850 um gut ein halbes Grad Celsius gestiegen. Natürlich kann man sich fragen, ob dieser Anstieg nicht im Rahmen normaler, kleinerer Klimaschwankungen liegt, die es ja (neben selteneren, großen Schwankungen) schon immer gegeben hat. Dann wäre die Schlussfolgerung in Zweifel zu ziehen, dass der Mensch und seine Technik für die Erwärmung verantwortlich sind.

Professor Christian Pfister aus Bern hat sich mit dieser Frage beschäftigt und ist auf die Suche nach Wetterangaben gegangen, die älter als hundertfünfzig Jahre sind. Bei seinen Nachforschungen musste er alte Maßeinheiten umrechnen, Kalendrangaben entschlüsseln und Aufzeichnungen wie »großer Schnee« und »vil und starcke wind« so übersetzen, dass er sie in Tabellen zusammenfassen konnte.

Pfisters Ergebnis: Nur in der Zeit zwischen 1530 und 1564 war es einmal annähernd so warm wie in den Jahren seit 1985. Offenbar befinden wir uns tatsächlich in einer Phase der Erderwärmung. Klimakenner Pfister merkt aber an: »Der Überblick über die Witterungs- und Klimageschichte der letzten Jahrhunderte zeigt auf, dass die natürliche Schwankungsbreite unseres Klimas erheblich größer ist, als man lange Zeit angenommen hat.« Für besonders aussagekräftig hält er die neuerdings »frühlingshaften, schneelosen Winter«. Sollte sich herausstellen, dass die Winter weiterhin im Schnitt schneearm bleiben, darf man – so Pfister – vermuten, dass es wirklich der Mensch ist, der zurzeit das Klima verändert.

Diese Annahme wird auch von Ergebnissen eines Teams aus dreizehn amerikanischen, englischen und australischen Forschern um den Klimaexperten B. D. Santer vom Lawrence Livermore National Laboratory aus dem Jahr 1997 gestützt. Die Wissenschaftler verknüpften die vorhandenen Messergebnisse für den Ozon-, Schwefeloxid- und Kohlendioxidgehalt der Luft und der Stratosphäre mit der Temperatursteigerung in den Jahren 1963 bis 1987. »Unser Computermodell stimmt mit den wirklichen Daten zunehmend überein«, berichten die Forscher. Das bedeutet, dass die im Modell durchgerechnete Annahme, Industrie- und Haushaltsgase hätten Einfluss auf das Klima, bestätigt wurde. »Es ist zwar wahrscheinlich, dass menschliches Handeln diesem Ergebnis zugrunde liegt, aber es bleiben immer noch Unwägbarkeiten, besonders in Bezug auf natürlicherweise auftretende Umweltänderungen.«

Die Mehrzahl der Klimaexperten allerdings ist in ihrem Urteil weniger zaghaft als diese Wissenschaftler und beantworten die Frage, ob die Veränderungen der Erdoberfläche und der Atmosphäre vom Menschen verursacht werden, eindeutig mit Ja. Sie sind der Überzeugung, dass wir nur Zeit verlieren, wenn wir immer wieder weitere Analysen abwarten. Ein schwacher Trost bleibt uns: Wären die Menschen nicht die Auslöser der Erderwärmung, dann könnten sie den Vorgang wahrscheinlich auch nicht aufhalten.

Eine Folge der Erderwärmung könnte der Anstieg des Meeresspiegels und damit das Versinken von (weiten) Teilen unserer Kontinente sein. Schon jetzt beobachten Wissenschaftler, dass vormals von Eis bedeckte Gebiete nun auf einmal freiliegen. John Fowbert und Lewis Smith, zwei britische Südpolforscher, stellten zudem fest, dass sich das Gras *Deschapsia antarctica* am Südpol innerhalb von dreißig Jahren um das Fünfundzwanzigfache verbreitet hat. Zugleich erhöhte sich die Temperatur im Sommer um durchschnittlich zwei Grad Celsius – für Meteorologen ein gewaltiger Wert.

Manche Mittel- und Nordeuropäer mögen den Gedanken an warme Gefilde, Sonne, Palmen und Papageien in ihren Breitengraden begrüßen (darunter die Lebensgefährtin des Autors), doch angesichts der katastrophalen Folgen, die eine globale Erwärmung mit sich brächte, sind diese Tagträumereien naiv. Die wissenschaftliche Wochenzeitschrift *Science* brachte es im Februar 1995 sogar auf die Titelseite: »Wenn das Thermometer steigt, steigt auch die Gesundheitsgefahr.« Gemeint waren damit nicht die schon heute bei großer Hitze häufig lebensgefährlichen Kreislaufprobleme, sondern Malaria, Denguefieber und Schlafkrankheit. Die Überträger dieser Krankheiten – einige Insekten- und Wasserschneckenarten – können sich bei weltweit höheren Temperaturen weiter verbreiten als bisher. Einige Forscher haben bereits errechnet, wie hoch das Risiko sein wird, im Jahr 2055 in einem bestimmten Gebiet der Erde mit diesen Krankheiten angesteckt zu werden. Das Bild ist erschreckend: Europa, Afrika, Südamerika und die Vereinigten Staaten sollen nahezu vollständig und dauernd von Malaria bedroht sein.

Und gegen Malaria gibt es bis heute keinen wirksamen Impfstoff. Doch die Ausbreitung krankheitsübertragender Insekten ist nur ein Ausschnitt aus der breiten Palette der schlimmen Folgen einer möglichen weltweiten Erwärmung.

(Auch hier könnte wieder vieles anders kommen. Andere Umweltveränderungen könnten die Temperatur auch ungemütlich senken. Im Jahr 2001 veröffentlichte beispielsweise das Färöer Fischereilabor in Tórshavn Daten, die zeigten, dass sich der Kaltwasseraustausch um die Färöerinseln seit 1995, vielleicht aber auch schon seit den Fünfzigerjahren um jährlich bis zu 4 Prozent verringert. Dadurch könnte der Golfstrom weniger Wärme nach Norden transportieren und eine Temperatursenkung bedingen.)

Hauptverursacher sind die Industrieländer, die in Umweltgipfelkonferenzen seit Jahren über das Thema diskutieren, aber zu keinen verbindlichen Richtlinien kommen, um die Entwicklung aufzuhalten. Ironischerweise versuchen sie, den sich entwickelnden Ländern Umweltschutzbestimmungen zu diktieren, welche diese nur selten einhalten können. Es scheint immerhin, dass eine allgemeine Anhebung des technischen Standards und damit des Energieverbrauches in den heute noch ärmeren Ländern die Umweltproblematik verschärfen kann. Andererseits erwacht auch in manchen Industrieländern wie den USA erst in der allerjüngsten Vergangenheit das Bewusstsein, dass der Schutz der Umwelt auch vor der eigenen Haustür wichtig sein kann.

Sicher wird aber auch in näherer Zukunft unweigerlich immer mehr Kohlendioxid in die Atemluft abgegeben und sich in der gesamten Lufthülle der Erde verteilen. Das Gas hemmt den Rückfluss der vom Erdboden wieder abgestrahlten Sonnenwärme ins All: Die durch Kohlendioxid veränderte Lufthülle nimmt die Wärmestrahlung der Sonne auf und lässt sie nicht mehr los. Ähnliches geschieht auch unter den Glasscheiben eines Gewächshauses, weshalb man dem Wärmefang den Namen »Treibhauseffekt« gab. Allerdings ist das nur eine sehr skizzenhafte Beschreibung eines Geschehens, das durch indirekte Wirkungen und Rückkopplungen beeinflusst wird. Beispielsweise ist es im Grunde nützlich, dass die Lufthülle der Erde immer ein wenig Wärme einfängt. Andernfalls wäre die Erdoberfläche heute minus achtzehn Grad kalt – zu ungemütlich für uns Menschen und zu kalt für viele Pflanzen und Tiere. Apropos Pflanzen und Tiere: Wie würde sich eine weiter zunehmende Erwärmung der Erde eigentlich auf jene auswirken? Oder anders gefragt:

WOZU BRAUCHEN WIR VIELE TIER- UND PFLANZENARTEN?

Einige Tierarten könnten sich bei einer weltweiten Temperaturerhöhung weiter verbreiten, andere würden aussterben. Doch gleicht sich das Verschwinden einiger Arten nicht durch die Vermehrung anderer Arten wieder aus?

Darauf gibt es zwei Antworten. Erstens: Heute sterben mehr Tierarten aus als jemals zuvor.[4] Zweitens: Auch der Tod einer einzigen Tierart kann erhebliche Folgen haben, denn sehr viele Lebewesen sind in ihren Lebensräumen voneinander abhängig.

Schon Charles Darwin beschäftigte sich mit diesem modernen Problem. In welcher Wechselbeziehung, so fragte er sich im Zusammenhang mit dem »Überleben des Geeignetsten«, stehen artverschiedene Lebewesen zueinander? Heute müssen wir die Frage umgekehrt stellen: Was passiert, wenn einzelne Lebewesen aus einem Lebens- und Nahrungsgefüge verschwinden? Dazu ein Beispiel von Darwin selbst, zusammengefasst von V. Delage und M. Goldsmith:

> Zu der Befruchtung zahlreicher Blumen sind bestimmte Insekten als Überträger des Pollenstaubes notwendig. So ist der Besuch für einige Kleegattungen unerlässlich, speziell der Rotklee bedarf zur Befruchtung der Hummeln. Was würde nun geschehen, wenn die Hummeln in England selten würden oder gar gänzlich verschwänden? Der Rotklee würde dann eben auch sehr selten werden oder überhaupt verschwinden. Die Zahl

---

[4] Der kanadische Biologe Douglas Morris versuchte 1994, die Arten zu zählen, die auf der Erde leben beziehungsweise ausgestorben sind. Sein Ergebnis in der Zeitschrift *Nature* (373, S. 25): Seit 1600 sind insgesamt 584 Pflanzen- und 485 Tierarten endgültig ausgestorben, vom Aussterben bedroht sind unzählige mehr. Die zunehmende Ausbreitung des Menschen über die Erdoberfläche ist der Hauptgrund für das Verschwinden der Arten. Die menschlichen Wohngebiete dehnen sich jährlich um 1,7 Prozent aus; seit 1700 schrumpften die Urwälder auf ein Zehntel ihrer ursprünglichen Größe. Innerhalb der letzten fünfundvierzig Jahre gingen 17 Prozent des bewachsenen Bodens durch Bodenauswaschung und -abtragung verloren. 9 Millionen Hektar Land sind biologisch völlig zerstört, weitere 30 Millionen Hektar stehen kurz davor.

der Hummeln hängt größtenteils von der Zahl der Feldmäuse ab, die ihre Waben und Nester zerstören. Die Anzahl der Mäuse wieder ist von der Zahl der Katzen abhängig. Auf diese Weise wird die Fruchtbarkeit des Rotklees von der Anzahl der Katzen bestimmt![5]

Während Darwin hier nur über den Ausfall einzelner Arten nachdachte, setzte die amerikanische Armee unbewusst das Experiment in die Tat um. Allerdings ging es dabei nicht um Katzen und Rotklee, sondern um Bäume und Insekten in Vietnam. Das in den Sechzigerjahren in etwa dreißigfach überhöhter Menge ausgebrachte Entlaubungsmittel *Agent Orange* verwandelte riesige dicht gewachsene Wälder und Sümpfe in Steppen. Der militärisch erwünschte Effekt der Entlaubung zog grundsätzliche Veränderungen der gesamten Lebenswelt Vietnams nach sich. Die amerikanischen Zoologen G. Orians und E. W. Pfeiffer waren schon im März 1969, das heißt vier Jahre nach Kriegsbeginn, mit Unterstützung der vietnamesischen Behörden und der Gesellschaft für soziale Verantwortung in den Wissenschaften (*Society for Social Responsibility in Sciences*) in Vietnam und berichteten über die Umweltschäden. Besonders die typischen »Sumpfbäume«, die Mangroven (Rhizophora) mit ihren bizarren Stütz- und Atemwurzeln, waren über riesige Flächen im Flussdelta des Mekong entlaubt.

Die gegen *Agent Orange* besonders empfindlichen Bäume erholten sich jahrzehntelang nicht mehr. »Es kann nicht ausgeschlossen werden, dass der Originalwald nicht wiederhergestellt werden kann«, berichteten die Forscher in kargen Worten. Auch die als Nahrungsmittel wichtigen Brotfruchtbäume (*Artocarpus*) und zahlreiche von Amerikanern betriebene Gummibaumplantagen (*Hevea brasiliensis*) waren unfreiwillig zerstört worden: Der Wind hatte das Gift verweht. Mit der Verwüstung der Wälder brachen mehrere Nahrungsnetze zusammen.

Auf unserem Weg durch die entwaldeten Gebiete haben wir keinen einzigen Insekten oder Frucht fressenden Vogel gesehen, abgesehen von Rauchschwalben, *Hirundo rustica*, die aus dem Norden herbeigewandert

---

[5] Delage, V., Goldsmith, M. (1913) *Die Entwicklungstheorien*, Leipzig.

waren. Den Fisch fressenden Vögeln ging es scheinbar nicht ganz so übel, auch wenn es derer wesentlich weniger gab, als wir erwartet hätten.

Die Zoologen zählten während einer zweistündigen Bootsfahrt durch ein ehemals sehr vogelreiches, aber nun fast totes Waldgebiet nicht mehr als vierundsechzig einzelne Vögel, die sich von Fisch ernährten! »Das einzige andere Wirbeltier, das wir sahen, war ein großes Krokodil, *Crocodylus*«, berichteten Pfeiffer und Orians. Von den Pflanzen über die Insekten, Fische und Vögel bis hin zu den großen Wirbeltieren waren die Waldbewohner gestorben. Ein Entlaubungsmittel, das für Tiere vermutlich kaum giftig ist, hatte die Nahrungsgrundlage für sehr viele Tierarten vernichtet[6], und so war auch vielen Menschen ein Teil ihrer Nahrungsgrundlage entzogen.

»Obwohl das Jagen wegen des Krieges verboten wurde, ziehen viele Bewaffnete durch den Wald; die meisten von ihnen sind unterernährt. Sie schießen vermutlich alle geeigneten Futtertiere ab«, beobachteten die Wissenschaftler. »Einzig die Tiger haben aus dem Krieg einen Vorteil gezogen. Sie haben in den letzten vierundzwanzig Jahren gelernt, dass Gewehrschüsse mit Toten und Verwundeten einhergehen. Daher liefen die Tiger beim Geräusch knallender Gewehre sofort herbei und fraßen sich mit Kriegsopfern voll.« Auf diese Art wurden aber auch Tierjäger auf einmal nicht mehr Angreifer, sondern Angegriffene – oft genug wurden die Schützen von den angelockten Tigern gefressen.

Der Krieg forderte auch nach dessen Ende noch Menschenopfer. Vielen Menschen blieb nichts übrig, als in die Städte zu fliehen. »Innerhalb der letzten zehn Jahre ist Saigon von einem ruhigen Städtchen mit zweihundertfünfzigtausend Einwohnern zu einer übervölkerten Stadt mit drei Millionen Einwohnern geworden«, so Orians und Pfeiffer. »Die

---

[6] Ein direktes Opfer der Entlaubung wurden die Kleideraffen. 1997 lebten weltweit vermutlich nur noch etwa dreißig dieser empfindlichen Tiere, die auf mindestens eine Laubmahlzeit täglich angewiesen sind, in Gehegen. Bereits 1968 waren wenige Kleideraffen aus Vietnam in zoologische Gärten gebracht worden, doch die Tiere fühlen sich in Gefangenschaft offenbar nicht wohl, denn sie vermehren sich nicht in ausreichendem Maße. Sollte diese Art (*Pygalhrix nemaeus nemaeus*) in den nächsten Jahren aussterben, wäre das die direkte Wirkung eines militärischen Einsatzes, der vor fast vierzig Jahren stattgefunden hat.

riesige amerikanische Kapitalanhäufung [in Saigon] hat außerdem dazu geführt, dass immer mehr Kraftfahrzeuge auf den Straßen sind. Laufend gibt es Verkehrsunfälle. Die Luftverschmutzung durch eine Mischung aus Benzin und Öl, die als Kraftstoff dient, ist so schlimm, dass viele Bäume entlang den Hauptstraßen schon tot sind oder gerade sterben.« Hunger, entseelte Wälder und ein Boom japanischer Motorroller in Vietnam – das war das traurige Nachspiel des Einsatzes vieler Dollars und eines Entlaubungsmittels.

Es bedarf aber keines Krieges, um Artensterben mit unvorhersehbaren Folgen auszulösen. Um das Aussterben einer Art zu beobachten, müssen wir auch nicht in ferne Länder reisen: Auch ein Besuch an der Nord- oder Ostsee kann Biologen zur Verzweiflung treiben.

ÜBERFISCHTE GEWÄSSER

In der Nord- und Ostsee scheint der Untergang des uns als normalsten aller Fische erscheinenden Herings besiegelt. Zwar schreibt die Europäische Union für alle Länder wirtschaftlich vernünftige und umweltpolitisch vertretbare Fangquoten vor, aber diese werden laufend übertreten. Vor einigen Jahren waren es vor allem Niederländer, die mehr Heringe fingen, als sie sollen, zu anderen Zeiten sind und waren Fischer aus anderen Ländern die Bösewichte.

Schlimmer als die Quotenübertretung ist der Raubfang. Angesichts der Arbeitslosigkeit fahren zahlreiche dänische und niederländische Trawler unerlaubt die silbrigen Fische ein. Den Arbeitern ist sicher nicht vorzuwerfen, dass sie sich zu wenig um den Schutz der Fische kümmern. Ihnen fehlt oft das nötige Verständnis dafür, dass sie sich um ihre eigene Nahrungsgrundlage bringen. (Ich selbst habe 1992 miterlebt, wie westirische Fischer sich weigerten, Tintenfische lebend zu fangen. Sie hielten diese Tiere für bösartige Räuber, die ihnen den Fang verderben. Daher schlugen sie die intelligenten Weichtiere grundsätzlich tot, wenn sie zufällig einige davon fingen. Selbst ein finanzieller Bonus konnte die Männer nur unter größtem Widerstreben dazu bewegen, die Tiere lebend in ein wassergefülltes Fass zu werfen.)

Das Problem liegt in diesem Fall eher bei der zögerlichen Durchsetzung der biologischen Notwendigkeiten. 1997 lag der Bestand der Nordseeheringe mit fünfhunderttausend Tonnen um ein Drittel unter der Menge, die für die natürliche Arterhaltung als notwendig erachtet wurde.

Im Drama um die Heringe, das schon 1967 begann, ist dies ein neuer Rekordtiefstand. Schon vor mehr als zwanzig Jahren glaubten norwegische Fischer, der Hering spiele verrückt, weil die riesigen Schwärme nicht ihren Weg über den Nordatlantik an die Küste Islands nahmen, wo sie normalerweise überwintern, sondern einfach Richtung Spitzbergen in die Barentssee zogen.

Das nahmen die Fischer nicht ohne weiteres hin. Mit einer hochmodernen Fischereiflotte, darunter vielen werftneuen Schiffen, verfolgten sie die Heringe und machten für damalige Verhältnisse eines der besten Fangergebnisse aller Zeiten – zwei Millionen Tonnen. Die ab 1962 eingeführte Ortungstechnik für Fischschwärme hatte ihre Früchte getragen. Doch die Katastrophe ließ nicht auf sich warten; man hatte viel zu viele Heringe aus dem Wasser geholt. 1977 sprach die Europäische Gemeinschaft daher ein totales Fangverbot für die Zeit von Juni bis Oktober aus, das schließlich sogar bis 1982 verlängert werden musste.

Wie der Zoologe und Verhaltensforscher Vitus Dröscher berichtet, stand der EG-Kommission bei ihrer Entscheidung das Beispiel der norwegischen Lofoteninseln vor Augen. Dort war seit 1969 kein einziger Hering mehr zu fangen – die Gewässer waren leer gefischt. Ein Wiederanwachsen der Heringsbestände schien nach allen Untersuchungen unwahrscheinlich. Dies brachte die örtliche Fischereiindustrie an den Rand des Ruins, und auch die Seevögel starben in Massen. Das Vogelsterben war für Umweltschützer ein schreckliches Erlebnis, auch deshalb, weil die Naturschützer jener Jahre in erster Linie Vogelliebhaber waren.[7]

---

[7] Den bunten Papageientauchervögeln zum Beispiel fehlte auf einmal ihre wichtigste Nahrungsquelle, der Hering. Ab 1969 starben deshalb allein auf der Lofoteninsel Rost jährlich eine halbe Million junger Papageientaucher den Hungertod. Die Elterntiere konnten sich mit einer mageren Kost aus Sprotten und Sandaalen gerade noch über Wasser halten, für den Nachwuchs der Vögel gab es aber keine Hoffnung. Erst vierzehn Jahre später erholten sich die Herings- und damit auch die Papageientaucherbestände wieder. Kommt es heute noch einmal zu ei-

ner Hungerkatastrophe, stehen die Chancen für Papageientaucher, Lummen und Tordalken schlecht. Denn mittlerweile wird auch die Notration der erwachsenen Vögel, der Sandaal, verstärkt bejagt. Vor Schottland wird zum Beispiel auf der Sandbank »Wee Bankie« mittlerweile jedes Jahr die Hälfte aller dort lebenden Sandaale weggefischt.

Die massenhafte Ausbeutung der Meere wurde erst durch einige technische Erfindungen im Fischereiwesen möglich. Die Schwärme werden mit Horizontal- und Vertikalecholoten schon von weitem geortet. Tiefenschleppnetze, die sich mit einer weiteren Echolotsonde genau auf die Schwimmhöhe der Heringe einstellen lassen, erfassen den Schwarm zentral.

Einen weiteren Trick haben die Russen den Delphinen abgelauscht. Wenn ein Rudel der Meeressäuger einen Heringsschwarm angreift, stoßen sie ein lautes Zischen aus. Damit imitieren die Delphine die Sprache der Heringe. Das Zischen heißt so viel wie: »Alle zum dichten Pulk zusammenschließen!«

Dieses Zischen senden die russischen Schiffe, die im Dienst von Fischkonservenherstellern zur See fahren, aus. Früher entkamen viele Heringe. Wenn sie nun das Zischen hören, sammeln sie sich genau dort, wo der Fischer sie haben will: im Netz.

Das schlimmste Vernichtungsmittel ist jedoch eine isländische Erfindung: die so genannte Ringwade. Mit einem riesigen Netz, das wie eine Gardine von Bojen nach unten hängt, wird ein ganzer Schwarm umzingelt. Dann wird der untere Rand wie ein umgekehrter Sack zugeschnürt. Die Menge der Fische, die darin gefangen wird, ist so gewaltig, dass sie nicht mit einem Hol an Deck gehievt werden kann. Deshalb stoßen die Rüssel riesiger Saugbagger in die Masse hinein und pumpen die Heringe durch Rohrleitungen in die Kühlräume. Vom Millionenschwarm kann kein Hering mehr entkommen.

Auch die Deutschen haben ihren Anteil an der hohen Nutzleistung von Fischereischiffen. Das vom Bundesforschungsministerium ab 1970 geförderte »Integrierte Fischfangsystem (JFFS)« koppelte die modernen Ortungsmethoden mit einer computergestützten Auswertung. Die Fischschwärme erscheinen in räumlicher Darstellung auf dem Bildschirm, während zugleich Vorschläge zur Verfolgung der Tiere errechnet werden. Als das Integrierte Fischfangsystem 1978 fertig entwickelt war und auf Schiffen eingesetzt werden konnte, war die Heringsfischerei allerdings schon das erste Mal völlig zusammengebrochen: es gab kaum noch Heringe – Ironie des Schicksals.

Derzeit erscheint manchen von uns das Artensterben auf der Erde noch nicht sonderlich katastrophal. Immer wieder gibt es Anzeichen dafür, dass Tiere und Pflanzen auch unter schlimmsten Bedingungen nicht so leicht umzubringen sind. So habe ich selbst auf einem Gelände, das von der Kiesindustrie genutzt wurde, viele der nach dem Bundesartenschutzgesetz besonders schützenswerten Dünen-Sandlaufkäfer sowie zwölf verschiedene Libellenarten vorgefunden.

Der einzelne Mensch lebt aber zu kurz, um das Ausmaß des Artensterbens wirklich mit eigenen Augen wahrnehmen zu können. Viele Tierarten sterben sehr langsam aus. Viele Städter haben ohnehin keinen Begriff mehr von Artenvielfalt, und ich selbst kenne Kinder, die noch nie eine lebende Kuh angefasst haben.

Am deutlichsten wird der Artenschwund leider immer erst dann, wenn regelrechte Wüsten entstehen, wie wir sie zurzeit zum Beispiel auf dem Boden vieler Meere erzeugen.

INTENSIVLANDWIRTSCHAFT

Das Bestehen der Artenvielfalt ist aber auch durch unsere moderne Art der Landwirtschaft bedroht, die zu entwickeln unumgänglich ist, um die wachsende Erdbevölkerung mit Nahrungsmitteln zu versorgen.

Schon 1798 hatte der englische Nationalökonom Thomas Malthus festgestellt, dass sich die Menschen wesentlich schneller fortpflanzen, als Nahrung für sie erzeugt wird. Malthus mahnte daher eine Geburtenkontrolle (durch Enthaltsamkeit!) an. Er war aber realistisch genug, der Erfüllung seiner Forderung keine allzu großen Chancen einzuräumen. So glaubte er, dass letztlich nur Seuchen und Kriege die Zahl der Erdenbürger gering genug halten könnten, um eine ausreichende Versorgung zu gewährleisten.

In den Industrieländern ist es uns aber durch technische Verbesserungen der Landwirtschaft gelungen, mehr Nahrung herzustellen, als wir je

---

Wenn auch um das Jahr 2000 herum trotz der mittlerweile äußerst bedrohlichen Lage wie bisher weitergefischt wird, können wir vielleicht einem interessanten Versuch beiwohnen. Er heißt: Kann die Nordsee auch ohne Heringe leben?

zu hoffen gewagt hätten. Dass heute Äpfel, Blumenkohl und Tomaten lastwagenweise ins Meer gekippt werden, weil die Überproduktion die Marktpreise kaputtmacht, ist jedem bekannt. In anderen Gebieten der Welt ist die Lage nicht so rosig. Die meisten Menschen ernähren sich fast ausschließlich von Reis, Weizen und/oder Mais. Dazu ein Beispiel aus den Philippinen: Fast im ganzen Land bestehen dort alle Mahlzeiten einschließlich des Frühstücks aus einer oder zwei Tassen gekochtem Reis und einem Esslöffel voll Beilage – Gemüse oder ein für deutsche Verhältnisse winziges Stückchen Fisch oder Fleisch. Weltweit sterben jährlich dreieinhalb Millionen Menschen den Hungertod, weil sie sich noch nicht einmal eine solche Schmalkost leisten können.

Wäre es also wünschenswert, unsere Anbaumethoden von Nahrungspflanzen in die ärmeren Länder einzuführen? Diese Frage lässt sich nicht mit einem klaren Ja beantworten, denn die hierzulande jahrelang betriebene Intensivwirtschaft bringt ganz erhebliche Nachteile mit sich, die erst in letzter Zeit in vollem Umfang deutlich wurden. Zum einen haben die Überdüngung der Böden und das Ausbringen hochgiftiger Pflanzenschutzmittel unsere Böden, das Grundwasser und die Oberflächengewässer belastet. Zum anderen – und das ist letztlich der nachhaltigere Schaden – reduzieren wir unsere Zukunftschancen dadurch, dass wir uns auf immer weniger Arten von Nutzpflanzen und auch von Nutztieren konzentrieren und die Pflanzen auch noch in Monokulturen anbauen.

Ein einfaches Beispiel: Noch zu Beginn dieses Jahrhunderts gab es eine Riesenauswahl an Apfelsorten. Heute werden nur noch wenige auf den Märkten angeboten. Das Problem liegt nicht darin, dass wir heute auf viele interessante Geschmacksnuancen bei Äpfeln oder anderen Früchten verzichten müssen. Wenn wir uns mit der Zucht weniger Arten von Nahrungspflanzen und Nutztieren begnügen (und im Grunde sind nicht einmal hundert Arten nötig, um uns zu ernähren), schränken wir die Möglichkeiten der Anpassung an Umweltveränderungen ein. Wie bereits vielfach ausgeführt, sind die Artenvielfalt und die stets vorhandenen kleinen Unterschiede innerhalb einer Art notwendig, um das Überleben zu sichern. Je weniger Arten es gibt, um so weniger *an Umweltveränderungen vorab angepasste Arten* gibt es auch. Das kann unser Problem werden.

Die künstlichen Wälder, die aus nur einer Baumart bestanden, haben uns schon in den Siebzigerjahren das Problem von einseitigen Pflanzun-

HERBARIEN UND WILDE TOMATEN

Jede Pflanzenart entsteht durch eine lange Kette von Zufällen, die nie mehr wiederholbar sind. Deshalb ist die Erbinformation, die in einer Pflanzenart und auch in allen anderen Arten von Lebewesen steckt, in gewissem Sinne mehr als nur die Aneinanderreihung der Buchstaben des genetischen Codes. Eine biologische Art ist das einmalige Ergebnis einer besonders guten Anpassung an gegenwärtige und frühere Lebensbedingungen. Da heute mehr Arten aussterben als früher, haben es sich einige Organisationen und Institute in den Kopf gesetzt, wenigstens die genetische Information zu retten, die in den verschwindenden Arten steckt.

In Deutschland haben vor allem die Genbank im Institut für Pflanzengenetik und Kulturpflanzenforschung (IPK) in Gatersleben und die Bundesanstalt für Züchtungsforschung an Kulturpflanzen (BAZ) in Braunschweig die Aufgabe übernommen, alle lebenden Pflanzensorten zu sammeln. Von den Hunderttausenden einzulagernder Pflanzen hat das Institut in Gatersleben immerhin schon einige hundert zusammen. Andere Forschungseinrichtungen sammeln nur Nutzpflanzen, von diesen aber alle erreichbaren Sorten.

Die 1971 von den Vereinten Nationen und der Weltbank gegründete Arbeitsgruppe für Internationale Ackerbauforschung CCGIAR vermittelt zwischen allen großen landwirtschaftlichen Einrichtungen, die versuchen, Ackerpflanzen über die Zeit zu retten. 1988 enthielten die CGIAR-Samenbanken mehr als dreihundertfünfzigtausend Sorten von Nutzpflanzenruhestadien, darunter fast achtzigtausend Reis- und dreißigtausend Bohnensorten.

Ins All kann man die Pflanzensamen übrigens nicht auslagern, auch wenn Weltraumagenturen wie die NASA darüber nachgedacht haben. Mehrere bemannte Raumflüge haben gezeigt, dass die Samen schon nach wenigen Wochen dramatisch an Keimfähigkeit verlieren. Ob die sehr energiereiche Höhenstrahlung am Verderben der Pflanzendauerformen schuld ist, konnte bislang noch nicht geklärt werden.

Viele botanische Gärten und Universitätsinstitute unterhalten seit langem so genannte Herbarien (Pflanzensammlungen). Sie dienten ursprünglich als »Vergleichssammlungen«, das heißt, neu gefundene Pflanzen konnten und können mit den genau untersuchten und gelagerten Exemplaren verglichen werden.

In den Herbarien werden nicht nur Blätter, Stiele und Blüten aufbewahrt, sondern auch die Samen der betreffenden Pflanzen. Da trocken und dunkel gelagerte Samen auch nach Jahrzehnten, ja sogar nach Jahrhunderten noch keimen können, hofft man heute, dass man mit den Samen auch die Erbinformation, also die Bauanleitung der Pflanzen, archivieren kann.

Dies ist allerdings ein nahezu aussichtsloses Rennen gegen die Zeit, denn alle Pflanzenwuchsformen samt allen kleinen Abweichungen zu sammeln und einzulagern ist vollkommen ausgeschlossen. Insofern mag das verzweifelte Zusammentragen von Samen oder Erbsubstanz nicht mehr Wert haben als jede andere Museumssammlung auch. Mit viel Glück könnte jedoch eines Tages eine Technik gefunden werden, die es erlaubt, die lebenden Originalpflanzen wiederherzustellen. Welchen Sinn dies in einer veränderten Umwelt haben soll, bleibt fraglich.

In einigen Fällen haben allerdings schon jetzt Samen aus Herbarien echten wirtschaftlichen Nutzen erbracht. So wurde zum Beispiel vor wenigen Jahren eine neue, »bessere« Tomatensorte gezüchtet. Sie entstand aus der Kreuzung einer herkömmlichen Tomatensorte mit einer aus Herbariensamen gezüchteten Wildtomate. Die wilden Samen stammten aus einer Andenexpedition, die Hugh Iltis und Don Ugent im Jahr 1962 durchgeführt hatten. Das späte Ergebnis der weiten Wanderung: eine gehaltvollere Frucht für den Verbraucher und ein jährliches Umsatzplus von acht Millionen Dollar für die amerikanische Tomatenindustrie.

gen vor Augen geführt: Eine einzelne Schädlingsart konnte komplette Holzzuchten zerstören. Das wäre nicht geschehen, wenn verschiedene Baumarten nebeneinander gestanden hätten, denn viele zerstörerische Tiere bevorzugen nur eine Pflanzenart. Was für die Wälder gilt, gilt natürlich auch für Nutzpflanzen und -tiere überall auf der Welt. Monokulturen laugen zudem die Böden aus, was wiederum starke Düngergaben notwendig macht.

Wenn die Erdbevölkerung weiter wächst, wird es notwendig sein, unsere landwirtschaftlichen Methoden umzustellen. Lösungsansätze gibt es durchaus schon. Vor allem haben aber die Verbraucher selbst hierzulande einwandfreie, möglichst wenig belastete Nahrungsmittel eingefordert. Durch ihr Kaufverhalten sind mittlerweile ganze Supermärkte mit naturverträglich angebauten Produkten entstanden – das mag uns heute normal erscheinen, war aber noch Ende der neunziger Jahre undenkbar. Gleichzeitig arbeiten industrielle und universitäre Pflanzenforscher an der Herstellung besonders widerstandsfähiger Getreidesorten. Die heute üblichen Sorten trotzen Wind und Wetter nur bei andauernder Pflege und sind auf ganz bestimmte klimatische Bedingungen angewiesen. In vielen Gegenden der Welt, wo das Klima rauer ist, lassen sie sich nicht anbauen. Zur Züchtung neuer Sorten greifen die Forscher auf den genetischen Schatz der Natur zurück. Sie nutzen oft die Eigenschaften wilder Sorten, die sich im Laufe von Millionen von Jahren im natürlichen Auswahlverfahren der Natur bewährt haben.

Die Voraussetzung für diese Nutzung ist heute und in Zukunft der Schutz des genetischen Erbes. Zu diesem Zweck sind in verschiedenen Ländern Samenbanken für Pflanzen eingerichtet worden.

Die berühmteste ist die *Millennium Seed Bank* im botanischen Garten von Kew nahe bei London. Darin wurden zunächst die Samen aller englischen Pflanzen aufgenommen, bis 2010 sollen es insgesamt fünfundzwanzigtausend Pflanzenarten werden – gut ein Zehntel aller Pflanzenarten der Erde.

Dass der Artenschutz zur Erhaltung des genetischen Erbes sich »in Mark und Pfennig auszahlt«, hat auch das deutsche Bundesumweltministerium 1994 festgestellt. Jeder für Biotoppflege und Artenschutzprogramme ausgegebene Euro bringt demnach einen realen Gewinn von zwei bis fünf Euro. Davon profitieren entgegen einer verbreiteten Annahme nicht nur Firmen, die Saatgut herstellen und vertreiben, sondern oft genug auch direkt die Landwirte als Erzeuger.

Vierter Teil

ARTENVIELFALT: UM WELCHEN PREIS?

Für sehr sachlich denkende Forscher und Philosophen stellt sich heute die Frage, wozu eine hohe Artenvielfalt überhaupt noch benötigt wird. Da immer mehr Menschen ernährt werden wollen und sollen, muss es das Hauptanliegen der Pflanzen- und Tierzüchtungsforschung sein, möglichst viele hochwertige Nahrungsmittel herzustellen. Dabei kann auf eine intakte Umwelt aber nur sehr schwer Rücksicht genommen werden. Eine Zwickmühle! Denn je mehr die Umwelt ruiniert wird, desto schwieriger gestaltet sich eben die Ernährung von Menschen. Es gibt keinen vernünftigen Ausweg aus diesem Dilemma als einen Stopp der Bevölkerungszunahme lebender Menschen.

Einige Wissenschaftler, die sich mit ausgestorbenen Tier- und Pflanzenarten beschäftigen, bewerten das heutige Artensterben ohnehin mit einigem Abstand. So meint der englische Paläobotaniker Professor W. G. Chaloner von der Universität London schlicht:

> Die ganze Geschichte des Lebens auf der Erde ist eine Geschichte vom Aussterben. Es ist unangemessen, große Krokodilstränen über das Artensterben zu vergießen. Alte Dinge sterben aus, und neue erscheinen; das ist eine Eigenschaft alles Lebendigen.

Das Problem dabei ist aber, dass sich Pflanzen und Tiere möglicherweise nicht mehr so schnell an die sich verändernde Umwelt anpassen können, wie es zur Ernährung der Menschen notwendig wäre.

Letzlich wird es dem Menschen aber sicher nicht gelingen, das Leben auf der Erde auch nur annähernd auszulöschen. Dafür ist seine Stellung im Netz des Lebens bei weitem zu unbedeutend – unsere Erde wird von Gliedertieren (Insekten, Krebsen und Spinnentieren) beherrscht. Es fragt sich also nur, wie lange die Menschen selbst es auf einer stärker bewirtschafteten Erde aushalten können.

AUSWANDERN IN DEN WELTRAUM?

Dass einzelne Menschen sterben, war schon immer klar. Dass Völker und Kulturen sterben, wissen wir heute auch. Doch dass die Menschheit aufgrund unserer oft unvernünftigen und Energie vergeudenden Lebensweise insgesamt in ihrer Existenz gefährdet sein könnte, ist für uns vergleichsweise neu. Einige Forscher sind der Überzeugung, dass die oben geschilderten Probleme auf der Erde überhand nehmen werden und die Auswanderung auf andere Planeten ein möglicher Ausweg aus diesem Dilemma wäre. (Es fragt sich allerdings, ob diese Ideen nicht aus Raumfahrtagenturen stammen, die Forschungsgelder für ihre kostenintensiven Projekte einwerben wollen.)

Doch schon aus wissenschaftlicher Neugier gab es von Beginn der Raumfahrt an Besiedelungspläne für das All. Bereits 1952, fünf Jahre bevor der erste Satellit (Sputnik 1; russisch für: *Gefährte 1*) am 4. Oktober 1957 ins All geschossen wurde, hatte Wernher von Braun *Das Marsprojekt* veröffentlicht, in dem er konkrete Pläne für einen Flug zum entfernt benachbarten Planeten darlegte. Science-Fiction-Autoren hatten sich schon immer mit dem Gedanken der Besiedelung des Weltraums beschäftigt, oft noch vor den Wissenschaftlern. Ich selbst hatte, obwohl ich als Junge gerne Isaak Asimovs Geschichten las, solche Raumfahrtpläne mein Leben lang nicht einmal ansatzweise berücksichtigt – bis mich die Nachforschungen zum vorliegenden Buch darauf brachten.

Ausgangspunkt war ein Treffen mit den Bewohnern der *Biosphäre 2*, eines riesigen Glashauses in der Wüste von Arizona, in dem acht Forscher zwei Jahre lang lebten und arbeiteten, um herauszufinden, ob Menschen in einem räumlich vollkommen geschlossenen Biosystem überleben können.

Das erste Experiment dieser Art hatte 1963 im Moskauer *Institut für Biomedizinische Probleme* stattgefunden. Damals schloss sich Jewgeni Schepelew unter der Leitung seiner Kollegin Ganna Meleschko in einen nur fünf Kubikmeter großen Metallkessel ein, der mit einer Biolunge (einem Behälter voller Algen in Wasser) verbunden war. Die Algen sollten das Kohlendioxid, das Jewgeni Schepelew ausatmete, wieder in Sauerstoff verwandeln. Das Experiment glückte – immerhin hielt es der mutige Forscher fast einen Tag in dem Kessel aus. Danach beendete er das Experiment allerdings mit den Worten: »Darf ich noch eine letzte Zigarette rauchen?« (Tatsächlich ist Schepelew noch heute Kettenraucher und empfahl den Bionauten der *Biosphäre 2* scherzhaft, Zigarettenrauch als Ersatzsauerstoff zu benutzen, falls ihnen dieser ausgehen sollte.)

Die Idee geschlossener Biosphären hatte der russische Geochemiker Wladimir Wernadski schon zu Beginn des 20. Jahrhunderts entwickelt. Jewgeni Schepelew und sein Kollege Josef Gitelson trieben die Arbeit daran jahrzehntelang weiter. Zuletzt genügte ein zweihundertfünfzehn Liter fassender Algentank, um einen Menschen mit Sauerstoff zu versorgen.

In der ehemaligen Sowjetunion kam es jedoch trotz der ausgiebigen Vorarbeiten nie zu einem finanziell so aufwändigen Projekt, wie es dann John Allen mit Hilfe eines millionenschweren Sponsors als *Biosphäre 2* in Arizona verwirklichte. Nach sechsjähriger Vorbereitung entstand dabei 1985 unter einer lichtdurchlässigen Kuppel eine abgeschlossene Welt mit Feldern, Tropenwald, Minimeer, einer Steppe und einem neun Meter hohen Wasserfall.

Da das Gebäude der *Biosphäre 2* in einem Gebiet liegt, in dem Sonneneinstrahlung und Temperatur im Lauf des Jahres sehr stark schwanken, mussten sich alle Pflanzen und Tiere in dem geschlossenen Biosystem an eine völlig neue Umgebung gewöhnen: Die meisten von ihnen stammten aus den Tropen, in denen es kaum jahreszeitliche Klimaschwankungen gibt.

Die geringsten Probleme bereitete die Tierzucht. Die »Biosphärianer« hatten bewusst nur einige robuste afrikanische Zwergziegen sowie besonders widerstandsfähige Hühner einer speziellen Züchtung für ihren Großversuch ausgewählt. Die zweitausend Quadratmeter große Ackerfläche lieferte vier Fünftel der gesamten Nahrung, darunter Baumfrüchte wie Papayas und Getreide. Die restliche Nahrung stammte aus eingelagerten Körnervorräten, die bei einer längeren Expedition durch selbst geerntete Kornvorräte ersetzt worden wären; die übrigen Nahrungsquellen waren in der Schlussbilanz unbedeutend.

Im Schnitt nahmen die Bionauten täglich zweitausendzweihundert Kalorien (neuntausendzweihundert Joule) zu sich und verloren dabei in den ersten sechs Monaten ihres Aufenthaltes etwa fünfzehn Prozent ihres Gewichts. Die Feldarbeit nahm ein Viertel der Arbeitszeit in Anspruch, ein Zehntel der Zeit widmete die Besatzung den Tieren und ein weiteres Zehntel der Essenszubereitung.

Der Traum der acht Freunde wäre beinahe aufgegangen, doch es gab ein bedeutendes Problem. Die künstliche Welt verlor Sauerstoff. Nach über einem Jahr betrug der Sauerstoffgehalt der Atemluft nur noch knapp über 14 Prozent; durch Sauerstoffzugabe von außen wurde er wieder auf 16 Prozent erhöht. Doch nicht nur dieses Problem bewegte die Forscher: Die riesige Maschinerie zur Umwälzung von Wasser und Luft, die Desinfektion des Wassers mit ultraviolettem Licht, die technischen Geräte, die Kühlung der *Biosphäre* (sie hätte sich ohne Kühlung auf hundertfünfzig Grad Celsius aufgeheizt) – all dies erforderte riesige Mengen von Energie. Eine bemannte Raumstation im All kann zwar durch Solarzellen und vielleicht auch Atomkraft viel Energie gewinnen, doch müssten solche Systeme doppelt und dreifach abgesichert werden, sonst wären die Bewohner weit entfernter Stationen bei Ausfällen zum Tode verurteilt.

In der *Biosphäre 2* stammte nicht nur die Energie von außen. Auch die gesamte Einrichtung des Gebäudes einschließlich Seife und Zahnpasta (der Marke »Shaklee«) wurde im Vorfeld unter dem Gesichtspunkt der leichten Abbaubarkeit und Verträglichkeit ausgewählt. Der Wollfußboden wurde zum Beispiel mit Nägeln und nicht mit Teppichklebeband verlegt, und die Motoröle waren aus Nahrungspflanzen gewonnen, so dass man sie auch zum Kochen und Braten hätte benutzen können.

Selbst wenn es in Zukunft gelänge, technisch einwandfreie Bedingungen und einen perfekten Stoffkreislauf zu schaffen – die Natur dürfte der Planung zuletzt doch einen Strich durch die Rechnung machen, weil sie offenbar doch noch unberechenbar für den Menschen ist. Ein kleines Beispiel mag das belegen: Die wissenschaftliche Leiterin des Bionautenteams, Abigail Alling, stellte bei der Untersuchung des in die *Biosphäre 2* integrierten Korallenriffs unvorhersagbare Veränderungen fest. Man hatte die Korallentiere aus Mexiko herangeschafft und in das drei Millionen Liter fassende Minimeer der *Biosphäre 2* versetzt. Innerhalb des zweijährigen Experiments schien es einigen Korallenarten sehr gut zu gehen, während andere Kolonien kleiner wurden. Der Gewebeverlust aller Korallen betrug insgesamt immerhin 25 Prozent, zugleich bildeten sich aber auch siebenundachtzig neue Kolonien. Im Vergleich zu einem Vorexperiment, in dem Algen alle Korallen überwuchert und dadurch vernichtet hatten, war das zwar ein gewaltiger Fortschritt, die genauen Bedingungen zur

Korallenhaltung in einem geschlossenen Biokreislauf sind aber nach wie vor unklar.

Eine weitere Schwierigkeit, die bei einem echten Langzeitaufenthalt sogar zur Katastrophe geführt hätte, war das rasche Sterben der Tiere, die als Blütenbestäuber in die Biosphäre gebracht worden waren. Außerdem vermehrten sich Ameisen in unkontrollierbarer Weise.

Das *Biosphäre-2*-Projekt ist natürlich nicht das einzige Unternehmen dieser Art, wohl aber war es das bislang größte. Natürlich beschäftigen sich auch die Weltraumagenturen seit vielen Jahren damit, das Überleben in künstlichen Welten zu ermöglichen. Vor allem die USA und Japan haben bereits recht detaillierte Pläne dafür erarbeitet, aber die momentane Geldnot zumindest der NASA scheint der Sache vorläufig Einhalt zu gebieten. Sogar einzelne Tüftler wie Ray Collins experimentieren in Alaska mit einer Einmannzelle (samt Fischteich und kleiner Brücke), die auf dem Mars aufgebaut werden könnte und einen Marsastronauten bis zu seiner Rückkehr zur Erde mit Nahrung versorgen würde.

Eine andere kleine künstliche Welt – »die südlichste Gärtnerei der Erde« – steht bereits auf dem Gelände der McMurdock-Forschungsstation am Südpol. Betrieben wird sie seit 1996 gemeinsam von der amerikanischen Raumfahrtbehörde NASA und Forschern der Purdue-Universität. Der antarktische Garten der McMurdock-Station soll gezielt eine Mondstation (geplant für 2010) sowie eine Marsstation (geplant für 2020) vorbereiten helfen.

Zurzeit aber sind wir noch lange nicht so weit. Die NASA-Experten haben sehr viele Probleme noch gar nicht gelöst. Eines der gravierendsten ist die gesundheitliche Belastung der Astronauten infolge der nicht vorhandenen oder geringen Schwerkraft. Niemand weiß, ob solche Probleme überhaupt jemals zu lösen sein werden. Und selbst wenn eines Tages alle technischen Fragen beantwortet wären, gäbe es noch ein ganz anderes Problem: die Psyche des Menschen. Wer würde gerne auf Dauer unseren Heimatplaneten verlassen? Als ich die Bionauten fragte, ob sie einen Flug zum Mars riskieren würden, meinte Mark Nelson, der die *Biosphäre* angeregt hatte: »Mit Rückfahrkarte?« Ich sagte »Ja«, und daraufhin entschied er, ohne zu zögern: »Dann würde ich gehen – auch zehn oder zwölf Jahre lang!« Gerade die Bionauten wissen, dass es nicht einfach ist, in einer künstlichen Welt mit einer begrenzten Anzahl von Menschen zusammenzuleben. Zu den technischen Pannen kamen psychische hinzu. Nach dem Projekt waren aus ehemals acht guten Freunden acht gute Kollegen geworden.

Die psychischen Probleme, die sich bei allen abgeschlossen durchgeführten Langzeitprojekten ergeben, sind also schwerwiegend. Es gibt demgemäß NASA-Forscher, die bei aller Begeisterung für die Raumfahrt und für einen Langzeitflug zum Mars offen zugeben, dass die psychische Belastung der Astronauten sich als unlösbares Problem erweisen könnte.

Das Beispiel *Biosphäre 2* hat gezeigt, dass wir die offenen Fragen, die uns auf unserem Heimatplaneten zusehends zu schaffen machen – Überbevölkerung, Klimaänderungen, Artensterben und andere -, nicht dadurch umgehen können, auf andere Planeten auszuwandern. Zumindest verfügen wir zurzeit über keine Technik, die uns das ermöglichen könnte. So müssen wir uns wohl oder übel, wenn wir als Art überleben wollen, der Lösung dieser Fragen widmen – auf unserer Erde.

FÜNFTER TEIL

Der Sinn des Todes – biologisch betrachtet

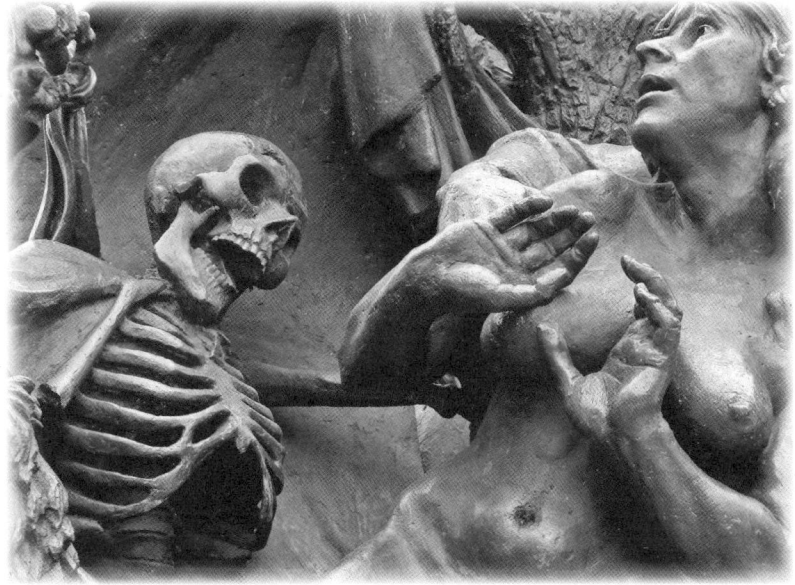

**„Haydn hat Recht.
Alle schöpferischen Kräfte sind stärker als der Tod."**

Napoleon zu Josephine, Weihnachten 1800, bei der Pariser Erstauffüh-
rung von Haydns »Schöpfung« (zitiert nach E. W Heine)

DIE AUFSCHLÜSSELUNG DES MENSCHLICHEN ERBGUTES

Eine letzte Zukunftsaussicht setze ich bewusst an den Schluss dieses Buches, denn sie führt uns an das Geheimnis des ewigen Lebens vielleicht näher heran als alle anderen Bemühungen. Es geht dabei um die gründlichste Untersuchung der menschlichen Erbsubstanz, die es je gegeben hat. Stück für Stück, Baustein für Baustein, ist die komplette Zusammensetzung der menschlichen DNA bald aufgeklärt. Und irgendwo in dieser gewaltigen Informationsmenge sind auch die Anweisungen versteckt, die uns altern und sterben lassen.

Obwohl es Unterschiede in der Basenfolge der DNA jedes einzelnen Menschen gibt, ist ihre Zusammensetzung im Großen und Ganzen bei allen Menschen gleich. So liegen zum Beispiel die Anleitungen zur Geschlechtsausprägung, Augenfarbenmischung und so weiter bei allen Menschen an den gleichen Stellen des DNA-Fadens.

Noch kann man nicht genau absehen, welchen Wissensgewinn und vor allem sonstigen Nutzen die Entschlüsselung des Erbgutes mit sich bringt. Seinen offensichtlichsten Nutzen wird die Untersuchung des Genoms für medizinische Anwendungen haben. Je mehr die Biomediziner über die Erbsubstanz und ihre Veränderung bei Krankheiten wissen, desto größer sind die Heilungschancen bei Krankheiten, die in der DNA festgeschrieben sind. Andere Erkenntnisse werden vielleicht keine großen Schlagzeilen machen, sind aber in meinen Augen mindestens ebenso interessant. Zu diesen spannenden Fragen zählt vor allem die Erklärung, warum neun Zehntel des menschlichen Erbgutes aus DNA-Bausteinen bestehen, die keine Bauanleitungen (Gene) darstellen. Anhand dieser »nicht kodierenden« DNA-Bereiche können heute nur biologische Spuren wie Blut,

Haare, Sperma und so weiter einem bestimmten Menschen zugeordnet werden (DNA-Typisierung oder genetischer Fingerabdruck). Über ihre Funktion im lebenden Körper wissen wir aber so gut wie nichts. Einer Vermutung zufolge sind die auf den ersten Blick unsinnigen DNA-Stücke indirekt am Aufbau des Körpers beteiligt. Sie können sich zu Schlaufen, Haken und anderen Strukturen verbinden und dadurch die Funktionstüchtigkeit eines »sinnvollen« DNA-Abschnittes beeinflussen. Wenn ein sinnvoller Bereich beispielsweise durch zusammen gelagerte »unsinnige« Bereiche abgeschirmt wird, kann seine Information nicht mehr benutzt werden. Da nicht alle Informationen immer gebraucht werden, könnte das ein Weg sein, um sinnvolle, aber zeitweise nicht benötigte DNA-Stücke abzuschalten. Umgekehrt könnten solche Zusammenlagerungen auch Gene, die vorübergehend stillliegen, wieder anschalten. Dieses An- und Abschalten ist nur eine von vielen Möglichkeiten. Vermutlich werden wir noch völlig neue Vorgänge kennen lernen, die wir uns bislang einfach nicht vorstellen können.

Der DNA-Faden mehrzelliger Lebewesen liegt zu bestimmten Zeiten in Form mehrerer stark zusammengezogener DNA-Knäuel vor. Diese Knäuel nennt man Chromosomen. 1992 konnte eine Kommission der Europäischen Gemeinschaft melden, dass das erste komplette Chromosom der Bäckerhefe (*Saccharomyces cerevisiae*) entschlüsselt war – fünfunddreißig Labors in siebzehn Ländern hatten daran gearbeitet. Vier weitere Jahre dauerte es, bis am 17. April 1996 offiziell verkündet wurde, dass nun alle sechzehn Hefechromosomen endgültig bearbeitet waren. Wiederum waren es vorwiegend europäische Labors, die unter der Leitung des belgischen Biochemieprofessors Andre Goffeau an der Entschlüsselung gearbeitet hatten: Vierundsiebzig der neunundsiebzig beteiligten Labors liegen in Europa. (Die Rolle Europas und vor allem auch Deutschlands ist in der Molekularbiologie übrigens viel größer, als man das nach Presseberichten vermuten könnte. Das dortige Vorherrschen von »amerikanischen Wissenschaftlern« kommt vor allem durch die bessere Pressearbeit in den USA zustande.

Die riesigen Datenmengen, die bei den Entschlüsselungsarbeiten anfallen, wurden von eigens dafür eingerichteten Datenverarbeitungslabors ausgewertet. Im Falle der Hefe übernahm die Arbeitsgruppe von Werner Mewes vom MaxPlanck-Institut für Biochemie in Martinsried diese Aufgabe. »Das ist ein Meilenstein in der Geschichte der Biologie«, fand

Mewes, als die Hefe-DNA endlich in ihre Bestandteile zerlegt war. Ein ähnlich wichtiger Fortschritt war im Jahr zuvor die Aufklärung des DNA-Aufbaus des einzelligen Krankheitserregers *Haemophilus influenzae* (der trotz seines Namens nichts mit der Grippe zu tun hat). Mittlerweile haben weltweite Kooperationen auch dem Bakterium *Streptococcus pyogenes*, der Maus (*Mus*), der Taufliege (*Drosophila*), dem knapp einen Millimeter großen Fadenwurm *Caenorhabditis*, der Pflanze Ackerschmalwand (*Arabidopsis*) sowie dem Menschen das Erbgut abgeschaut. Die Entschlüsselung des Fadenwurmgenoms war dabei eine Art Vorabversuch, der klären sollte, wie man das menschliche Erbgut schnell, zuverlässig und vor allem automatisch untersuchen könnte. Immerhin ist die menschliche DNA etwa tausendmal so lang wie die der Bäckerhefe und etwa achtzigmal so lang wie die des Fadenwurmes.

Als der technische Kampf um die schnellste Entschlüsselung des menschlichen Genoms im Frühjahr 2000 von Craig Venter und dem *Human Genome Project* mehr oder weniger ausgefochten war, stellte sich heraus, dass kein Mensch die gewonnenen Daten verstand. Noch im Jahr 2001 stritt man sich beispielsweise um die Anzahl der Gene, also der Bauanleitungen des Menschen. Dabei hatten sich alle erhofft, diese Zahl recht rasch und offensichtlich aus den Sequenzdaten gewinnen zu können. Es wird noch sehr spannend und arbeitsaufwändig sein, die Organisation des menschlichen Körpers aus seinen Genen zu verstehen. Auch kleinste Erbgutänderungen zwischen Menschen (etwa Single Nucleotide Polymorphisms, SNPs), von denen schon jetzt Millionen verschiedene beobachtet wurden, sind in ihren biologischen Auswirkungen noch unverstanden.

Die Genomdaten des Menschen haben ohnehin nur im Zusammenhang mit biologischen »Modellorganismen« einen Sinn. Ohne die Untersuchung des Erbgutes von Fadenwurm, Taufliege und Maus wäre die DNA-Untersuchung am Menschen zumindest medizinisch fruchtlos. Warum?

Am Menschen dürfen nahezu keine Experimente vorgenommen werden. Er lebt außerdem vergleichsweise lange und tut Dinge, die man ihm nicht verbieten kann, die aber eine wissenschaftliche Beobachtung stören können, zum Beispiel rauchen, nicht rauchen, viel essen, wenig essen, tanzen oder nicht tanzen und so weiter. Das genaue Gegenstück dazu sind Modellorganismen wie der Fadenwurm *Caenorhabditis*. Er ist klein (etwa einen Millimeter lang) und durchsichtig, lebt nur zwei Wochen, lässt sich mit einer einzigen Sorte Bakterien als Nahrung auf einer erstarrten Geleeschicht züchten und hat sehr viele Nachkommen.

Hinzu kommt, dass die Biologen Iohn Sulston, Einhard Schierenberg und ihre Kollegen bereits 1983 die Entstehung aller Zellen des Wurmes im Laufe seines Heranwachsens beschrieben haben. Seitdem kann man fast auf die Minute genau vorhersagen, wann sich im Körper von *C. elegans* an einem bestimmten Ort eine Zelle teilt. Und, was für unser Thema das Wichtigste ist: Man kennt beim Fadenwurm schon eine ganze Reihe von Genen, die etwas mit dem Altern zu tun haben. Verändert man sie oder schaltet man sie ganz aus, lebt der Wurm länger als seine genetisch normal ausgestatteten Artgenossen.

Da *C. elegans* so völlig durchleuchtet ist, kann man gezielte Versuche mit ihm anstellen. Ein Beispiel: Viele wichtige DNA-Abschnitte beginnen mit drei aufeinander folgenden DNA-Bausteinen, die mit »C«, »A« und »T« (CAT) abgekürzt werden, und hören sie mit der Folge »T«, »A«, »T« (TAT) auf. Findet man nun etwa im menschlichen Erbgut einen solchen DNA-Abschnitt, so versucht man herauszufinden, wozu er da ist. Dazu tippt man die betreffende DNA-Bausteinfolge in einen Computer ein. Dieser vergleicht sie mit allen anderen bekannten Bausteinfolgen aus allen anderen untersuchten Tieren. Da alle Lebewesen mehr oder weniger stark miteinander verwandt sind, findet man oft eine sehr ähnliche Bausteinfolge, zum Beispiel in der Taufliege oder im Fadenwurm. Dies ist häufig der erste Schritt bei der Suche nach dem Sinn eines menschlichen DNA-Abschnitts.

Denn wenn man eine vergleichbare Bausteinfolge in einem anderen Tier gefunden hat, prüft man (wieder im Computer), ob auch der biologische Sinn des gesuchten DNA-Stückes dort bereits bekannt ist. Das ist sehr häufig der Fall.

Wenn zum Beispiel eine im Menschen neu gefundene DNA-Bausteinfolge im Fadenwurm etwas mit dem Altern zu tun hat, so kann sie auch im Menschen etwas mit dem Altern zu tun haben. Nun sind Mensch und Fadenwurm nicht sehr nah verwandt. Besser ist es daher, wenn das menschliche DNA-Stück so aussieht wie das eines Wirbeltieres, zum Beispiel des Krallenfrosches *Xenopus* oder – noch besser – der Maus. (Die Maus ähnelt dem Menschen von allen drei genannten Modellorganismen am meisten und wird heute auch in riesigen Mengen für genetische Untersuchungen gezüchtet.)

Hat man sehr viel Glück, so findet man einen vergleichbaren DNA-Bereich in mehreren Modellorganismen. Das ist aber sehr unwahrscheinlich. Im zweitbesten Fall ist immerhin der biologische Sinn des DNA-Stückes in der Maus bekannt. Dann kann man fast sicher sein, dass das DNA-Stück im Menschen eine sehr ähnliche Funktion hat. Findet man ein vergleichbares DNA-Stück nur im Fadenwurm, so kann man immerhin untersuchen, ob der Wurm sich anders entwickelt, wenn man das betreffende DNA-Stück in ihm abwandelt. Da das Tier über Nacht heranwächst und durchsichtig ist, fallen Veränderungen gegenüber dem normalen Entwicklungsgang oft sofort auf – mit Menschen kann und will man solche Versuche aus nahe liegenden Gründen nicht durchführen.

So kann selbst ein rückgratloses Würmchen aus dem Erdboden dabei helfen, das menschliche Leben besser zu verstehen. Ohne die Hilfe von Modellorganismen wären die Daten aus der Entschlüsselung des menschlichen Erbgutes zumindest in den nächsten Jahren schwierig auszuwerten.

Von einem Gen des Menschen, das mit dem Altern zu tun hat, war bereits die Rede: Es enthält die Bauanleitung für ein Enzym namens Helicase und ist bei Patienten mit dem Werner-Syndrom, die vorzeitig altern und schon in jungen Jahren wie Greise aussehen, verändert. Im November 1997 veröffentlichten japanische Wissenschaftler ihre Befunde über ein Gen, das sie *klotho* nannten – nach der griechischen Schicksalsgöttin, die die Lebensfäden aller Menschen spinnt. Die Wissenschaftler schalteten das Gen *klotho* bei Mäusen aus; die Folge: Die Tiere zeigten frühzeitig viele Verfallserscheinungen, die sonst erst im höheren Alter auftreten. Hier wird das enge Geflecht von Modellorganismus und Mensch noch einmal deutlich.

Trotz erster wissenschaftlicher Einsichten und Erfolge konnten sich nicht alle Wissenschaftler für das Mammutprojekt der Entschlüsselung des menschlichen Erbgutes erwärmen. Deshalb soll hier Nobelpreisträger James Watson, einer der Entdecker des DNA-Aufbaus, selbst zu Wort kommen. Watson hatte sich anfangs aktiv für das *Human Genome Project* eingesetzt, legte aber Anfang der Neunzigerjahre seine Arbeit daran nieder, weil er sich mit einigen Wissenschaftlern des Projektes überworfen hatte. Immer gut für ein Bonmot, verglich er die Entschlüsselung des menschlichen

Erbgutes anfangs mit den Anstrengungen, erstmals einen Menschen auf den Mond zu bringen. »Früher haben wir geglaubt, dass unser Schicksal in den Sternen steht«, sagte er, »nun wissen wir, es steht in den Genen.« Die Überschrift des letzten Abschnittes seines Lehrbuches *Rekombinierte DNA*, das er zusammen mit drei Kollegen verfasste, lautet daher: »Die Menschheit wird vom Wissen über unser Genom profitieren.« Ich möchte diesen Abschnitt komplett wiedergeben, weil er auch die weiter gehenden Gedanken der Gentechniker und Biomediziner genau trifft. Es könnte sein, dass wir uns eines Tages an Worte wie diese zurückerinnern. Watson schreibt:

Wir glauben, dass der Nutzen des neuen genetischen Wissens nicht zu leugnen ist – in der Forschung, wo der Reichtum an Sequenzdaten viele zukünftige Wissenschaftlergenerationen beschäftigen wird, und in der Humangenetik, wo es viele Familien gibt, die dank der vorgeburtlichen Untersuchung gesunde Kinder haben. Dieser Nutzen wird jedoch vielleicht durch andere Bedenken in seiner Gültigkeit eingeschränkt; eine vorgeburtliche Untersuchung auf DNA-Basis ist vielleicht für diejenigen nicht annehmbar, die Abtreibungen für falsch halten. Die Speicherung von DNA-Daten könnte diejenigen beunruhigen, die darin eine Bedrohung des Privatbereiches sehen. Es ist ermutigend, dass die Nationalen Gesundheitsinstitute und das Ministerium für Energie in den Vereinigten Staaten von Amerika im Rahmen ihrer Genomprojekte beträchtliche finanzielle Mittel bereitgestellt haben, um dafür zu sorgen, dass diese Fragen diskutiert werden und dass an den Debatten die Öffentlichkeit und nicht nur Fachleute teilnehmen. Viele wissenschaftliche ›Groß‹projekte – den Supraleitenden Supercollider, die Weltraumstation, ›Star Wars‹ [Weltraum-Laserwaffen, M. B.] – betrachtet man bestenfalls als unwichtig und schlimmstenfalls als eine Katastrophe für die Menschheit. Die verschiedenen Pläne für die Analyse des menschlichen Genoms haben letztlich das Ziel, das Leben vieler tausend Menschen zu verbessern. Ist es eine zu hoch gesteckte Hoffnung, dass wir als Gesellschaft das neue Wissen über unsere Molekulargenetik so nutzen werden, dass wir unsere Pflichten und den Respekt für andere stärker empfinden?[1]

---

[1] Watson, J. D., Gilman, M., Witkowski, J., Zollner, M. (2. Aufl. 1992) *Rekombinierte DNA*, übers. von M. Pohlmann, I., Glomp, S. Schneider, Heidelberg.

WARUM LEBEN? WARUM STERBEN?

Eines Tages werden wir vielleicht ewig leben können. Auf die eine oder andere Art gelingt es uns schon heute, der Biologie ein Schnippchen zu schlagen und durch chirurgische Eingriffe und technische Weiterentwicklungen, vor allem aber durch Veränderung von Genen dem ältesten Traum der Menschheit näher zu kommen. Sollte uns, bevor diese Entwicklungen ausgereift sind, nicht die Luft, das Wasser oder das Land ausgehen, so könnten sogar neu konstruierte Menschen – mit oder ohne uns – weiterleben.

Vielleicht befinden wir uns auch auf der vorhergesagten biologischen Schwelle vom Beinahe-Menschen zum wirklichen Menschen. Eine derartige Verwandlung der Menschen hat schon einmal stattgefunden, als der letzte Neandertaler, dessen Artgenossen sich 200.000 Jahre lang auf der Erde behauptet hatten, vor vermutlich 33.000 Jahren sein Leben – vielleicht in einer Höhle bei Malaga – aushauchte. Da sich das Leben insgesamt immer weiterentwickelt, lässt sich die Evolution nicht mehr umkehren. Der Beweis dafür sind die zahlreichen heute unsinnigen Körpergebilde, die fast alle Tiere aufweisen. Sie konnten nicht rasch zurückgebildet (»wegevolviert«) werden, weil sie bereits fest in den Zusammenhang des Körpers eingebunden waren. Auch grundlegende Konstruktionsentscheidungen sind nicht mehr umkehrbar. So verhindert das fehlende Innenskelett der Weichtiere (Schnecken, Muscheln, Tintenfische), dass diese Gruppe jemals eine vorherrschende Stellung auf trockenem Land erreichen wird: Bewegung an Land ist mit einem inneren Stützskelett insgesamt gesehen erfolgreicher. Dasselbe Problem haben Insekten und Spinnentiere (Gliederfüßer). Obwohl sie, was die Artenzahl angeht, die größte Lebewesengruppe der Erde darstellen, können sie eine bestimmte Körpergröße nie überschreiten. Ihr dünnes Außenskelett aus Chitin bricht an einer bestimmten Körpermasse entzwei.

Natürlich sind Insekten, Spinnen und Weichtiere wegen ihres im Vergleich zu Wirbeltieren anderen Körperbaus nicht unbedingt benachteiligt. Im Gegenteil – sie sind hervorragend und unnachahmlich an ihre Lebensräume angepasst. Das Beispiel der Skelette soll nur zeigen, dass bestimmte grundsätzliche Baumerkmale der Tiere ihre Fortentwicklung in eine bestimmte Richtung, hier hin zum Entstehen größerer Arten, beschränkt. Ein Glück für ängstliche Menschen: Ein Ungetüm wie das Trickfilm-Spinnenmonster »Tarantula« ist unmöglich, weil es in Wahrheit krachend zusammenstürzen würde.

Biologische Fortentwicklung kann es also geben, evolutive Rückschritte hingegen nicht. Der Mensch schleppt ohne große Hoffnung auf Widerruf viele ehemals nützliche Körperteile mit sich herum, die ihn an seine Entstehungsgeschichte erinnern. Darunter befinden sich der Blinddarm (Wurmfortsatz), die Weisheitszähne, Ohrmuskeln, Gaumenleisten, Augenlidfalten und so weiter. Selbst für den aufrechten Gang war der Mensch nicht bestimmt – unsere Neigung zu Krampfadern und Leistenbrüchen zeigt das deutlich. Auch das Becken müsste eigentlich völlig anders modelliert sein: Unsere vergrößerte Hirnkapsel, der Schädel, passt schon bei der Geburt nicht mehr durch die knöcherne Ausgangsöffnung. Daher muss der Schädel bei der Geburt verformbar sein und danach besonders schnell wachsen. »Das menschliche ›Chassis‹ ist viel zu lang, die Beckenknochen und die Beine sind für die ganze Körperlast zu schwach – kein Fabrikant dürfte es wagen, etwa ein Auto mit so vielen Mängeln auf den Markt zu bringen«, schreibt der Naturwissenschaftler Hermann Römpp in seinem Büchlein *Die Zukunft der Erde und des Menschen*. All die körperlichen Unvollkommenheiten sind Überbleibsel aus unserer vierbeinigen Vergangenheit. Die genannten Organe (und etwa achtzig weitere) wurden zwar im Laufe der Menschheitsentwicklung langsam kleiner beziehungsweise besser angepasst, der Wurmfortsatz und die Weisheitszähne werden aber vermutlich niemals ganz verschwinden. Der Grund dafür ist, dass sie keine bedeutende biologische Last mehr darstellen und ihren Trägern keine wesentlichen Anpassungsnachteile gegenüber Nichtträgern einbringen. Andere Körpermerkmale wie der Bau des Beckens sind in ihrer Unzulänglichkeit bereits im höchstmöglichen Maß an unser jetziges aufrechtes Leben angepasst. Eine Umkonstruktion ist hier genauso wenig möglich wie beim Insektenpanzer und dem fehlenden Tintenfischskelett.

Es gibt aber nicht nur evolutive Sackgassen. Manche Organe bieten der menschlichen Fortentwicklung auch gute Angriffsstellen. So verbesserten sich zum Beispiel die schon vorhandenen Hand- und Kehlkopfmuskeln des Menschen so, dass wir bequem, gut und rasch sprechen und greifen können.

Ob die Unsterblichkeit zu einer möglichen Weiterentwicklung der Menschheit gehört, bleibt ungewiss. Nach unserem heutigen biologischen Verständnis wäre es kaum vorstellbar, dass sie langfristig irgendeinen Anpassungsvorteil mit sich bringt. Im Gegenteil: Ewiges Leben, wie es im vorliegenden Buch geschildert ist, wäre aus zahlreichen biologischen und psychologischen Gründen ein Rohrkrepierer. Es würde die dauernde Verjüngung und Erneuerung der Lebewesen verhindern und notwendige Umweltanpassungen im Keim ersticken. Und gerade diese Umweltanpassung ist das zentrale Element der Evolution – um sie zu beschleunigen, hat die Natur die Sexualität »erfunden«, die für die immer neue Durchmischung der Gene, für immer neue Kombinationen von Eigenschaften und damit für die Anpassung an immer neue Umweltbedingungen sorgt. Gäbe es das Sterben nicht, käme die Evolution zum Stillstand. Unsterblichkeit würde den endgültigen Tod der Art bedeuten.

Der Tod gehört untrennbar zum Kreislauf des Lebens. Auf diese Erkenntnis sollten wir uns einlassen. Schon Goethe hielt es für eine ausgesprochene Auszeichnung, ein Mensch im Spannungsbogen zwischen Leben und Tod zu sein. Im *Westöstlichen Divan* bringt er das folgendermaßen auf den Punkt:

Und so lang Du das nicht hast,
Dieses Stirb und Werde,
bist Du nur ein trüber Gast
auf der dunklen Erde.

Besser lassen sich die Folgen der Unsterblichkeit kaum formulieren – Unsterbliche dürften aus all den Gründen, die in diesem Buch behandelt wurden, tatsächlich recht »trübe Gäste« sein. Zur Erinnerung: Gehirnverpflanzungen, die eine brauchbare Möglichkeit zur ewigen Lebensverlängerung darstellen könnten, ziehen möglicherweise schwere körperliche und geistige Probleme nach sich. Zeitweilig wurden Menschen, die an der parkinsonschen Krankheit leiden, Nervenzellen aus toten Embryonen eingepflanzt. (Bis Juli 1995 wurden rund zweihundert Patienten, vor allem in Schweden und den Vereinigten Staaten, auf diese Weise behandelt.) Ganz richtig meint dazu Professor Emrich, Leiter der Abteilung Klinische Psychiatrie der Medizinischen Hochschule Hannover: »Das Gefühl,

Zellen eines ungeborenen Menschen im eigenen Kopf zu beherbergen, ist rein psychologisch nicht leicht zu bewältigen.«

Eine weitere schon erwähnte Folge der menschlichen und tierischen Unsterblichkeit, nämlich die noch stärker als bisher zunehmende Überbevölkerung, hat der russische Anatomieprofessor Nemilow in poetischer Sprache beschrieben. Seine Ausführungen veranschaulichen noch einmal den biologischen Stellenwert des Sterbens. »Der Tod«, so Professor Nemilow,

> schafft das Gleichgewicht in der Natur. Gäbe es ihn nicht, so würde die Erde von dem Lebensstrom überschwemmt, in seinen Fluten würde sie untergehen, und jedes Leben würde aufhören. Die Tiere würden sich vermehren und die Erde mit einer dicken, wimmelnden Kruste bedecken. Allein der Vögel würde es so viele in der Luft geben, dass sie einander mit den Flügeln stoßen müssten und die Sonne zudecken würden. Die Meere würden sich in einen dicken Brei aus wimmelnden und zappelnden Fischen und anderen Seetieren verwandeln. Ebenso würden die Fliegen, Schmetterlinge, Käfer und andere Insekten schon nach wenigen Jahren alle Unebenheiten auf der Erde zuschütten und die ganze Erde mit einer so dicken Schicht bedecken, dass selbst die höchsten Berge nicht mehr zu sehen wären.
>
> Wenn das nun alles nicht geschieht, so nur darum, weil es in der Natur ›den Wohltäter‹ Tod gibt. Aus der großen ungeheuren Zahl entstehender Wesen entfernt und räumt er alles Überflüssige weg und lässt nur zeitweilig leben, was die Möglichkeit der weiteren Entwicklung und Vervollkommnung in sich birgt.[2]

Diese Chance sollten wir uns nicht verbauen.

Nicht nur die Biologie erklärt uns den Sinn des Todes. Aus dem antiken Griechenland stammt eine ebenso philosophische wie praktische Einsicht. Die Priester von Eleusis konnten »den Tod schauen«. Ihre Erkenntnis war damals so gültig, wie sie heute ist, und mit ihr soll dieses Buch auch schließen. Die eleusische Einsicht lautet: »Ein Leben ohne Todesangst – das ist ein gottgleiches Leben.«

---

[2] Nemilow, A. W. (1927) *Leben und Tod*, übers. von A. Ramm, Leipzig

ANHANG

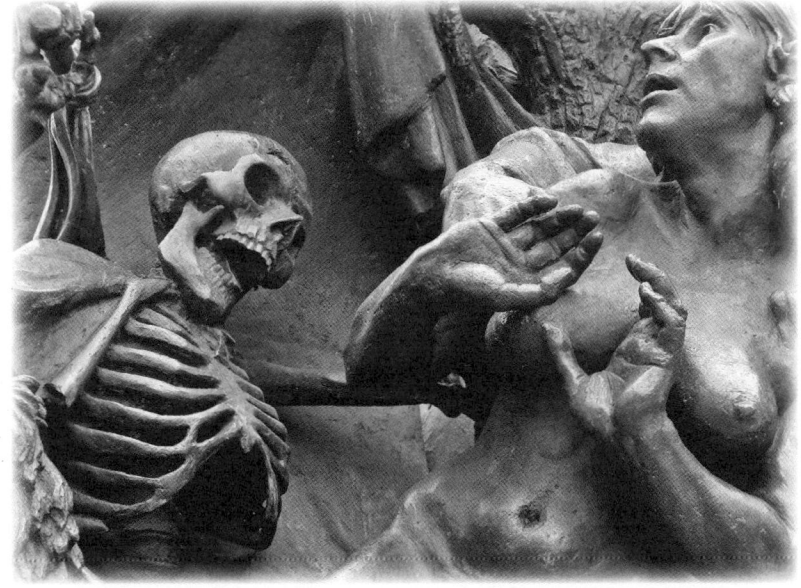

LITERATURHINWEISE

Hier viele der Quellen, die im Buch angesprochen werden. Bis heute (2012) sind viele aktuelle Artikel hinzugekommen, aber wir haben uns entschieden, den Wissensstand im Buch einzufrieren, da er verblüffend aktuell geblieben ist. Die einzige Neuentdeckung, die seither zu einer biologisch deutlichen Lebensverlängerung führt, ist der Stoff Rapamicyn, der Labormäuse etwa zehn Prozent länger leben lässt. Details dazu aktuell bei David Stipp (2010) *The Youth Pill*, Penguin Books, London.

ALTE MENSCHEN

Franke H. (1987) *Hoch- und Höchstbetagte. Ursachen und Probleme des hohen Alters*, Berlin.
Wenzel-Orf H. (2000) *Mit hundert war ich noch jung. Die ältesten Deutschen*, München.

ARTENSTERBEN

Eldredge N. (1994) *Wendezeiten des Lebens. Katastrophen in Erdgeschichte und Evolution*, übers. von E. Lange, Heidelberg.
Raup D. M. (1992) *Ausgestorben. Zufall oder Vorsehung?*, Köln.

BEVÖLKERUNGSENTWICKLUNG

Birg H. (1993) Der überfüllte Planet, in: Schiefenhövel w., Vollmer G., Vogel C. (Hrsg.), *Funkkolleg Der Mensch. Anthropologie heute*, Deutsches Institut für Fernstudien an der Universität Tübingen, S. 27 ff. (übersichtliche, gründliche Zusammenfassung).
USA Agency for International Development (1996) *World Population Profile*, Washington D. C. Aktueller Link: www.demographic-research.org/Volumes/voI3/1/references.htm

BIOLOGIE DES ALTERNS: DNA UND ANDERE MOLEKÜLE, ZELLSELBSTMORD, APOPTOSE, KÖRPERLICHES ALTERN, STERBEN DES EINZELNEN

Geo Wissen (1991) Altern + Jugendwahn, *Geo Wissen* 1 (4.3.1991), Hamburg.
Höhn H. (1994) Gene oder Umwelt. Welche Faktoren bestimmen Langlebigkeit und Alter des Menschen?, *Naturwissenschaftliche Rundschau*, 47, 5.453-459.
Müller w. A. (1995) *Entwicklungsbiologie. Einführung in die klassische und molekulare Entwicklungsbiologie von Mensch und Tier*, Kap. 22: Leben und Tod: Was ist das größere Geheimnis?, Stuttgart.

Nuland S. B. (1993) *Wie wir sterben*, übers. von E. Heinemann u. R. Tiffert, München.

Platt D. (1991) *Biologie des Alterns. Ein Handbuch*, Berlin.

Prinzinger R. (1996) *Das Geheimnis des Alterns. Die programmierte Lebenszeit bei Mensch, Tier und Pflanze*, Frankfurt a. M.

Ries W. (1988) *Altern - eine unheilbare Krankheit?*, Köln.

Rusting R. L. (1993) Warum altern wir?, *Spektrum der Wissenschaft*, Februar 1993, S. 60-67.

Simonoff G. (1995) *Das lange Leben. Der Mensch kann älter werden, als er glaubt*, übers. von R. Heimbucher, H. Kober, S. Wendt, Reinbek.

Thiele-Dohrmann K. (2000) *Ruhm und Unsterblichkeit. Ein Menschheitstraum von der Antike bis heute*, Weimar.

BIORHYTHMEN - ECHTE UND UNECHTE

Aebly J. (1928) *Die Fließ'sche Periodenlehre im Lichte der biologischen und mathematischen Kritik. Ein Beitrag zur Geschichte der Zahlenmystik im 20. Jahrhundert*, Stuttgart.

Fließ W. (1906) *Der Ablauf des Lebens. Grundlegung zur exakten Biologie*, Leipzig u. Wien.

Neumann D. (1995) Physiologische Uhren von Insekten. Zur Ökophysiologie lunarperiodisch kontrollierter Fortpflanzungszeiten, *Naturwissenschaften*, 82, 5.310-320.

Schlieper H. (1929) *Das Raumjahr. Die Ordnung des lebendigen Stoffes*, Jena.

Swoboda H. (1904) *Die Perioden des menschlichen Organismus in ihrer psychologischen und biologischen Bedeutung*, Wien.

EINZELLER, MIKROBEN, BAKTERIEN, VIREN, KRANKHEITSERREGER

Bundesgesundheitsblatt (1996) Letzte Pockenviren werden am 30. Juni 1999 vernichtet (Nach WHO Press Release 8/96), *Bundesgesundheitsblatt*, 12/96,5.463.

Dixon B. (1995) *Der Pilz, der John F. Kennedy zum Präsidenten machte, und andere Geschichten aus der Welt der Mikroorganismen*, übers. von A. Hansel, Heidelberg.

Kruif P. de (1928) *Mikrobenjäger*, Zürich.

Literaturhinweise

ERBSUBSTANZ DNA, DNA- TYPISIERUNG, GENETISCHER FINGERABDRUCK, ALTE DNA, VERVIELFÄLTIGUNG VON DNA, POLYMERASEKETTENREAKTION (PCR)

Benecke M. (1995) Verräterische Muster. Was ist ein genetischer Fingerabdruck?, *Die Zeit*, 16/1995, 5.43.

Benecke M. (2001) *Genetischer Fingerabdruck*. Enzyklopädie der Naturwissenschaften und Technik, Landsberg/Lech, 2. Aufl., Suppl. 6, S.G 1-10.

Benecke M. (2001) *Kriminalbiologie*, 2. Auf!., Bergisch-Gladbach.

Bishop J. E., Waldholz M. (1991) *Landkarte der Gene. Das Genom-Projekt*, übers. von S. Schmitz, München (alles über die erste Methode der DNA-Entschlüsselung, die auf dem Zerschneiden von DNA aufbaute, bevor die Polymerasekettenreaktion erfunden wurde und das Human Genome Project begann).

Pääbo S. (1994) Ancient DNA, *Spektrum der Wissenschaft*, H. 1.

Shapiro R. (1992) *Der Bauplan des Menschen. Das Genom-Projekt. Die Genforschung enträtselt den Code des Lebens*, übers. von G. Kirchberger, Zürich (persönliche Begegnung mit wichtigen lebenden Genomforschern, zugleich eine Übersicht über den Stand der Forschung, vor allem des Human Genome Project).

ERDE ALS BIOSPHÄRE, BIOSPHERE 11, ÖKOLOGIE, KLIMAVERÄNDERUNGEN, ERDERWÄRMUNG

Löther R. (1990) Mensch - Biosphäre - Zukunft, in: Geißler E., Tembrack G. (Hrsg.) *Natürliche Evolution von Lernstrategien*, Berlin.

Lovelock J. (1993) *Das Gaia-Prinzip. Die Biologie unseres Planeten*, übers. von P. Gillhofer, B. Müller, Frankfurt a. M.

McKibben B. (1992) *Das Ende der Natur. Die globale Umweltkrise bedroht unser Überleben*, München.

Pfister C. (1990) Wetter-Nachhersage. Was historische Daten über die Schwankungen und Veränderungen unseres Klimas seit dem Hochmittelalter verraten, in: Ditfurth H. v., Fischer E. P. (Hrsg.) *Mannheimer Forum 89/90. Ein Panorama der Naturwissenschaften*, München.

Vester V. (1983) *Unsere Welt - ein vernetztes System*, München.

Anhang

ERNÄHRUNG, VITAMINE, ANTIOXIDANTIEN, WUNDERMITTELCHEN, ALKOHOL

Bundeszentrale für gesundheitliche Aufklärung (Hrsg.) (1985) *ErnährungsTip* (14 verschiedene erschienen), BZgA, Köln.

Naumann R. (1997) *Bioaktive Substanzen: Die Gesundmacher in unserer Nahrung*, Reinbek (gute und verständliche, wenn auch sehr überzeugte Zusammenstellung zum Thema; mit Rezepten und Kniffen).

Reiter R. J., Robinson J. (1996) *Melatonin. Die neue Waffe gegen Altern und Krankheit*, München.

Renaud S. C., Gueguen R., Siest G. et al. (1999) *Wine, Beer, and Mortality in Middle-aged Men from Eastern France*, in: Arch. Intern. Med., Band: 159,S.1865-1870.

Rössler R., Kloeden P. E., Rössler O. E., (1996) Lebensverlängerung durch Eingriff in die biologische Uhr, in: Maar C., Pöppel E., Christaller T. (Hrsg.) *Die Technik auf dem Weg zur Seele. Forschungen an der Schnittstelle Gehirn/Computer*, Reinbek, S.309-319 (Artikel dreier führender MelatoninforscherInnen).

Simonoff G. (1995) *Das lange Leben. Der Mensch kann älter werden, als er glaubt*, übers. von R. Heimbucher, H. Kober, S. Wendt, Reinbek (knapp gehaltene Übersicht über Stoffe, die dem Älterwerden zuträglich sind).

EVOLUTIONSTHEORIEN, DARWINISMUS, GESCHICHTE DES LEBENS UND DES MENSCHEN

Altner G. (1981) *Der Darwinismus*. Die Geschichte einer Theorie, Darmstadt.

Cairns-Smith A. G. (1990) *Biologische Botschaften. Eine Detektivgeschichte der Evolution*, übers. von M. Castro u. J. Saupe, Frankfurt a. M. (gut lesbare Zusammenfassung zur wichtigen Frage, warum heutige Biologen an die Evolutionstheorie glauben).

Darwin C. R. (1879) *Gesammelte Werke*, übers. von V. Carus, Stuttgart (vor allem die »Entstehung der Arten« ist ein verständliches, gutes und in vielen Teilen auch erstaunlich modernes Buch. Lesetipp!).

Dawkins R. (1987) *Der blinde Uhrmacher. Ein neues Plädoyer für den Darwinismus*, übers. von K. de Sousa Ferreira, München.

Dawkins R. (1996) *Das egoistische Gen*, übers. von K. de Sousa Ferreira, Reinbek (amerik. Erstausg. 1976; anregende und sehr verständliche Überlegungen zur Weitergabe von Genen über die Generationen bei Mensch und Tier).

Delage V., Goldsmith M. (1913) *Die Entwicklungstheorien*, übers. nach der 2. frz. Aufl. von R. Thesing, Leipzig (vielleicht beste Zusammenfassung der klassischen Darwinschen Evolutionstheorie).

Eigen M. (1992) *Stufen zum Leben*, München.

Osche G. (1974) Das »Wesen« der biologischen Evolution, in: *Mannheimer Forum*, 73/74, Mannheim.

Praxis der Naturwissenschaften, Abt. Biologie, Heft 8/42, Dezember 1993: Evolution von Organismen. Aulis, Köln (Heft über eine nichtdarwinistische Evolutionstheorie).

GEHIRN, BIOLOGISCHE PSYCHOLOGIE, DENKEN

Blackmore S. (1993) Beinahe tot, übers. von S. Vogel, in: Randow G. v. (Hrsg.) *Mein paranormales Fahrrad. Texte aus dem »Skeptical Inquirer«*, Reinbek.

Eccles J. c., Robinson D. N. (1986) *Das Wunder des Menschseins - Gehirn und Geist*, München.

Hunziker E., Mazzola G. (1990) *Ansichten eines Hirns. Aktuelle Perspektiven der Hirnforschung*, Basel.

Lehr U. (1987) *Psychologie des Alterns*, Heidelberg.

Leonhard K. (1993) *Biologische Psychologie*, Stuttgart.

Riedl R. (1995) *Mit dem Kopf durch die Wand. Die biologischen Grenzen des Denkens*, Stuttgart.

Rosenfield I. (1996) Kein Erkennen ohne Gedächtnis, übers. von S. Vogel, in: Maar C., Pöppel E., Christaller T. (Hrsg.) *Die Technik auf dem Weg zur Seele. Forschungen an der Schnittstelle Gehirn/Computer*, Reinbek, S.139-148.

Thompson R. F. (2. Aufl. 1994) *Das Gehirn. Von der Nervenzelle zur Verhaltenssteuerung*, übers. von M. Behncke-Braunbeck, E. M. Horn-Teka, J. Prinz, Heidelberg.

GEHIRNTOD, KLINISCHER TOD, TODESZEICHEN, SCHEINTOD, LEICHENAUFBEWAHRUNG IN KÄLTE, ETHIK, ORGANÜBERTRAGUNG, FRISCHZELLEN

Altner G. (1991) *Naturvergessenheit. Grundlagen einer umfassenden Bioethik*, Darmstadt (gute Übersicht über den Stand der Diskussion vor der »echten« Bioethik-Konvention).

Ärzte Zeitung (1996) Beratungen zum Transplantationsgesetz sind geprägt von der »Hirntod-Debatte«, *Ärzte Zeitung*, 48/96, S. 7.

Ärzte Zeitung (1996) Bundesbürger protestieren gegen Bioethik-Konvention, *Ärzte Zeitung*, 185/96, S. 6.

Becker J. (1996) Bioethik-Konvention: Die Deutschen wählen wohl die internationale Isolation, *Ärzte-Zeitung*, 180/96, S. 2.

Anhang

Dederich M., Kant C. (1995) Gegen den Strom - Grundzüge der Ethik von Hans Jonas und ihre Bedeutung für die Behindertenpädagogik, *Heilpädagogische Forschung*, 21, S. 65-75.

Elsaesser Valarino E. (2000) *Erfahrungen an der Schwelle des Todes.*
Was erlebt ein sterbender Mensch? Wissenschaftler untersuchen das Nahtod-Phänomen, Wezarn.

Forster H. (1996) Die ethische Dimension der Organvergabe rückt in den Blickpunkt, *Ärzte Zeitung*, 67/96, S. 3.

Freund G., Heubel F. (1995) Der menschliche Körper als Rechtsbegriff, *Medizinrecht*, 5/1995, S.194-198.

Freyermutb G. S. (1995) KryoKonserven, in: *Kursbuch 119 - Verteidigung des Körpers*, Berlin.

Illich I., Mendelsohn R. (1992) Medical Ethics: A Call to Debunk Bioethics, in: Illich I., *In the Mirror of the Past*, New York.

Lindvall O. (1996) Transplantation von Hirngewebe: Was ist beute und in Zukunft machbar?, übers. von H. Kober, in: Maar C., Pöppel E., Christaller T. (Hrsg.) *Die Technik auf dem Weg zur Seele. Forschungen an der Schnittstelle Gehirn/Computer*, Reinbek, S. 262 bis 271.

Northoff G. (1995) Ethische Probleme bei Hirngewebstransplantationen. Eine aktuelle Übersicht, *Ethik in der Medizin*, 7, S. 87-98.

Rössler D. (1996) Zur Diskussion über die Bioethik-Konvention, *Ethik in der Medizin*, 8, S.167-172.

Saynisch D. (1996) Unverständliche Kritik am Hirntod-Konzept, *Ärzte Zeitung*, 197/96, S. 34.

Stapenborst K. (1996) Über die biologisch-naturwissenschaftlich unzulässige Gleichsetzung von Hirntod und Individualtod und ihre Folgen für die Medizin, *Ethik in der Medizin*, 8, S. 79-89.

Vollmann J. (1996) Todeskriterien und Interessen bei der Organentnahme, *Ethik in der Medizin*, 10, S.115-124.

Wagner W. (1995) Gemeinsamkeiten zwischen Hirntodkonzept und traditionellen Todeszeichenkonzepten. Überlegungen zu den anthropologischen Grundlagen der Feststellung des menschlichen Todes, *Ethik in der Medizin*, 7, S. 193-212.

Literaturhinweise

Gentherapie, medizinische Genetik, Klonen und Klonieren, Gentechnik, Gentests

Benecke M. (1999) Der Tod bleibt immer Sieger. Biologische Perspektiven zu Altern und Sterben an der Jahrtausendwende. *Süddeutsche Zeitung*, Wochenendbeilage, 20./21. Februar 1999, S. III.

Benecke M. (2000) Ein Gen namens I'm not dead yet (indy). Der wissenschaftliche Kampf ums Ewige Leben, noch einmal von vorne betrachtet. *Süddeutsche Zeitung*, 27. Dezember 2000, S. V2/11.

Benecke M. (2000) Klonen muss sich lohnen. Was der britische Beschluss für uns bedeutet. *Süddeutsche Zeitung*, 22. Dezember 2000, S.15.

Bundesgesundheitsblatt (1996) Sonderheft Gentechnik. *Bundesgesundheitsblatt*, 39. Jg., Köln.

DFG (1997) *Genforschung: Therapie, Technik und Patentierung*, Weinheim.

Enquete-Kommission des Deutschen Bundestages, Catenhusen W., Neumeister H. (1987) *Chancen und Risiken der Gentechnologie. Dokumentation des Berichtes an den Deutschen Bundestag*, Frankfurt a. M. u. München sowie Drucksache 10/6775 der 10. Wahlperiode des Deutschen Bundestages.

Flatz G. (1993) Die zweite Schöpfung?, in: Schiefenhövel W., Vollmer G., Vogel C. (Hrsg.) *Funkkolleg Der Mensch. Anthropologie heute*, Deutsches Institut für Fernstudien an der Universität Tübingen, S.25/2-25/41 (übersichtliche, gründliche Zusammenfassung).

Herbig J. (1978) *Die Gen-Ingenieure*, München (verständlich; gut recherchiert) .

Richter G. (1995) Gentherapie - eine medizinische und ethische Standortbestimmung, *Deutsche Medizinische Wochenschrift*, 120, 1212 bis 1218.

Thompson L. (1995) *Der Fall Ashanti. Die Geschichte der ersten Gentherapie*, übers. von M. Heim, Basel.

Vogel S. (1992) *Lexikon Gentechnik*, Reinbek.

Weismann H. (1996) Wie sinnvoll sind genetische Tests?, *Deutsche Medizinische Wochenschrift*, 121 (17), S. A9.

Wormer H. (1997) Vom Klonen und der Illusion eines Verbots, *Süddeutsche Zeitung*, 99/1997, S. 4.

Mystik, Religion, Kulturgeschichte

Aram K. (1929) *Magie und Mystik in Vergangenheit und Gegenwart*, Berlin; Neuaufl. 1993, Berlin.

Aries P. (1982) *Geschichte des Todes*, München (sehr fundiert, aber trocken).

Anhang

Bomann T. (1973) *Das hebräische Denken im Vergleich mit dem griechischen*, Göttingen.

Moody R. A. (1977) *Leben nach dem Tod - Die Erforschung einer unerklärlichen Erfahrung*, Reinbek.

Schiefenhövel W. (1985) Sterben und Tod bei den Eipo im Hochland von West-Neuguinea, *Curare Sonderband*, 4/1995, 5.191-208.

Soden W. v. (Hrsg.) (1994) *Das Gilgamesch-Epos*, übers. von A. Schott, Stuttgart.

ORGANVERPFLANZUNG, GEWEBEZÜCHTUNG, ZELLKULTUR, REPRODUKTIONSMEDIZIN

Dannecker M., Schmidt G., Schorsch E., Sigusch V. (Hrsg.) (1987) Beiträge zur Sexualforschung, Bd. 63: Pfäfflin F., Schorsch E. (Hrsg.) *Sexualpolitische Kontroversen*. Darin: Mettler L., Zum gegenwärtigen Stand der Reproduktionsmedizin, 5.67-82; Nijs P., Die psychische Verarbeitung der heterologen Insemination, 5.83-94; Quitmann 5., Individuelle Auswirkungen der Reproduktionstechnik, 5.95-99; Corea G., Was der König nicht sehen kann, 5.100-111; Roth K., Von der Eugenik zur Reproduktionsmedizin, 5.112-122, Stuttgart.

Dickman S. (1994) In der schönen neuen Welt. Mit welchen Tricks Reproduktionsmediziner menschliche Eizellen ernten und horten, *Die Zeit*, 2.9.1994.

Dickman S. (1997) Kinder in Kultur. Forscher züchten erstmals menschliche Embryozellen im Labor, *Die Zeit*, 31, 25.7.1997, 5.37.

Dietschi I. (1997) Nachschub fürs Hirn. Mit Gewebe aus Feten wollen Forscher den Veitstanz behandeln, *Die Zeit*, 31,25.7.1997, 5.37.

Hayflick L. (1991) General Aspects of Fibroblast Cell Culture, in: Platt, D. (Hrsg.) *Biologie des Alterns. Ein Handbuch*, Berlin.

Linke D. B. (1993) *Hirnverpflanzung. Die erste Unsterblichkeit auf Erden*, Reinbek.

Northoff G. (1995) Ethische Probleme bei Hirngewebstransplantationen. Eine aktuelle Übersicht, *Ethik in der Medizin*, 7, 5.87-98.

Ritschl D. (1995) Verwendung embryonalen ZNS-Gewebes bei Morbus Parkinson, *Ethik in der Medizin*, 7,5.1-5 (wendet sich gegen diese Methode).

Schoeppe W., Smit H. (1996) Transplantation und Organspende in Deutschland, *Versicherungsmedizin*, 48 (3), 5.76-79.

Singer P. (1993) *Practical Ethics*, Cambridge.

Literaturhinweise

STERBEHILFE, EUTHANASIE

Hackethal J. (1990) *Humanes Leben bis zuletzt. Für ein Selbstbestimmungsrecht des Patienten*, Frankfurt a. M.

Oehmichen M. (1997) *Sterbehilfe, Lebensverkürzung und Tötung eine interdisziplinäre Analyse*, Lübeck.

Steffen E. (1996) Noch einmal: Selbstverantwortetes Sterben?, *Neue Juristische Wochenschrift*, 24, 5.1581.

UMWELTDATEN, UMWELTSCHUTZ, KLIMA

Bundesumweltministerium (BUM) (1994) *Umweltschutz als wirtschaftliche Chance - aktuell*, Januar 1994.

Die Zeit (1992) Ein Gipfel für die Erde. Nach Rio: Die Zukunft des Planeten, *Zeit-Schriften*, 1/1992.

Eigen M. (1991) *Jenseits von Ideologien und Wunschdenken*, München.

Gornitz V., Rosenzweig C., Hilel D. (1994) Is Sea Level Rising or Falling?, *Nature*, 371, 5.481.

Kaiser R. (Hrsg.) (1980) *Global 2000. Der Bericht an den Präsidenten*, Frankfurt a. M.

Lovins A. (1978) *Sanfte Energie. Ein Programm für die energie- und industriepolitische Umrüstung unserer Gesellschaft.* übers. von K. Klewer, Reinbek.

McKibben B. (1992) *Das Ende der Natur. Die globale Umweltkrise bedroht unser Überleben*, München.

Müller M., Hennicke P. (1994) *Wohlstand durch Vermeiden. Mit der Ökologie aus der Krise*, Darmstadt.

Relster S. (1996) Gärtnerei im Kühlschrank. Am Südpol wird Gemüse für den Mars angebaut, *Illustrierte Wissenschaft*, 5/1996,5.12-17.

Römpp H. (1948) *Die Zukunft der Erde und des Menschen*, Stuttgart.

Schmidt-Bleek F. (1998) *Das MIPS-Konzept. Weniger Naturverbrauch, mehr Lebensqualität durch Faktor 10*, München.

Schuh H. (1994) Am Puls des Planeten. Das World Watch Institute. in Washington sammelte globale Leitdaten, die für unsere Zukunft wichtig sind, *Die Zeit*, 42/1994, S. 50.

VUB (1994) Ökologie und Ökonomie: Kurskorrekturen in der Umweltforschung, *Der Volks- und Betriebswirt (vub)*, 3/1994, S.41-42.

Weizsäcker E. U., Lovins A., Lovins L. H. (1995) *Faktor Vier. Doppelter Wohlstand, halbierter Naturverbrauch*, München.

Anhang

Wilson E. O. (1995) Jede Art ein Meisterwerk. Die Vielfalt der Arten und Ökosysteme ist bedroht, *Die Zeit*, 26/1995, S. 33.

Worldwatch Institute (1996) *Zur Lage der Welt - 1996. Daten für das Überleben unseres Planeten*, übers. von K. Birkner, V. Englich, S. Kuhlmann-Krieg, B. Münch, T. Piontek, T. Reindl, E. Ziege, Frankfurt a.M.

WWF (1995) Nur manche mögen es heiß, *WWF Journal*, 1/1995 (gesamtes Heft mit Schwerpunkt Erderwärmung).

REGISTER

ZUM BUCH

Der Autor Mark Benecke arbeitet international als Kriminalbiologe. Dieses Buch war seine erste große Buchveröffentlichung und ist seit der Erstauflage 1998 ohne Unterbrechung weiter erschienen. Die Welt hat sich seitdem weiter gedreht, aber die Aussagen des Buches sind aktuell geblieben, so dass wir den Text auch für diese Neuauflage praktisch vollständig in seiner ursprünglichen Form belassen haben.

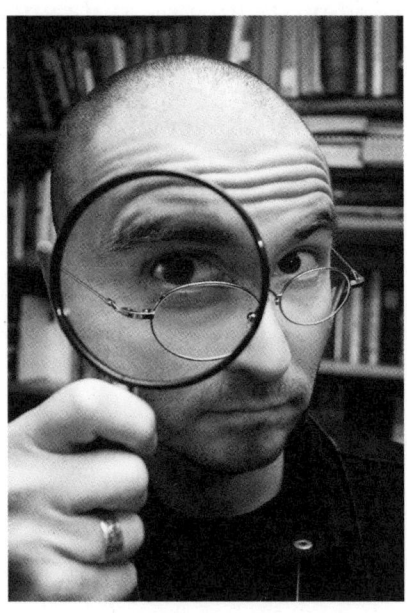

© Rocksau Pictures für benecke.com

Ines Fischer
Mark Benecke

Vampyres among us!

Volume III - A scientific study into vampyre identity groups and subcultures

160 pages, 14,8 x 21 cm, hardcover
This edition is limited to 400 copies!
ISBN 978-3-939459-95-8
19,90 Euro

Vampires do exist. Ines Fischer is the operator of the largest active sanguinarian (blood-related) online and real life community that concerns itself with vampiric motifs in the real lives of real people.

Together with internationally known forensic biologist Mark Benecke, the author shows in her study that 'vampirism' can be described as a measurable set of characteristics, but also a peaceful fact of the social, cultural and emotional lives of people who form a strikingly peaceful and non-ideological subculture — even though their special attention is placed on experiences, behaviour and sensations when drinking or sharing blood.

Original quantitative and qualitative data as well as a glossary of technical 'vampyre' terms are presented.

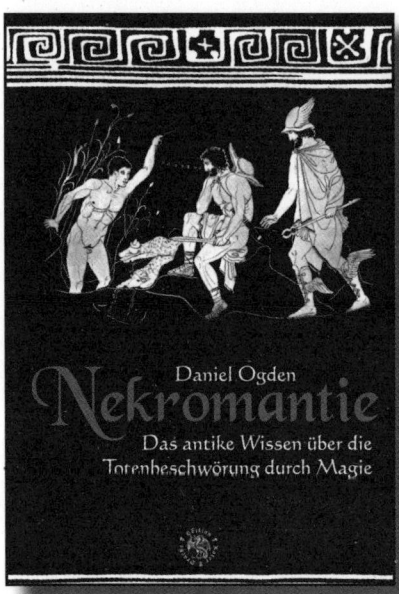

Daniel Ogden
Nekromantie
Das antike Wissen über die
Totenbeschwörung
durch Magie

368 Seiten, mit zahlreichen Abb.,
16,5 x 24,0 cm, Broschur
ISBN 978-3-939459-23-1
€ 24,80

Die dringlichste Frage lautet nicht „Warum praktizierten unsere Vorfahren Nekromantie", sondern „Warum praktizieren wir heute keine?"

In der heidnischen griechischen und römischen Welt existierte ein großes Interesse an der dunklen Kunst der Nekromantie – der magischen Konsultation der Toten zum Zwecke der Divination. Indem die Menschen auf Gräbern schliefen, Orakel aufsuchten, den Leichnam oder den Schädel wiederbelebten, gelangten sie an das Wissen der Toten.

Dieses Buch wirft Licht auf das heidnische Gedankengut zur Nekromantie und deren Praxis, wie sie in der morbiden Atmosphäre der antiken Welt praktiziert und imaginiert wurde. Aber auch Nekromantie in den indigenen Gesellschaften Mesopotamiens, in Ägypten und bei den Juden und frühen Christen werden hier behandelt. Es umfasst die zahlreichen Länder, in denen die griechische und römische Zivilisation gedieh.

Diese Untersuchung macht ohne Scham Gebrauch von einer großen Bandbreite literarischer und dokumentarischer Quellen; einige der wichtigeren Quellen werden besonders vorgestellt und kontextualisiert. Das Buch wird für alle von zentraler Bedeutung sein, die sich für das schnell wachsende und faszinierende Gebiet der Geister und der Magie im Altertum interessieren.

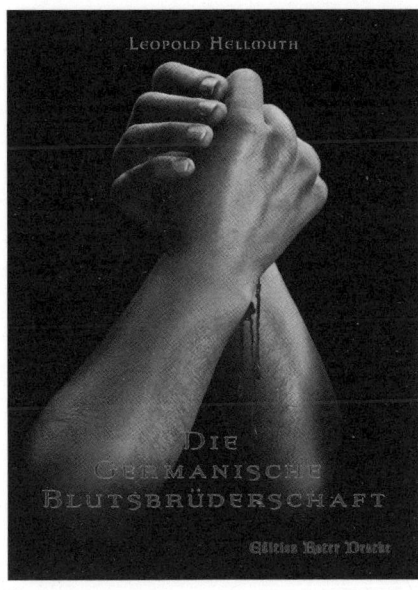

Leopold Hellmuth
**Die germanische
Blutsbrüderschaft**

256 Seiten, DIN A5, Broschur
ISBN 978-3-939459-48-4

26,00 €

Unter Blutsbrüderschaft wird ein in vielen Völkern verbreitetes Ritual bezeichnet bei dem durch das Vermischen von Blut ein verwandtschaftsähnliches Verhältnis zwischen den Beteiligten geschaffen wird. Leopold Hellmuth beschreibt und erklärt in diesem Buch die nordgermanische Form der Blutsbrüderschaft, die eine besondere Nähe zur Person und zum Kult Odins aufwies.

Neben den verschiedenen nordischen Quellen untersucht der Autor die einzelnen Elemente dieses Rituals und die damit verbundenen sozialen Konsequenzen (Rache, Totenfolge, Frieden, Erbrecht). Zudem vergleicht er die Merkmale der nordgermanischen Blutsbrüderschaft mit denen anderer Völker, um deren Gemeinsamkeiten wie die symbolische Blutmischung, aber vor allem deren Besonderheiten herauszuarbeiten, deren spiritueller Charakter und Familienferne.

Dieses Werk liefert somit nicht nur die bloße wissenschaftliche Darstellung der historischen germanischen Blutsbrüderschaft, sondern macht diese für die Moderne wieder praktisch greifbar.

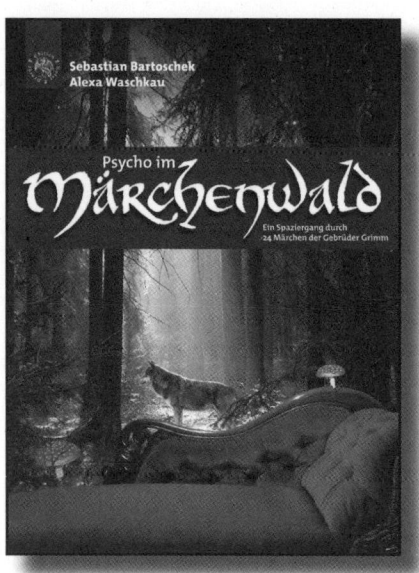

Sebastian Bartoschek
Alexa Waschkau
Psycho im Märchenwald
Ein Spaziergang durch 24 Märchen
der Gebrüder Grimm

256 Seiten, 14,8 x 21,0 cm,
mit Abb., Broschur
ISBN 978-3-939459-83-5
16,00 €

Japan, Hollywood, Deutschland – Märchen kommen nirgends aus der
Mode. Schneewittchen und ihre Märchenkollegen begegnen uns quasi an
jeder Straßenecke und selbst in unseren aufgeräumten Wäldern scheinen
bisweilen noch böse Hexen zu lauern. Doch was fasziniert uns eigentlich
an diesen jahrhundertealten Geschichten, die von den Gebrüder Grimm
gesammelt wurden? Was ist die Wahrheit in den Märchen und wieviel
Märchen steckt in uns allen?

Die Kulturwissenschaftlerin Alexa Waschkau und der promovierte Psy-
chologe Sebastian Bartoschek machen sich auf die Suche nach Antworten und beleuchten zeitgemäß, informativ und humorvoll die kulturhi-
storischen Wurzeln und psychologischen Deutungen beliebter Märchen.
Dabei schlagen sie fernab ausgetretener Pfade Schneisen in das Unterholz
des Märchenwalds – und legen intellektuelle Brotkrumen aus, um sie zum
Pfefferkuchenhaus der Erkenntnis zu locken!

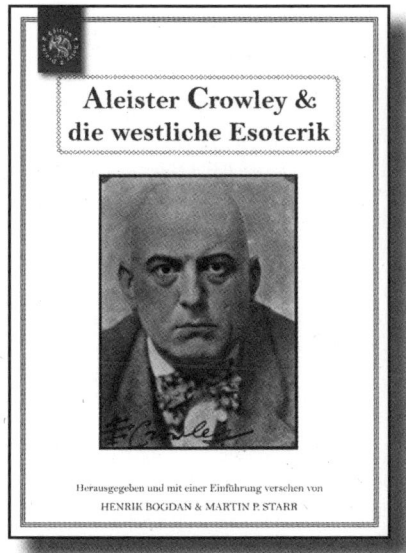

Henrik Bogdan &
Martin P. Starr (Hrsg.)
**Aleister Crowley &
die westliche Esoterik**

520 Seiten, 14,8 x 21,0 cm,
24 Abb., Broschur
ISBN 978-3-939459-78-1
25,00 €

Gehasst – Verdammt – Vergöttert

Keine andere Person des zwanzigsten Jahrhundert hat so viele Gemüter aufgewühlt wie Aleister Crowley (1875-1947). Ein Charakter voller Widersprüche: In eine christlich-fundamentalistische Familie hineingeboren und in Cambridge ausgebildet, wurde er als Verräter, Drogensüchtiger und Lüstling verunglimpft, doch ebenso gilt er als der einflussreichste Denker der zeitgenössischen Esoterik.

Crowley ernannte sich selbst zum Propheten eines neuen Zeitalters des Individualismus. MAGICK, Crowleys okkultes Erbe, ist eine vielschichtige Kombination spiritueller Übungen, die den magischen Zeremonien des Abendlandes sowie indischen Quellen der Meditation und des Yoga entlehnt sind. Dieser Weg der Selbstbefreiung gipfelt in der Nutzbarmachung der sexuellen Kraft als magische Disziplin, wie sie im *Ordo Templi Orientis* (O.T.O.) praktiziert wurde.

THELEMA, die Religion, die Crowley erschaffen hat, legitimierte seine Rolle als charismatischer Prophet und Verkünder eines neuen Zeitalters der Freiheit. Aleister Crowleys bleibender Einfluss ist noch bis heute ungeschwächt in der esoterischen und magischen Kultur zu erkennen, wie auch in vielen Formen alternativer Spiritualität und der Popkultur.

Die Aufsätze in diesem Band werfen ein Licht auf Crowleys grundlegende Stellung im Rahmen westlicher Esoterik, neuer religiöser Bewegungen sowie des Umgangs mit der Sexualität.

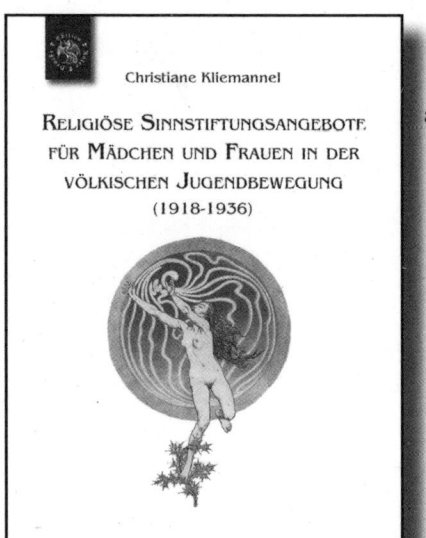

Christiane Kliemannel

**Religiöse Sinnstiftungs-
angebote für Mädchen und
Frauen in der völkischen
Jugendbewegung
(1918-1936)**

472 Seiten, 14,8 x 21,0 cm,
Broschur
ISBN 978-3-939459-85-9
50,00 €

Im Mittelpunkt der vorliegenden Dissertation stehen vier bisher wenig oder gar nicht erforschte Bünde der deutschen Jugendbewegung aus der in ihrer Religiösität nationalistisch geprägten ersten Hälfte des zwanzigsten Jahrhunderts. Die weiblichen Mitglieder dieser Bewegung begründeten ihre Ideen auf den Religionsentwürfen heute noch rezipierter völkischer Theoretiker und gaben sich Namen wie die *Deutsche Schwesterschaft* / der *Jungborn*, die *Adler und Falken, Nordungen* und *Deutschjugend e. V.*

Die Mädchen und Frauen vertraten die Ansicht, dass Religion einer (in ihrem Falle der deutschen) Rasse angeboren und somit dieser innewohnend sei. Dabei hingen sie überwiegend einem germanisierten und vornehmlich antisemitischen Deutschchristentum an, während andere Mitglieder zeitgenössische Adaptionen der vorchristlichen Religion der Germanen entwickelten.

Rekonstruiert werden in der umfangreichen Forschung die Religionsentwürfe der einzelnen Jugendbünde hinsichtlich ihrer Identitäts- und Sinnstiftungsangebote, sowie deren erzieherische Vermittlung. In einem zweiten methodischen Schritt werden diese Ergebnisse mit persönlichen Texten der weiblichen Mitglieder verglichen. Dadurch entsteht ein detailliertes und zugleich differenziertes Bild von den Gedanken und der Gefühlswelt, sowie von den Handlungsstrukturen und -mustern jener völkisch-religiösen Jugendbünde.